Britta Wulfhorst
Theorie der Gesundheitspädagogik

Grundlagentexte
Gesundheitswissenschaften

Britta Wulfhorst

Theorie der Gesundheitspädagogik

Legitimation, Aufgabe und Funktionen
von Gesundheitserziehung

Juventa Verlag Weinheim und München 2002

Die Autorin

Britta Wulfhorst, Jg. 1965, Priv.-Doz. Dr. rer. nat., ist Hochschulassistentin im
Fachbereich Psychologie und Gesundheitswissenschaften an der Universität
Osnabrück.
Ihr Arbeitsschwerpunkt ist die Gesundheitspädagogik unter besonderer Berück-
sichtigung der Prävention von Berufskrankheiten.

Die Deutsche Bibliothek - CIP-Einheitsaufnahme

Ein Titeldatensatz für diese Publikation ist bei
Der Deutschen Bibliothek erhältlich.

© 2002 Juventa Verlag Weinheim und München
Umschlaggestaltung: Atelier Warminski, 63654 Büdingen
Umschlagabbildung: Egon Schiele, Composition with three male nude
Printed in Germany

ISBN 3-7799-1562-6

Für Thomas

„Hatte ich nicht recht zu sagen, dass die depressiven und produktiv gehobenen Zustände des Künstlers, Krankheit und Gesundheit, keineswegs scharf getrennt gegeneinander stehen? Dass vielmehr in der Krankheit, und gleichsam unter ihrem Schutz, Elemente der Gesundheit am Werke sind und solche der Krankheit geniewirkend in die Gesundheit hinübergetragen werden?"

Thomas Mann „Doktor Faustus",
Frankfurt 1980, S. 355

Inhalt

Teil II
Grundlagen der Konzeption, Implementation und Evaluation
gesundheitspädagogischer Maßnahmen

Teil III
Zusammenfassung und Perspektiven

Einleitung

Einführung in die Problemstellung

Die Gesundheitserziehung, -bildung, -aufklärung oder -förderung ist Gegenstand aller Bildungsbereiche und Bildungsstufen des deutschen Bildungssystems. Schon für die Kindergärten und dann für alle Schulformen und -stufen bis hin zur allgemeinen und beruflichen Weiterbildung und darüber hinaus auch für die Bereiche spezifischer Prävention, Kuration bzw. Therapie sowie medizinischer und beruflicher Rehabilitation wird die Durchführung entsprechender Maßnahmen gefordert (vgl. z.b. Bundesministerium für Bildung, Wissenschaft, Forschung und Technologie 1997, S.114). Umso mehr verwundert es, dass dieses Gebiet ein von der Pädagogik vernachlässigtes Thema darstellt und bisher nur vereinzelt die wissenschaftliche Konstituierung einer Gesundheitspädagogik gefordert wird, die ihren eigenständigen Beitrag zur gesundheitswissenschaftlichen Forschung insgesamt herausarbeitet (vgl. BMFT 1997, S.116).

So wird selbst der Terminus ‚Gesundheitspädagogik', der sich - wie im Einzelnen noch dargelegt wird - nicht nur auf die in der Praxis stattfindenden Maßnahmen bezieht, sondern auch auf die erziehungswissenschaftliche Reflexion dieses Gegenstandsbereiches, in der einschlägigen Literatur eher selten verwendet. Geläufiger sind die oben genannten Begriffe, wie z.B. ‚Gesundheitserziehung', die für mehr oder weniger deutlich akzentuierte programmatisch-pragmatische und weniger für theoretisch-reflexive Ansätze stehen.

Gesundheitserziehung und die oben genannten verwandten Termini werden in der Fachdiskussion in der Regel als pädagogische Handlungs-, Arbeits- oder Praxisfelder charakterisiert, für die im Gegensatz zu anderen pädagogischen Handlungsfeldern auf wissenschaftlicher Ebene keine korrespondierende erziehungswissenschaftliche Teildisziplin besteht (vgl. Brößkamp-Stone/Kickbusch/Walter 1998, S.145; Krüger/Rauschenbach 1997, S.9; Palentin/Hurrelmann 1997, S.1994). Damit stellt sich zunächst die Frage, woher die offensichtlich in der Praxis tätigen Gesundheitserzieher ihr für dieses Feld notwendiges, spezifisches und professionelles Wissen beziehen.

Dass die Beeinflussung von (gesundheitsrelevantem) Verhalten prinzipiell als originär pädagogische Aufgabe bezeichnet werden kann, ist unstrittig. Der Gegenstand von (intentionaler) Erziehung ist durch die beabsichtigten Maßnahmen der pädagogischen Beeinflussung einer Person bzw. von deren Verhaltensdispositionen definiert (vgl. Köck/Ott 1997, S. 189). Auch der Aspekt, dass die ‚Gesundheitspädagogik' sich bei bewusster Verwendung dieses Terminus grundlagenwissenschaftlich in erster Linie an der Erziehungswissenschaft orientieren sollte, erscheint zumeist selbstverständlich. Zudem lassen sich - wie später noch ausgeführt werden wird - auch die Ziele der fast allen gesundheitspädagogisch akzentuierten Konzeptionen zugrunde liegenden politischen Programmatik in Form der Ottawa-Charta zur Gesundheitsförderung (WHO 1986) problemlos in die derzeit in der pädagogischen Fachdiskussion als relevant betrachteten Erziehungsziele einreihen. So wird hier beispielsweise die Förderung von Verhaltens- und Handlungskompetenzen zu einer Zieldimension erklärt, die den Vollzug von autonomem und zielorientiertem Handeln zur Verbesserung und Erhaltung der Gesundheit ermöglichen soll.

Bei der Sichtung der einschlägigen Literatur wird jedoch schnell deutlich, dass zahlreiche Probleme und mehr offene Fragen als verwertbare Lösungsansätze sowohl auf der anwendungs- als auch auf der wissenschaftlichen Ebene der Gesundheitspädagogik existieren. So fällt ein gravierendes Defizit an theoretischen Grundlagen auf und zudem eine sehr große Diskrepanz zwischen den verbal sehr weitreichenden Bekenntnissen zur Gesundheitserziehung - und noch deutlicher zur Gesundheitsförderung - und ihrer faktischen Bedeutung in der Bildungspraxis. Insgesamt stellt sich die derzeitige Situation der Gesundheitspädagogik aufgrund einer bislang allenfalls ansatzweise vorhandenen grundlagenwissenschaftlichen Orientierung eher diffus dar.

Aus diesem Grunde soll im Rahmen der vorliegenden Untersuchung zunächst das Augenmerk auf die bisher randständige Position der Gesundheitspädagogik innerhalb der Struktur pädagogisch differenzierter Forschungs- und Handlungsfelder gerichtet werden. Es geht dabei um die Frage der Legitimation der Gesundheitspädagogik als Teildisziplin der Erziehungswissenschaft, die systematisch in die Reihe anderer Fachpädagogiken einzuordnen ist. In diesen Zusammenhängen ist zu klären, welche Voraussetzungen erfüllt werden müssen, um die bisher als pädagogisches Praxisfeld bezeichnete Gesundheitserziehung in den Stand originär erziehungswissenschaftlicher Legitimität durch eine korrespondierende erziehungswissenschaftliche Teildisziplin zu erheben, die wiederum zur Weiterentwicklung ihrer praktischen Handlungsansätze führt (vgl. Lenzen 1997, S.37ff.). Hierbei geht es auch um die Begründung, warum ein Thema wie ‚Gesundheit' Anlass und Notwendigkeit für die Etablierung einer originären Fachrichtung der Erziehungswissenschaft sein sollte, die einschlägige Theorien, Erkenntnisse und Umsetzungsstrategien entwickelt und koordiniert und inwieweit diese eventuell auch für andere Teildisziplinen von Bedeutung sind.

Dabei ist zunächst der allgemeine pädagogische Bezug dieser noch zu etablierenden Teildisziplin herauszustellen, um dann den bisherigen Stand der Gesundheitspädagogik aufzuarbeiten. Hier sollen zunächst die Ansätze referiert werden, die auf die Pädagogik als Grundlagenwissenschaft für die Gesundheitserziehung oder -bildung eingehen und - das sei schon vorweggenommen - eher abstraktere Forderungen an eine pädagogisch orientierte Gesundheitserziehung, -bildung oder -förderung stellen. In einem nächsten Schritt sollen dann Beispiele für erste Ansätze gegeben werden, diese Teildisziplin im Rahmen von erziehungswissenschaftlichen Studiengängen zu etablieren. Zusammenfassend geht es darum, zu untersuchen, welche theoretischen Ansprüche die Gesundheitspädagogik hat und wie sie - wenn überhaupt - in die Bildungspraxis umgesetzt werden.

Weiter gilt es, die Gesundheitspädagogik auch hinsichtlich interdisziplinärer Bezüge zu anderen Wissenschaften bzw. Subdisziplinen dieser Wissenschaften zu diskutieren, woraus sich gegebenenfalls die Notwendigkeit einer Integration der Gesundheitspädagogik in den Fächerkanon der Gesundheitswissenschaften ergeben kann. Hierzu ist vor allem neben einer Abgrenzung zu anderen Wissenschaften die Herausarbeitung ‚typisch pädagogischer' Merkmale in Forschungs- und Handlungsansätzen notwendig. Im Rahmen der Ermittlung von Bezügen oder Abgrenzungen zu anderen wissenschaftlichen Disziplinen ist dabei auch zu fragen, ob die Profession der in den Praxisfeldern - aber auch auf wissenschaftlicher Ebene - Tätigen als hinreichendes Kriterium zur Charakterisierung einer Theorie, eines Forschungsansatzes oder auch einer praktischen Tätigkeit beispielsweise als ‚gesundheits'-psychologisch, -soziologisch oder -pädagogisch angesehen werden kann.

Trotz aller Bemühungen um eine umfassende wissenschaftliche Fundierung dieses Bereichs ist es nicht der Anspruch dieser Untersuchung, eine abgeschlossene Theorie oder gar Metatheorie der Gesundheitspädagogik zu liefern. Eine inhaltliche Ausarbeitung im Sinne der Entwicklung einer Metatheorie der Gesundheitspädagogik bzw. eines spezifisch gesundheitspädagogischen Forschungsparadigmas kann im Rahmen einer einzelnen Untersuchung nicht abschließend geleistet werden. Zudem erlaubt der derzeitige Entwicklungsstand der Gesundheitspädagogik eine solche Zielsetzung auch nicht. In diesem Sinne ist diese Untersuchung als ein Beitrag zur Etablierung der Gesundheitspädagogik als erziehungswissenschaftliche Teildisziplin, nicht aber als die ‚Begründung der Gesundheitspädagogik' zu verstehen. Letzteres würde zudem das Vorhandensein einer einschlägigen Forschungsinfrastruktur voraussetzen.

Als ein Indiz für das Vorhandensein einer solchen Forschungsinfrastruktur kann beispielsweise das Bestehen wissenschaftlicher Fachgesellschaften oder Arbeitsgemeinschaften angesehen werden, ein anderes Indiz wäre eine universitäre Institutionalisierung. Obwohl zum gegenwärtigen Zeitpunkt noch nicht von der Existenz einer erziehungswissenschaftlichen Teildisziplin ‚Gesundheitspädagogik' gesprochen werden kann, gibt es Bestrebungen aus jüngster Zeit, diese infrastrukturell zu etablieren. So ist anlässlich der

Tagung der Deutschen Gesellschaft für Erziehungswissenschaft im März 1998 in Hamburg als weitere Untergliederung die Arbeitsgruppe ‚Gesundheitspädagogik' gegründet worden. In der Programmankündigung dazu heißt es: „Die Arbeitsgruppe soll nicht nur die Ausbildungssituation im Bereich Gesundheitspädagogik bilanzieren, sondern auch Perspektiven für eine erziehungswissenschaftlich fundierte Professionalisierung dieses vernachlässigten Bildungsbereichs reflektieren"[1]. Die vorliegende Untersuchung ist somit auch als ein Beitrag zur Umsetzung dieser genannten Ziele zu verstehen.

Als weiterer Schwerpunkt soll in der vorliegenden Studie außerdem untersucht werden, ob in der Bildungspraxis gesundheitspädagogische Anwendungs- bzw. Umsetzungsversuche auszumachen sind und wenn, wie diese im Einzelnen aussehen. Unter dem Stichwort ‚Qualitätssicherung' wird versucht, grundsätzliche Kriterien zu identifizieren, die im Sinne einer handlungsanleitenden Funktion bei der Konzeption, Implementation und Evaluation gesundheitspädagogischer Maßnahmen zu berücksichtigen sind. In diesem Zusammenhang werden u.a. allgemeine Zielsetzungen zur Gesundheitsförderung und Gesundheitserziehung sowie Beschlüsse und Empfehlungen zu dieser Thematik auf administrativer Ebene dahingehend analysiert, ob sie mit der Leitidee von ‚Gesundheitsförderung' (WHO 1986) kompatibel sind bzw. zu einer Implementation derselben in die Bildungspraxis beitragen. Der Blick richtet sich dabei nicht nur auf das allgemein bildende und berufliche Schulwesen, vielmehr soll neben dem allgemeinen auch ein spezieller Bereich der Erwachsenenbildung berücksichtigt werden, nämlich die Bildungsmaßnahmen im Rahmen der Prävention von Berufskrankheiten. Die Reflexion der hier angesiedelten - auch pädagogisch akzentuierten - präventiven Maßnahmen und der zugrunde liegenden theoretischen Ansätze erfolgt weitgehend unter Ausschluss der pädagogischen Öffentlichkeit, obwohl dieser Bereich in einem beträchtlichen Ausmaß im weitesten Sinne als Weiterbildungsmaßnahmen zu bezeichnende Bildungsangebote offeriert (vgl. Krüger 1983, Coenen/Meffert 1996).

Als Ergebnis der Untersuchung sollen abschließend einige zentrale und grundsätzliche Konsequenzen und Perspektiven für die Gesundheitspädagogik aufgezeigt werden. Ob und wie sich diese realisieren lassen, wird unter anderem von zukünftigen quantitativen und qualitativen Studien zum Stand der Konzeption, Implementation und Evaluation von gesundheitspädagogischen Handlungsansätzen und Maßnahmen abhängen.

---

1 Übernommen aus der in der Homepage der Deutschen Gesellschaft für Erziehungswissenschaft (DGfE) dargestellten Programmübersicht zur Tagung der DGfE, März 1998 in Hamburg (http://nt2s.erzwiss.uni-hamburg.de/DGfE/Veranstaltungen/17.html). Die Initiierung und Organisation der konstituierenden Sitzung dieser Arbeitsgruppe erfolgte durch Prof. Dr. Dr. G. Hörmann, Universität Bamberg.

Im Verlaufe der Untersuchung wird demnach die Legitimation, Aufgabe und Funktion sowie die Bedeutung der Gesundheitspädagogik für die Konzeption, Implementation und Evaluation spezifischer Maßnahmen auf unterschiedlichen Abstraktionsebenen thematisiert. Im ersten Teil der Arbeit erfolgt dazu die theoretische Grundlegung der Gesundheitspädagogik in ihrer Außen- und Binnenstruktur sowie die Darstellung des Status quo, aus dem wiederum Konsequenzen für die (Weiter-)Entwicklung der Gesundheitspädagogik zu einer erziehungswissenschaftlichen Teildisziplin abgeleitet werden. Im zweiten Teil werden Grundsätze zur wissenschaftlich begründeten Konzeption, Implementation und Evaluation von gesundheitspädagogischen Maßnahmen erarbeitet.

Überblick zum Aufbau der Arbeit

Obwohl sich die grundsätzliche Struktur der Untersuchung bereits aus den vorangegangenen Ausführungen ergibt, soll die folgende Skizze des Argumentationsganges die Lektüre dieser Studie erleichtern.

In *Teil I* dieser Untersuchung erfolgt eine theoretische Konzeption von Gesundheitspädagogik als erziehungswissenschaftliche Teildisziplin.

Dazu wird in *Kapitel 1* zunächst eine knappe Erläuterung und Diskussion der zentralen Begriffe dieser Untersuchung gegeben, die dazu dient, im Hinblick auf eine thematische Abgrenzung des Gegenstandsbereiches der Gesundheitspädagogik eine erste Abstimmung des alltagssprachlichen Vorverständnisses mit der derzeitigen fachwissenschaftlichen Terminologie anzubahnen. So besteht, um ein Beispiel zu geben, kein konsensfähiges Verständnis von Termini wie ‚Gesundheit' oder ‚Pädagogik'. Vielmehr liegen diesen Bezeichnungen jeweils unterschiedliche Grundgedanken und Interpretationen zugrunde. Deshalb ist aus prinzipiellen Gründen eine Begriffsdiskussion für den wissenschaftlichen Diskurs notwendig, da in einschlägigen Debatten und auch in der Bildungspraxis plausibel und nachvollziehbar sein muss, was jeweils unter den Begriffen verstanden wird und wie sie voneinander abgegrenzt sind.

In *Kapitel 2* werden im Rahmen der Bestimmung grundlagenwissenschaftlicher Orientierungspunkte zunächst die Möglichkeiten einer Verortung der Gesundheitspädagogik in den Erziehungswissenschaften analysiert. Angesichts des problematischen Unterfangens, die Grundzüge der vor allem durch ihren Theorienpluralismus charakterisierten Erziehungswissenschaft konsensfähig zu skizzieren und insbesondere ihre Bedeutung für die Gesundheitspädagogik aufzuzeigen, wird hierzu die Struktur der Erziehungswissenschaften, die durch eine Vielzahl differenzierter Fachrichtungen gekennzeichnet ist, aufgearbeitet.

Im Weiteren werden dann die Voraussetzungen für die Etablierung der Gesundheitspädagogik als erziehungswissenschaftliche Teildisziplin - ausgehend von der derzeitigen kategorialen Bezeichnung der Gesundheitserziehung als pädagogisches Handlungsfeld - untersucht. In diesem Zusammenhang erscheint es hilfreich, den Entwicklungsstand und die Perspektiven der Gesundheitspädagogik zu analysieren, wobei ein historischer Exkurs zur Geschichte der Gesundheitserziehung bzw. für sie relevanter Gesundheitstheorien, die der Gesundheitserziehung auch in jüngster Zeit deutliche Impulse gegeben haben, den Ausgangspunkt bildet. Zudem werden ergänzend aktuelle Impulse auf die Gesundheitspädagogik kritisch diskutiert, von denen die politische Programmatik der Weltgesundheitsorganisation zur Gesundheitsförderung, die in der Ottawa-Charta begründet ist, - das sei hier vorweggenommen - als wichtigster zu bezeichnen ist.

Neben der Besprechung von Ansätzen, die auf die Pädagogik als Grundlagenwissenschaft für die Gesundheitserziehung, -bildung oder -förderung rekurrieren, werden in einem nächsten Schritt dann Beispiele einer institutionellen Etablierung dieser Teildisziplin im Rahmen von erziehungswissenschaftlichen Studiengängen referiert. Diese Darstellung erfolgt unter der Fragestellung, ob sie einen Beitrag zur (Weiter-)Entwicklung gesundheitspädagogisch auszuweisender Theorien und Handlungsansätze liefern.

Aus den obigen Ergebnissen zum Entwicklungsstand der Gesundheitspädagogik werden in *Abschnitt 2.2.3.2* thesenartig Konsequenzen für die bzw. ein Anforderungsprofil der Gesundheitspädagogik abgeleitet. In einem weiteren Schritt geht es dann um intradisziplinäre Interdependenzen zu anderen pädagogischen Teildisziplinen. Die aufgewiesenen Bezüge der Gesundheitspädagogik zu anderen Spezialpädagogiken werden an ausgewählten erziehungswissenschaftlichen Fachrichtungen skizziert, um unterschiedliche Interdependenzebenen zu verdeutlichen, die aus strukturellen bzw. materialen Unterschieden in der Konstitution dieser Teildisziplinen resultieren.

Im Hinblick auf die interdisziplinären Interdependenzen der Gesundheitspädagogik werden in *Kapitel 3* ausgewählte wissenschaftliche (Teil-)Disziplinen auf ihren einschlägigen Bezug hin analysiert, wobei diese zum Teil für sich in Anspruch nehmen, selbst konkrete Entwürfe zur Gesundheitserziehung, -bildung, -aufklärung oder -förderung vorzulegen. Anschließend werden die Möglichkeiten und Grenzen einer interdisziplinären Kooperation aufgezeigt.

In *Teil II* dieser Untersuchung geht es zunächst um den aktuellen Stand der Diskussion zur Qualitätssicherung von Maßnahmen der Gesundheitserziehung und Förderung. Dies geschieht letztlich mit der Absicht, handlungsanleitende Kriterien herauszuarbeiten, die grundsätzlich bei der Konzeption, Implementation und Evaluation auch gesundheitspädagogischer Maßnahmen zu berücksichtigen sind (*Kapitel 1*).

In Bezug auf die Konzeption gesundheitspädagogischer Maßnahmen (*Kapitel 2*) werden verschiedene Ebenen, die hierbei zu berücksichtigen sind, systematisch dargestellt. Auch die Problematik der interdisziplinären Kooperation bei gesundheitspädagogischen Maßnahmen wird hier noch einmal aufgegriffen, und zwar unter dem Aspekt einer strukturellen Einflussnahme auf die Verbesserung der Kooperationsfähigkeit von Vertretern verschiedener Professionen (*Kapitel 2.6*).

Zudem werden die bei der methodischen Maßnahmenplanung zu berücksichtigenden administrativen und institutionellen Rahmenbedingungen als Voraussetzung für die faktische Implementation im Sinne einer Verstetigung und Konsistenz, die für die Adressaten erkennbar sein muss, analysiert *(Kapitel 3)*.

In *Kapitel 4* werden dann Ansätze und Aspekte der Evaluation gesundheitspädagogischer Maßnahmen thematisiert. Über eine grundsätzliche Darstellung verschiedener hier relevanter Evaluationsformen und -typen hinaus wird die derzeit kontrovers geführte Diskussion um die Aufgaben und Möglichkeiten einer wissenschaftlichen Begleitforschung kurz charakterisiert. Dabei geht es insbesondere um die Frage nach geeigneten Evaluationsinstrumenten und die Objektivität des Evaluators.

In *Teil III* werden abschließend die wesentlichen Ergebnisse aus den vorangegangenen Untersuchungsteilen zusammenfassend dargestellt und hinsichtlich ihrer Konsequenzen für die Perspektiven der Gesundheitspädagogik sowohl in Bezug auf die wissenschaftliche Etablierung als auch in Bezug auf die - davon wesentlich abhängige - Verbesserung der Situation im Praxisfeld der Gesundheitserziehung diskutiert.

Teil I
Theoretische Konzeption von Gesundheitspädagogik

1 Begriffsklärung und -diskussion

Zu der Skizzierung einiger elementarer Gesichtspunkte der Gesundheitspädagogik gehört zunächst zwingend die Beschäftigung mit den zentralen, dieser Untersuchung zugrunde liegenden Termini - insbesondere dem Pädagogik- und dem Gesundheitsbegriff. In einem weiteren Schritt wird dann darzulegen sein, was unter Gesundheitspädagogik verstanden werden soll. Die folgende knappe Skizzierung der zentralen Begriffe dient somit dem Versuch, zum Zwecke einer thematischen Abgrenzung eine erste terminologische Abstimmung mit dem alltagssprachlichen Vorverständnis und der derzeitigen fachwissenschaftlichen Terminologie anzubahnen.

1.1 Gesundheit

Wenn man Wissenschaftstermini als Ordnungsbegriffe versteht, die sich wiederum mit anderen Begriffen zu gedanklichen Systemen verbinden und komplexe theoretische Zusammenhänge damit durchschaubarer und beherrschbarer machen, dann ist im gesundheitspädagogischen Kontext vor allem die Diskussion des Terminus ‚Gesundheit' an dieser Stelle von zentraler Bedeutung, da er den materialen Gegenstand einer - im Folgenden noch näher zu erläuternden - Spezialpädagogik, der ‚Gesundheitspädagogik', darstellt. Es geht in den folgenden Vorüberlegungen darum, Vorstellungen zu diesem Begriff zu skizzieren, um herauszuarbeiten, ob sich im Rahmen der Auseinandersetzung mit den Begriffen verschiedene Positionen ausmachen lassen, die sich in jeweils unterschiedlicher Form auf die Theorie und Praxis der Gesundheitspädagogik auswirken können (vgl. Schurig 1990, Sailer 1994).

Die Frage, was Gesundheit ist, wie Gesundheit begriffen und erklärt werden kann, beschäftigt Öffentlichkeit wie Wissenschaft seit jeher; Schipperges (1977) beispielsweise bezeichnet die Gesundheit als Gegenstand der Kultur. Von Engelhard (1998) charakterisiert die Geschichte des Gesundheitsbegriffes als eine ‚Idee': „...diese Geschichte steht immer in einem Zusammenhang mit der medizinischen Praxis und der soziokulturellen Wirklichkeit, mit der Gesundheitspolitik und der Gesundheitserziehung eines Landes oder einer Epoche" (Von Engelhard 1998, S. 113). Weiter verweist von Engelhard (a.a.O.) darauf, dass mit dem Gesundheitsbegriff normative Urteile verbunden sind. Gesundheit und Krankheit seien Urteile über physische, psychische, soziale oder geistige Erscheinungen, die vom Arzt und von der Gesellschaft gefällt würden. Für die Unterscheidung von Gesundheit und Krankheit spielten in diesem Sinne statistische, ideelle und individuelle

Normbegriffe gleichermaßen eine Rolle. Aus diesem Grunde verwundert es nicht, dass der Gesundheitsbegriff abhängig von dem geschichtlichen Wandel der Kultur sowie aktuellen gesellschaftlichen Entwicklungen mit einem wechselnden und uneinheitlichen Verständnis einhergeht.

Es finden sich in der Tat zahlreiche Definitionen des Begriffes ‚Gesundheit', die wohl meistzitierte ist die der Weltgesundheitsorganisation aus dem Jahre 1948:

> „Gesundheit ist der Zustand des völligen körperlichen, geistigen und sozialen Wohlbefindens und nicht nur das Freisein von Krankheiten und Gebrechen" (WHO 1948).

Trotz der von verschiedenen Seiten erfolgten kritischen Diskussion dieses Begriffsverständnisses (siehe z.B. Hörmann 1998) ist die Definition inhaltlich weitgehend in der WHO-Deklaration von Alma-Ata (1978) und in der Ottawa-Charta zur Gesundheitsförderung (s.u.) von 1986 bezüglich der Dimensionen, die Gesundheit bedingen, bestätigt worden.

Die Kritik an dem Gesundheitsbegriff der WHO richtet sich in der Regel auf die Festlegung von Gesundheit als einen ‚statischen Zustand' und auf die utopische Ausrichtung.

So plädiert Schwanitz (1990, S.109) dafür, „die Gegensätzlichkeit von Gesundheit und Krankheit aufzuheben" und betont die „Dynamik von Gesundsein und Krank-Werden". Ähnliches führt Hurrelmann (1988, S.17) bezüglich der Frage, ob Gesundheit wie in der o.g. Definition der WHO als statischer Zustand gesehen werden kann, und unter Berücksichtigung der in der WHO-Definition genannten Gesundheitsdimensionen, aus:

> „Gesundheit setzt sich (...) aus physischen, psychischen und sozialen Anteilen zusammen, die sich wechselseitig beeinflussen. Gesundheit ist eng mit individuellen und kollektiven Wertvorstellungen verbunden, die sich in der persönlichen Lebensführung niederschlagen. Sie ist ein Balancezustand, der zu jedem lebensgeschichtlichen Zeitpunkt immer erneut hergestellt werden muss. Sie ist kein passiv erlebter Zustand des Wohlbefindens, wie die rein körperliche Fixierung des Begriffes in der klassischen Medizin nahe legt, sondern ein aktuelles Ergebnis der jeweils aktiv betriebenen Herstellung und Erhaltung der sozialen, psychischen und körperlichen Aktionsfähigkeit eines Menschen. Soziale, ökonomische, ökologische und kulturelle Lebensbedingungen bilden dabei den Rahmen für die Entwicklungsmöglichkeiten von Gesundheit."

Inzwischen hat aber auch die WHO selbst diese Problematik thematisiert. So wird in dem von der Weltgesundheitsorganisation 1998 herausgegebenen ‚Glossar zur Gesundheitsförderung' auf die Wandlung des ‚Zustandsbegriffs' der Definition von 1948 hin zu einem ‚Ressourcenbegriff' in der Ottawa-Charta zur Gesundheitsförderung von 1986 hingewiesen. Hier wird zudem ergänzend herausgestellt, dass heute auch die „spirituelle Dimension von Gesundheit zunehmend anerkannt" wird (WHO 1998, S.1). Ob die ‚spirituelle Dimension' über die bereits 1948 benannte ‚geistige Dimension' hinausgeht und somit eine eigene Kategorie darstellt, kann und soll hier nicht diskutiert werden.

Die Kritik an der utopischen Zieldimension der WHO-Definition lässt sich mit einem Zitat Rothenfluhs (1989, S. 11) zusammenfassen, der ausführt, dass wohl kaum jemand von sich behaupten können werde, diesen Idealzustand (des vollständigen[1] physischen, psychischen und sozialen Wohlbefindens) jemals erreicht zu haben.

Wenzel (1990) nimmt zum Zustandsbegriff der WHO ergänzend dahingehend Stellung, als dass er ausführt, es gebe keinen Zustand völligen Wohlbefindens, der etwa für alle Menschen gleich operational definiert werden könne. Völliges Wohlbefinden beziehe sich deshalb auf die subjektiv erfahrene und wahrgenommene physische, psychische und soziale Befindlichkeit des Menschen.

Vor diesem Hintergrund resümiert Schipperges (1977, S.85) im Hinblick auf die oben zitierte Definition der WHO: „Gesundheit ist - allen Bemühungen der Weltgesundheitsorganisation zum Trotz - nicht zu definieren"; später (1990, S. 15) ergänzt er: Gesundheit ist „kein Begriff sondern eine Einstellung, kein Zustand, sondern ein Habitus."

Von Bedeutung ist diese Diskussion um die Kennzeichnung von Gesundheit als Zustand oder Prozess, Kontinuum oder Weg bzw. Entwicklungsaufgabe bezüglich der erziehungswissenschaftlichen Relevanz. Wenn nämlich ‚Gesundheit' nicht als einmal gegebener, statischer Zustand verstanden werden soll, sondern vielmehr Dynamik und Prozesshaftigkeit betont werden, ist zu klären, inwiefern diese zu beeinflussen ist, mit welchen Mitteln und in welche Richtung bzw. auf welche Ziele hin Gesundheit entwickelt werden soll. Damit kann Gesundheit als materialer Gegenstand einer erziehungswissenschaftlichen Teildisziplin legitimiert werden, die davon ausgehen muss, dass Gesundheit bzw. Gesundheitsverhalten mit pädagogischen Mitteln zu beeinflussen ist. Eine sich diesbezüglich weiter ergebende Frage ist die nach der Operationalisierbarkeit der in der WHO-Definition genannten Zielkategorien. Diese ist, vor allem, wenn die subjektiven Befindlichkeiten als Indikator für das Erreichen des Ziels (mit-)herangezogen werden, mit erheblichen Schwierigkeiten verbunden. Hörmann (1998, S.114) stellt in diesem Zusammenhang vor allem den Lebensstil einerseits und die Behandlung von Krankheiten andererseits als Einflussgrößen auf die Erhal-

---

1 Franzkowiak (1996) merkt zu der Definition von Gesundheit als „*Zustand*" des „*vollständigen*" Wohlbefindens an, dass hier ein Übersetzungsfehler vorliege. In der englischen Originalfassung heiße es ‚complete', das ins Deutsche eher als ‚umfassend' übersetzt werden könne.

tung und Wiederherstellung von Gesundheit heraus. Insbesondere die ‚Zivilisationskrankheiten', die auf die Wechselwirkungen des Menschen mit seiner selbstgeschaffenen Zivilisation zurückzuführen seien, würden im Zusammenhang mit den Änderungen der Umwelt großenteils unmittelbar beeinflussbaren gesundheitsschädlichen Verhaltensweisen zugeschrieben: „Wenn also menschliches Verhalten ein entscheidender Faktor bei der Entstehung dieses gewandelten Morbiditäts- und Mortalitätspanoramas ist, ergibt sich unmittelbar die logische Schlussfolgerung, dass man Gesundheit durch entsprechendes hilfreiches Vorgehen fördern, Gesundheit also letztlich als pädagogischen Auftrag verstehen kann" (Hörmann 1998, S.115).

Verschiedene Autoren haben angesichts der Vielzahl bestehender Definitionen von ‚Gesundheit' versucht, Gesundheitsbegriffe oder -konzeptionen zu kategorisieren, immer unter dem Vorbehalt, dass es, da Gesundheitsvorstellungen ebenso wie Krankheitsbilder soziokulturellen und historischen Einflüssen und Veränderungen unterliegen, nicht möglich sei, ein allgemeines, universales Substrat von Gesundheit zu bestimmen (Göckenjahn 1991, Franzkowiak 1996a, Waller 1995, Schwartz/Siegrist/Troschke 1998). Die drei erstgenannten Autoren unterscheiden Gesundheitsdefinitionen:

1. als *Abgrenzungskonzepte*, die eng mit der medizinischen Deutung und Diagnostik von Krankheit verknüpft seien und auf ein biomedizinisches Paradigma rekurrierten. Gesundheit werde in diesem Zusammenhang als „Abwesenheit von Krankheit" oder „Noch-nicht-Krankheit" bzw. als „noch nicht vollständig medizinisch diagnostizierte körperliche bzw. seelische Verfassung" umschrieben. Die Notwendigkeit dieser Abgrenzungen von Gesundheit zu Krankheit ergebe sich z.B. im Zusammenhang mit der Legitimation z.B. von Arbeitsunfähigkeiten (Franzkowiak 1996a). Von Waller (1995, S.9) wird in diesem Zusammenhang die WHO-Definition von 1948 als Beispiel angeführt, in der es heiße „(...) Gesundheit ist mehr als die Abwesenheit von Krankheit";

2. als *Funktionsaussagen*, in denen Gesundheit einerseits für Leistungs- und Arbeitsfähigkeit in körperlicher und sozialer Hinsicht und andererseits als Rollenerfüllung stünde. Zu dieser Kategorie gehörten zudem alle homöostatischen Gesundheitsvorstellungen eines körperlich-seelischen Gleichgewichts oder einer flexiblen Anpassung von Körper und Selbst an sich verändernde Umweltbedingungen;

3. als *Wertaussagen* im Sinne von ‚Gesundheit ist das höchste Gut'. Hierunter fällt wiederum die WHO-Definition von 1948. Kritisch merken die Autoren an, dass, wenn Gesundheit als absoluter Richtwert gesehen werde, daraus auch Ansätze zu einem allgemeinen ‚Gesundheitszwang' (Healthism) legitimiert werden könnten.

Schwartz/Siegrist und Troschke (1998) charakterisieren demgegenüber drei Bezugssysteme, in denen sich Vorstellungen und Bedeutungen von Gesundheit analysieren ließen:

1. Das Bezugssystem der Gesellschaft und speziell des Gesundheitssystems und legislativer Regelungen. Hier wird zum einen auf die Aufgabe des Gesundheitssystems hingewiesen, die darin bestünde, die in der Menschenrechtscharta der Vereinten Nationen als Grundrecht bezeichnete Gesundheit zu bewahren, zu verbessern und wiederherzustellen. Gesundheit wird innerhalb dieses gesellschaftlichen Bezugssystems als Grundwert und Leitbegriff der entwickelten Industriegesellschaft bezeichnet. Weiterhin stellen die Autoren heraus, dass die Gesetze, die seit 1883 in Deutschland gesundheitsbezogene Leistungen regeln (heute das Sozialgesetzbuch), alle auf eine Definition von Gesundheit verzichten, während es zwar von Krankheit seitens des Gesetzgebers auch keine explizite Definition gebe, jedoch im Rahmen der Rechtsprechung festgelegte Grundsätze.

2. Als zweites Bezugssystem wird das der betroffenen Person genannt. Hierbei geht es um subjektive Bestimmungen von Gesundheit, die Konzepte repräsentierten, die sich in erster Linie an Fähigkeiten und Befindlichkeiten oder an Gesundheit als Voraussetzung (von Aktivitäten, Wohlsein und sozialen Funktionen) orientierten.

3. Das dritte Bezugssystem ist das der Professionen, im wesentlichen nach Ansicht der Autoren das der Medizin. Zu diesem Bezugssystem wird ausgeführt, dass auch von der Medizin mittlerweile auf die WHO-Definition von Gesundheit rekurriert werde, aber dennoch fraglich sei, ob es für die Medizin einen positiven Gesundheitsbegriff gebe, der mehr aussage als die Abwesenheit von Krankheit. Unstrittig läge die bisherige Hauptleistung der Medizin in Beiträgen zur Definition von Krankheit, ihrer Erscheinungsformen und Ursachen. Die Autoren plädieren dafür, in großen Bereichen der Medizin als Wissenssystem von einer klaren Dichotomie Gesundheit/Krankheit zugunsten eines Kontinuums Abstand zu nehmen. Auf der anderen Seite werde für sozialrechtliche Zwecke gerade dieser ‚binäre Code' eingefordert, wobei die dazu erforderliche Feststellung und Behandlung von Krankheiten in den Industriegesellschaften der Ärzteschaft übertragen sei.

Eine Gesamtübersicht zum Wandel des Begriffsverständnisses und auch eine abschließende Aufzählung der zahlreichen verschiedenen Gesundheitsbegriffe kann hier nicht erfolgen (siehe dazu z.B. van Spijk 1991). Festzuhalten bleibt jedoch, dass fast allen neueren Definitionsversuchen verschiedener Autoren die WHO-Definition als Grundlage dient, die dann mehr oder weniger abgewandelt wird oder als Ausgangspunkt für besondere Akzentuierungen einzelner Dimensionen von Gesundheit dient (vgl. Franzkowiak 1996a). Insbesondere besteht heute weitgehende Übereinstimmung darüber, dass Gesundheit und Krankheit sich auf die verschiedenen Dimensionen der Wirklichkeit des Menschen und nicht nur auf den Körper beziehen.

So soll auch als Grundlage dieser Untersuchung, ohne die Definition der WHO von 1948 - wie gezeigt - vorbehaltlos zu übernehmen, die Kernidee derselben leitend sein, nämlich die Berücksichtigung sowohl der psychischen, physischen und sozialen Dimension von Gesundheit (vgl. Hurrelmann 1988).

1.2 Pädagogik

Die Bestimmung des Terminus ‚Pädagogik' ist an dieser Stelle von zentraler Bedeutung, da er (wie weiter unten begründet wird), den ‚formalen Rahmen', d.h. eine bestimmte Perspektive bzw. ein bestimmtes Erkenntnisinteresse, verbunden mit einer wissenschaftlichen Tradition und sich daraus herleitenden Theorien sowie Methoden für die Beschäftigung mit dem ‚Phänomen Gesundheit' als materialem Gegenstand der ‚Gesundheitspädagogik' darstellt.

Gängigem Verständnis folgend, soll Pädagogik hier als Wissenschaft von der Erziehung des Menschen verstanden werden wobei Erziehung intentionaler (beabsichtigter und bewusst vollzogener) und funktionaler (unbeabsichtigter und unbewusster) Art sein kann (vgl. König 1997, Schmiel/Sommer 1992). Köck/Ott (1997) ergänzen diese Definition um den Begriff ‚Bildung'. An dieser Stelle kann keine umfassende Diskussion zur Problematik der Abgrenzung des Erziehungs- und Bildungsbegriffs erfolgen. Schmiel/Sommer (1992) beispielsweise verwenden diese Begriffe synonym, andere Autoren ziehen z.t. klare, z.t. unscharfe Grenzen zwischen den Begriffen. Im Rahmen dieser Arbeit soll keine synonyme Verwendung der Begriffe erfolgen. Angesichts der häufig weitgehend unreflektiert bzw. nur mit positiven oder negativen Assoziationen oder mit Bezug auf ein bestimmtes Alter der Zielgruppe begründeten Verwendung des einen oder des anderen Begriffes (siehe Kap. 1.3), soll hier Bildung als Gegenstand des Erkenntnisinteresses der Pädagogik verstanden werden, wobei der Erziehungsbegriff dazu als Oberbegriff gesehen wird.

Nach Schmiel und Sommer (1992, S.12) bewirkt Erziehung „ein Hinzulernen und gilt einem vermehrten Selbst- und Weltverstehen sowie einer möglichst nachhaltigen- Erweiterung der Verhaltensdispositionen. Sie schafft damit die Voraussetzungen für das richtige Handeln-Können im Wirkungsfeld des einzelnen."

Folglich sind intentionale und funktionale Erziehungsprozesse die Basis für Verhaltens- und Handlungsveränderungen bzw. -modifikationen bei denjenigen, die in einen Erziehungsprozess eingebunden sind. So beschäftigt sich Pädagogik auf wissenschaftlicher Grundlage mit menschlichen Verhaltensänderungen aufgrund von Reflexions- und Lernprozessen, die in der Auseinandersetzung mit der natürlichen Umwelt zustandekommen. Dabei ist es unerheblich, ob die Verhaltensänderungen durch intentionale oder funktionale Erziehung entstehen. Es finden demnach wissenschaftliche Reflexionen von erziehungstheoretischen Aspekten in der Pädagogik genauso ihren Platz, wie die Analyse von praktischen Durchführungen und Ergebnissen der Lehr- und Lernprozesse (vgl. Sailer 1994).

Die Verwendung der Termini ,Pädagogik' und ,Erziehungswissenschaft(en)' erfolgt in der neueren wissenschaftlichen Literatur faktisch häufig synonym. Als Beispiel sei Lassahns „Einführung in die *Pädagogik*" genannt, wo es in dem ersten Satz der Einleitung heißt: „Eine Einführung in die *Erziehungswissenschaft* kann verschieden begriffen werden..." (Lassahn 1995, S.7). Alltagssprachlich wird mit ,Pädagogik' eher die praktische Erziehertätigkeit z.b. in Schule oder Heim assoziiert, während mit ,Erziehungswissenschaft' eher der diese Bereiche beforschende Wissenschaftler in Verbindung gebracht wird. Die Unterscheidung der Termini ist tatsächlich aber vor allem historisch begründet, wobei sich mit den Begriffen jeweils eine grundlegend andere Programmatik verbindet: ,Pädagogik' als der ältere Begriff ist verbunden mit dem Anspruch, Normen, Orientierungen oder Standards für das pädagogische Handeln v.a. durch Verwendung hermeneutischer Methoden zu ermitteln. Der Terminus ,Erziehungswissenschaft', der sich in den 60er Jahren des 20. Jahrhunderts durchgesetzt hat, steht in enger Verbindung zu dem Programm, die ,Erziehungswirklichkeit' mit präzisen, i.d.R. empirisch-analytischen Methoden untersuchen zu wollen, um die Resultate für die pädagogische Praxis zur Verfügung zu stellen, ohne damit eine normative Beeinflussung des pädagogischen Handelns zu intendieren. Heute verbindet sich mit diesen Bezeichnungen in aller Regel kein programmatischer Unterschied mehr. Aus den wechselnden Fachbezeichnungen an deutschen Universitäten kann zumindest Lenzen (1994) zufolge zunächst lediglich auf das Alter der Institution geschlossen werden.

1.3 Gesundheitserziehung und affine Begriffe

Die Verwendung der Termini ,Gesundheitserziehung', ,Gesundheitsbildung', ,Gesundheitsaufklärung', ,Gesundheitsberatung', ,Gesundheitsförderung' und zum Teil auch des Terminus ,Prävention' (s.u.) erfolgt sehr oft nebeneinander, ohne dass eine klare begriffliche Abgrenzung erkennbar ist. Der gemeinsame Nenner ist nach Laaser/Hurrelmann/Wolters (1993) das Verständnis, dass hiermit *Aktivitäten* von Personen und Institutionen zu bezeichnen sind, die auf die Verhütung von Krankheit und die Förderung von Gesundheit gerichtet sind.

Darüber hinaus nehmen die o.g. Autoren folgende begriffliche Akzentuierungen vor: Gesundheitserziehung und Gesundheitsbildung seien auf Aktivitäten bezogen, die vor allem in Familien und in Erziehungseinrichtungen abliefen, um über Wissensvermittlung und pädagogische Kontakte Einstellungen, Kompetenzen und Fertigkeiten zu vermitteln, die der Selbstentfaltung dienten und das gesundheitsbewusste Verhalten eines Menschen förderten, während Gesundheitsberatung und Gesundheitsaufklärung alle Aktivitäten im öffentlichen Raum umfassten, die sich an Einzelpersonen oder an ein breites Publikum mit dem Ziel richteten, über Informationsvermittlung und Entscheidungshilfe Einstellungen zu verändern und Verhaltensweisen zu beeinflussen. Gesundheitsförderung bezeichne zusammenfassend die vorbeugenden, präventiven Zugänge zu allen Aktivitäten und Maßnahmen, die die Lebensqualität von Menschen beeinflussten, wobei hygienische, medizinische, psychische, psychiatrische, kulturelle, soziale und ökologische Aspekte vertreten sein könnten und verhältnis- ebenso wie verhaltensbezogene Dimensionen berücksichtigt würden.

Prinzipiell werden hier die verschiedenen Begriffe als *Aktivitäten* rubriziert, worauf weiter unten noch näher eingegangen wird.

In ähnlicher Weise differenziert Waller (1995, S.178 u. 185) diese Begriffe. Gesundheitsaufklärung und Gesundheitsberatung seien verwandte Methoden und ließen sich deshalb gemeinsam darstellen. In beiden Fällen handele es sich um Methoden der Informationsvermittlung, entweder - im Falle der Aufklärung - mit Hilfe von Massenmedien oder - im Falle der Beratung - durch ein Gespräch. Gesundheitserziehung finde in Einrichtungen der Erziehung von Kindern und Jugendlichen statt (d.h. im Elternhaus, im Kindergarten sowie in außerschulischen pädagogischen Einrichtungen); Gesundheitsbildung richte sich primär an Erwachsene und finde in Einrichtungen der Erwachsenenbildung (Volkshochschulen, Familienbildungsstätten etc.) statt.

Waller sieht also in diesen Begriffen *Methoden*, während ‚Gesundheitsförderung‘ und ‚Prävention‘ für ihn unterschiedliche *Strategien* charakterisieren.

Blättner (1997) macht dagegen einen Paradigmenwechsel von der Gesundheitsaufklärung und -erziehung zur Gesundheitsbildung und -förderung aus: „Gesundheitsaufklärung meint die (meist massenmediale) Vermittlung von Informationen über Gesundheit; Gesundheitserziehung bezieht sich auf Programme zur Verhaltensänderung, meist bei Kindern und Jugendlichen (beide arbeiten nach dem Risikofaktorenkonzept). Gesundheitsförderung ist ein Sammelbegriff für alle nicht-therapeutischen, gesundheitsbezogenen Interventionen. Im engen Sinn meint sie Verhältnisprävention im Setting-Ansatz und eine Orientierung an den Ideen der Ottawa-Charta für Gesundheit (1986). Gesundheitsbildung bezieht sich auf Kompetenzstärkung bei Erwachsenen“ (S. 119).

Sabo (1996b) führt unter Bezugnahme auf die historische Entwicklung aus, dass Ende der 1950er Jahre der Terminus ‚Gesundheitserziehung‘ den in

Deutschland bis dahin gebräuchlichen Begriff der ‚gesundheitlichen Volks-belehrung' abgelöst habe. In den 1970er Jahren definierte die WHO Ge-sundheitserziehung wie folgt:

„Gesamtheit der wissenschaftlich begründeten Bildungs- und Erzie-hungsmaßnahmen, die über die Beeinflussung des individuellen und kol-lektiven Verhaltens des Menschen zur Förderung, Erhaltung und Wie-derherstellung seiner Gesundheit beiträgt, in ihm die Verantwortung für seine eigene Gesundheit festigt und ihn befähigt, aktiv an der Gestaltung der natürlichen und gesellschaftlichen Umwelt teilzunehmen" (WHO, zi-tiert in Sabo 1996b, S. 38).

Bezüglich der WHO-Definition von Gesundheitserziehung ist die Charakte-risierung der Bildungs- *und* Erziehungsmaßnahmen auffällig sowie das ein-bezogene Kriterium der *wissenschaftlichen Begründung der Maßnahmen.* Im Widerspruch zu der von Sabo zum Verständnis von ‚Gesundheitserzie-hung' angeführten WHO-Definition, die auch Maßnahmen der Gesund-heitsbildung mit einschließt, stehen seine Ausführungen zum Begriff der ‚Gesundheitsbildung', die „den Gesundheitsförderungsansatz in der organi-sierten Erwachsenenbildung" bezeichne und sich durch freiwillige Teil-nahme sowie teilnehmerzentriertes und soziales Lernen von der Gesund-heitserziehung unterscheide (Sabo 1996a, S. 36).

Dagegen heißt es in dem 1998 von der WHO herausgegebenen ‚Glossar Gesundheitsförderung' (WHO 1998, S.5):

„Gesundheitsbildung/Gesundheitserziehung umfasst bewusst gestaltete Lernmöglichkeiten, die gewisse Formen der Kommunikation einschlie-ßen und zur Verbesserung der Gesundheitsalphabetisierung (health lite-racy) entwickelt wurden; letztere schließt die Erweiterung von Wissen und die Entwicklung von Alltagskompetenzen (life skills) ein, die indi-vidueller und kollektiver Gesundheit förderlich sind".

Weiter wird dazu ausgeführt, dass Gesundheitsbildung bzw. -erziehung sich nicht nur mit der Verbreitung von Informationen, sondern auch mit der zur Gesundheitsverbesserung notwendigen Stärkung von Motivationen, Kom-petenzen und Vertrauen (Selbstwirksamkeit) befasse.

Hörmann (1998, S. 115ff) charakterisiert das ‚Modell der Gesundheitser-ziehung' dadurch, dass dieses vorrangig an der Verhütung medizinisch vor-definierter Krankheiten interessiert sei, unter dem Diktum, dass die Entste-hung derselben individuellem Fehlverhalten zugeschrieben werden könne und sich durch die bloße Vermittlung krankheitsspezifischer Informationen verändern lasse. Da sich diese Strategie als nur teilweise erfolgreich erwie-sen habe und auch eine Anreicherung des Modells mit psychologischen und sozialen Dimensionen nur zu einer Veränderung der ‚Schauplätze' geführt habe, wobei der ausgeprägte Individualismus und Autoritarismus sowie die verdeckte Krankheitsorientierung als die Hauptkritikpunkte an der traditionellen Variante von Gesundheitserziehung zusammengefasst werden, wird die Alternative zur Gesundheitserziehung von Hörmann (a.a.O.) in der Gesundheitsberatung und Gesundheitsbildung gesehen.

‚Gesundheitsbildung' wird hier demnach als begriffliche Umorientierung, in Abwendung von dem der praktischen Verwirklichung der Gesundheitserziehung anhaftenden Beigeschmack des Apostolischen, des moralischen Zeigefingers und des Schulmeisterlichen bezeichnet. Hörmann (1998, S.115) führt zu dem Begriff von Gesundheitsbildung weiter aus:

„Gleichzeitig mit der Betonung des Bildungselements rückt auch der zweite Bestandteil des Begriffs in eine veränderte Sichtweise, nämlich Gesundheit als Gesunderhaltung oder gesunde Lebensführung, die grundsätzlich gegen die Prophylaxe abgrenzbar ist, welche lediglich die Verhütung von bereits drohender Krankheit intendiert."

Das Konzept der ‚Gesundheitsbildung' resultiere aus einer Rückbesinnung auf die antik-mittelalterliche Diätetik mit einer ganzheitlich und ökologischen Perspektive, die jedoch immer noch als individuenzentriert bezeichnet werden könne. Hier bietet nach Hörmann (a.a.O) der Ansatz der WHO in der Ottawa-Charta zur Gesundheitsförderung eine neue Perspektive, da er die Stilisierung der Opfer zu Tätern auf der Basis einer individuellen Verantwortungsethik verhindern wolle.

Der Begriff der ‚Gesundheitsförderung' ist in erster Linie durch die WHO-Ottawa-Charta von 1986 definiert:

„Gesundheitsförderung zielt auf einen Prozess, allen Menschen ein höheres Maß an Selbstbestimmung über ihre Gesundheit zu ermöglichen und sie damit zur Stärkung ihrer Gesundheit zu befähigen".

Gesundheit wird hier als Voraussetzung und nicht als Ziel alltäglicher Bestrebungen verstanden, wobei die Charta die integrierte Bedeutung sozialer und individueller Ressourcen für Gesundheit betont. Die Verantwortung für Gesundheit liege deshalb nicht allein beim Gesundheitssektor, sondern bei allen Politikbereichen und ziele über die Entwicklung gesünderer Lebensweisen hinaus auf die Förderung von umfassendem Wohlbefinden.

Weiter werden in der Ottawa-Charta (1986) drei Handlungsstrategien und fünf vorrangige Handlungsfelder der Gesundheitsförderung genannt:

Die erste Handlungsstrategie ist die *Interessenvertretung* oder auch *Anwaltschaft für Gesundheit*, wobei gesundheitsförderliches Handeln darauf abziele, durch aktives, anwaltschaftliches Eintreten die gesundheitsschädlichen und -zuträglichen Faktoren (hier sind genannt: politische, ökonomische, soziale, kulturelle, biologische sowie Umwelt- und Verhaltensfaktoren) positiv zu beeinflussen und der Gesundheit zuträglich zu machen.

In der zweiten Handlungsstrategie geht es um das *Befähigen* und *Ermöglichen*. Dabei bemühe sich gesundheitsförderndes Handeln darum, soziale Unterschiede des Gesundheitszustandes zu verringern sowie Möglichkeiten und Voraussetzungen zu schaffen, damit alle Menschen befähigt würden, ihr größtmögliches Gesundheitspotential zu verwirklichen. Dies umfasse sowohl Geborgenheit und Verwurzelung in einer unterstützenden sozialen Umwelt, den Zugang zu allen wesentlichen Informationen und die Entfaltung von praktischen Fertigkeiten als auch die Möglichkeit, selber Entscheidungen in Bezug auf die persönliche Gesundheit treffen zu können. Menschen könnten ihr Gesundheitspotential nur dann weitestgehend entfalten, wenn sie auf die Faktoren, die ihre Gesundheit beeinflussten, auch Einfluss nehmen könnten.

Die dritte Handlungsstrategie betrifft das *Vermitteln* und *Vernetzen* im Sinne eines koordinierten Zusammenwirkens unter Beteiligung aller Verantwortlichen in Regierungen, im Gesundheits-, Sozial- und Wirtschaftssektor, in nichtstaatlichen und selbstorganisierten Verbänden und Initiativen sowie in lokalen Institutionen, in der Industrie und in den Medien. Weiterhin seien Menschen aus allen Lebensbereichen als einzelne, Familien und Gemeinschaften einzubeziehen.

Als die fünf wesentlichen Handlungsbereiche für Gesundheitsförderung wurden in der Ottawa-Charta 1986 identifiziert:

1. Die Entwicklung einer gesundheitsförderlichen Gesamtpolitik,
2. die Schaffung gesundheitsförderlicher Lebenswelten,
3. die Unterstützung gesundheitsbezogener Gemeinschaftsaktionen,
4. die Entwicklung persönlicher Kompetenzen und
5. die Neuorientierung der Gesundheitsdienste und anderer gesundheitsrelevanter Dienste.

Insbesondere der vierte Handlungsbereich „*Entwicklung persönlicher Kompetenzen*" ist für die Herleitung eines gesundheitspädagogischen Auftrags von Bedeutung. In der Ottawa-Charta wird hierzu näher ausgeführt, dass Gesundheitsförderung „die Entwicklung von Persönlichkeiten und sozialen Fähigkeiten durch Information, gesundheitsbezogene Bildung sowie die Verbesserung sozialer Kompetenzen und lebenspraktischer Fertigkeiten" unterstützt.

Aus den dargestellten Zugängen zur Bestimmung der für diese Untersuchung relevanten Begriffe ist die vorherrschende Begriffsvielfalt und häufig auch -beliebigkeit deutlich geworden. Von Troschke (1993) weist auf einen weiteren Zugang zur Wahl bestimmter Termini hin, der darin begründet sei, dass in unserem historisch gewachsenen Gesundheitssystem Begriffe mit Zuständigkeiten assoziiert würden. In diesem Kontext verwundere es nicht, dass jede Organisation ihre Bezeichnung mit einem möglichst großen und umfassenden Handlungsfeld verbinden wolle.

Abschließend soll nun zusammenfassend auf die substantielle Bestimmung der verschiedenen Begriffe durch unterschiedliche Autoren eingegangen werden: Laaser, Hurrelmann und Wolters (1993) bezeichnen Gesundheitserziehung, -bildung, -aufklärung, -beratung und -förderung als *Aktivitäten*, während Waller (1995) Gesundheitserziehung, -bildung, -aufklärung und -beratung als *Methoden* sowie Gesundheitsförderung und Prävention als *Strategien* bezeichnet. Blättner (1997) kennzeichnet Gesundheitserziehung als *Programm*, Gesundheitsförderung als verhältnispräventive *Intervention* und Gesundheitsbildung als *Kompetenzstärkung*. Hörmann (1998) stellt Gesundheitserziehung, Gesundheitsbildung und Gesundheitsförderung als alternative *Modelle* dar. Die WHO (1986) charakterisiert Gesundheitsförderung als einen Prozess, zu deren Verwirklichung *Handlungsstrategien* erforderlich sind und fasst in einer früheren Definition von Gesundheitserziehung (zit. in Sabo 1996a) *Maßnahmen* der Erziehung *und* Bildung zur Beeinflussung gesundheitsrelevanten Verhaltens in dem Terminus ‚Gesundheitserziehung' zusammen.

Nur zum Teil erfolgt also eine kategoriale Bewertung der verschiedenen Begriffe, so z.B. bei Waller (1995), wobei jedoch die Reduktion von Gesundheitserziehung oder -bildung auf eine bloße Methode ebenfalls unbefriedigend bleibt. Die Begründung für die Ablehnung des einen oder Verwendung des anderen Begriffes erfolgt nicht selten nur durch Bezugnahme auf negative oder positive Assoziationen: „Schon der Begriff er-ziehen vermittelt die Assoziationen an er-leiden, er-dulden oder er-geben. Es geht in jedem Fall um die passive Hinnahme einer bestimmten vorgegebenen Situation" (Thiele 1987, S. 492). Auch Haug (1991, S. 31) zieht für die Begründung des von ihm präferierten Terminus ‚Gesundheitsbildung' ausschließlich ein für ihn mit dem Begriff der Erziehung verbundenes direktives Verhältnis von Erziehern und ‚Zöglingen' heran, ohne die historische Entwicklung des Begriffsverständnisses von ‚Erziehung' und ‚Bildung' in der erziehungswissenschaftlichen Diskussion nachzuzeichnen (vgl. dazu Manstetten/Bonse-Rohmann 1992). Insbesondere fällt bei den häufig mit Erziehung assoziierten Schlagwörtern wie ‚asymmetrische Kommunikation', ‚Fremdbestimmung' etc. auf, dass diese als Charakteristikum von Erziehung schlechthin fungieren, nicht jedoch gefragt wird, ob sie vielmehr von - von dem gesellschaftlichen Wandel abhängigen - allgemeinen Erziehungszielen abgeleitet, für eine bestimmte gesellschaftliche Epoche als vorherrschende Erziehungsmethoden eingeordnet werden können und zudem nicht auch von administrativ-institutionellen Vorgaben geprägt sind.

Als Ansatzpunkt für das dieser Untersuchung zugrunde liegende Begriffsverständnis soll auf die oben zitierten Definitionen der WHO von ‚Gesundheitserziehung' in den 70er Jahren sowie von ‚Gesundheitsbildung/Gesundheitserziehung' aus 1998 zurückgegriffen werden, die ‚Gesundheitserziehung' zusammengefasst im wesentlichen als die *wissenschaftlich begründeten Bildungs- und Erziehungsmaßnahmen zur Bein-*

flussung des individuellen und kollektiven gesundheitsrelevanten Verhaltens charakterisieren (WHO-Definition, zitiert in Sabo 1996b), *auf eine Unterscheidung der Termini ,Erziehung' und ,Bildung' verzichten und die Stärkung von Motivation und die Kompetenzentwicklung als Gegenstandsbereiche betonen* (WHO 1998).

Diese Definitionen erlauben es zum einen, die Gesundheitspädagogik als eine wissenschaftliche Teildisziplin anzusehen, die Begründungen der Maßnahmen zur Beeinflussung des gesundheitsrelevanten Verhaltens liefern kann. Zum anderen lassen sich auch die Termini ,Gesundheitsaufklärung' und ,-beratung' hierunter subsumieren, da auch sie eine Beeinflussung gesundheitsrelevanten Verhaltens intendieren und u.a. einer pädagogischen Begründung bedürfen. Der Begriff der Gesundheitsförderung kann dann als Programmatik oder Leitidee bezüglich der mit Gesundheitserziehung verbundenen Zielkategorien eingestuft werden, nicht jedoch als Maßnahme, Methode oder Aktivität.

1.4 Prävention

Wie oben bereits erwähnt, zählt auch der Terminus ,Prävention' zu der Vielzahl von überwiegend assoziativ verwendeten mit einem bestimmten Leitbild verbundenen Begriffen rund um die Thematik der gezielten Einflussnahme auf die menschliche Gesundheit im Rahmen verhaltens- und verhältnisorientierter Ansätze. Troschke (1995) stellt in seinem „Plädoyer für die eindeutige Abgrenzung von Gegenstandsbereichen der Gesundheitsförderung und der Prävention" drei mögliche Hierarchisierungen bzw. Egalisierungen des Begriffspaares dar: Einmal wird Prävention als Oberbegriff gesehen, unter dem auch Gesundheitsförderung subsumiert werden kann (Eberle 1990, zit. in Troschke 1995), die Ottawa-Charta zur Gesundheitsförderung erlaube es zum anderen, die Gesundheitsförderung als Oberbegriff anzusetzen, wobei die Gesundheitsförderung ein Konzept darstelle, das sich in allgemeine Maßnahmen zur Gesundheitsförderung sowie spezifische zur Prävention gliedere. Renn (1993, zitiert in Troschke 1995) stelle die Prävention neben die Gesundheitsförderung, wodurch sie jedoch einen anderen Sinn bekomme.

Vor diesem Hintergrund soll dieser Untersuchung das folgende Begriffsverständnis von ,Prävention' zugrunde liegen:

„Prävention (*Krankheitsverhütung*) sucht (...) eine gesundheitliche Schädigung durch gezielte Aktivitäten zu verhindern, weniger wahrscheinlich zu machen oder zu verzögern (...). Die Vermeidung exogener Schädigungen (Exposition) oder die Verhinderung oder Verringerung eines personengebundenen Risikos (Disposition, Risikofaktoren) heißt *Primärprävention. Sekundärprävention* versucht das Fortschreiten eines Krankheitsfrühstadiums durch Früherkennung und -behandlung zu verhindern.

Die *Tertiärprävention* möchte Folgeschäden (Defekte, Behinderungen) einer eingetretenen Erkrankung vermeiden oder abmildern" (Schwartz, Walter et al. 1998, S. 151).

Präventionsmaßnahmen können sich daher sowohl auf das Verhalten von Individuen und Gruppen (Verhaltensprävention) als auch auf Veränderungen der biologischen, sozialen oder technischen Umwelt (Verhältnisprävention) beziehen (vgl. Schwartz, Walter et al. a.a.O., S. 153).

Die Autoren der oben zitierten und hier geteilten Definition grenzen Prävention also deutlich von Gesundheitsförderung ab, Prävention suche *anders als Gesundheitsförderung* eine gesundheitliche Schädigung durch gezielte Aktivitäten zu verhindern.

Damit wird beispielsweise der Ansatz von Franzkowiak (1996c) abgelehnt, der versucht, Prävention in den Begriff der ‚Gesundheitsförderung' zu integrieren. „Die sozial- und risikofaktorenmedizinische Prävention wird als ein grundlegender ‚Interventionstypus', neben anderen wie ‚Gesundheitsbildung' oder ‚gesundheitsbezogener Gemeinwesenarbeit' in die Gesundheitsförderung integriert". In dieser Arbeit wird Prävention als Bestandteil der ‚Leitidee' von Gesundheitsförderung gesehen, insbesondere bezüglich der dort genannten, zu berücksichtigenden Dimensionen von Gesundheit; es erscheint nicht sinnvoll, sie der Gesundheitserziehung oder -bildung als grundsätzlich anderen Interventionstypus gegenüberzustellen. Gesundheitserziehung kann grundsätzlich mit dem Ziel, zur Prävention bestimmter Erkrankungen beizutragen und unter Berücksichtigung von Risikofaktoren, durchgeführt werden, wie es auf der anderen Seite möglich ist, die Förderung scheinbar[2] ‚unspezifischer' Gesundheitsfaktoren zum Gegenstand von Gesundheitserziehung zu machen. Auch Franzkowiaks Bezeichnung der Prävention als Gegenstandsbereich und Aufgabe ausschließlich der Medizin wird hier nicht geteilt. Vielmehr wird davon ausgegangen, dass verschiedene Professionen, u.a. die Medizin, auf dem Gebiet der Prävention tätig werden können. Schwanitz (1996a) unterscheidet in diesem Zusammenhang z.B. ‚Medizinische Prävention', ‚Psychosoziale Prävention' und ‚Gesundheitspädagogische Prävention', und betont, dass sich Prävention optimieren ließe, wenn diese drei Präventionsbereiche bezüglich verschiedener Zielgruppen unter Zugrundelegung eines gemeinsamen Konzeptes und jeweiliger Eigenverantwortlichkeit für Teilbereiche vernetzt zusammen arbeiten würden. Dieser Ansatz wird von Schwanitz (a.a.O.) als ‚Vernetztes multifaktorielles Präventionskonzept' bezeichnet.

---

2 Die in der einschlägigen Literatur in diesem Zusammenhang angeführten Maßnahmen und Inhalte beziehen sich in der Mehrzahl auf die Bereiche ‚Ernährung', ‚Bewegung' und ‚Stress', die durchaus auch als Risikofaktoren, z.B. für Herz-Kreislauf-Erkrankungen, bezeichnet werden können.

1.5 Gesundheitspädagogik

Der Terminus ‚Gesundheitspädagogik' wird in der erziehungswissenschaftlichen Literatur eher selten verwendet. Andere Begriffe, die oben erläutert wurden, wie ‚Gesundheitserziehung', ‚Gesundheitsbildung', ‚Gesundheitsaufklärung', ‚Gesundheitsberatung' oder in jüngster Zeit vor allen Dingen ‚Gesundheitsförderung' sind dagegen in Diskussionen und einschlägigen Veröffentlichungen geläufiger. Die oben genannten Begriffe stehen, wie bereits ausgeführt, für mehr oder weniger deutlich artikulierte programmatische, weniger für theoretische Ansätze.

Im Zusammenhang dieser Untersuchung hat der Terminus ‚Gesundheitspädagogik' im Folgenden einen umfassenden Charakter: Er wird hier als eine Art ‚Dachbegriff' verstanden, unter dem sämtliche bisherigen, auf die Beeinflussung gesundheitsrelevanten Verhaltens, die Vermittlung gesundheitsrelevanter Inhalte, die Förderung gesundheitsrelevanter Kompetenzen und auch die Beeinflussung gesundheitsrelevanter Verhältnisse - sofern sie unmittelbar das in erster Linie zu focussierende Verhalten bedingen - bezogenen Theorien, Modelle, Konzeptionen, Maßnahmen und Methoden zusammengefasst werden können, unter der zentralen Voraussetzung, dass sie wissenschaftlich begründet sind. Damit soll verhindert werden, dass in einem sich gerade zu etablieren beginnenden Bereich vorab Aus- bzw. Abgrenzungen stattfinden und nur spezielle pädagogische Konzepte als gesundheitspädagogisch bezeichnet werden dürfen. Eine Bestimmung durch die Wahl des Begriffes ist jedoch insofern erwünscht, als dass die Ansätze, die für sich beanspruchen, gesundheitspädagogisch ambioniert zu sein, wissenschaftliche Charakteristika aufweisen, d.h. insbesondere theoriengeleitet und überprüfbar sein müssen.

Der Terminus ‚Gesundheitspädagogik' bezieht sich explizit nicht nur auf die in der Praxis stattfindenden Maßnahmen, die als ‚angewandte Gesundheitspädagogik' oder im Sinne der oben geklärten Begriffe auch weiter als Gesundheitserziehung oder -bildung etc. bezeichnet werden können, wobei diese dann das Handlungs- oder Praxisfeld einer erziehungswissenschaftlichen (Teil-)disziplin Gesundheitspädagogik darstellen, sondern auch auf die *erziehungswissenschaftliche* Reflexion dieses Gegenstandsbereiches:

„Schließlich ist es unausweichlich, nicht nur die Wirkungen der Gesundheitserziehung, also das Wie, Warum, Wodurch einer empirischen Überprüfung auszusetzen, sondern auch die gesellschaftliche Funktion des Gesundheitsmotivs zu reflektieren" (Hörmann 1998, S.116).

1.6 Konzeption

Der in der wissenschaftlichen Literatur verbreitete, nichtsdestotrotz selten definierte Terminus ‚Konzeption' soll in dieser Untersuchung verstanden werden als wissenschaftlich klar umrissene Grundvorstellung, Leitprogramm oder gedanklicher Entwurf (vgl. Wiss. Rat der Dudenredaktion 1974, vgl. auch Brockhaus 1982). Im Hinblick auf konkrete Programme zur Prävention und Gesundheitsförderung steht er für die Planungs- oder Entwicklungsphase. Hierbei geht es zum einen um die Situationsanalyse, in der einer Intervention zugrunde liegende Daten zur Identifikation von Problemen und Risikopopulationen ggf. erst gewonnen, zumindest aber berücksichtigt, interpretiert und bewertet werden. Zum anderen müssen in einer Maßnahmenkonzeption die Bereiche der Zielfindung, Prioritätensetzung und Maßnahmenplanung, d.h. die konkreten Interventionsschritte sowie die Definition von Erfolgskriterien, berücksichtigt werden. Insbesondere geht es auch um die Festlegung operationalisierbarer Ziele und diesen entsprechenden Interventionsmethoden. Die Berücksichtigung der genannten Dimensionen wird auch als eine Voraussetzung für die Qualität einer Maßnahme bezeichnet, wobei in der Konzeption bereits Qualitätsstandards, d.h. Kriterien, die der Bewertung der Strukturen, Prozesse und Ergebnisse dienen, zugrundegelegt werden (siehe hierzu auch Badura 1998). Idealerweise wird bei der Planung präventiver und gesundheitsfördernder Maßnahmen auf gesicherte epidemiologische Daten zurückgegriffen (vgl. dazu Schwanitz 1996a).

1.7 Implementation

Im weitesten Sinne soll der Terminus ‚Implementation' in dieser Untersuchung als ‚Programmvollzug' verstanden werden. Die wissenschaftliche Untersuchung von Strukturen bzw. Umsetzungsphasen einer Programmimplementation wird ‚Implementationsforschung' genannt, die in Deutschland in den sechziger Jahren im Rahmen der Politikwissenschaft etabliert wurde. Ursprünglich stand hierbei die Analyse der Handlungsbedingungen und Restriktionen in der Phase politisch-administrativer Gesetzesdurchführung im Vordergrund des Interesses. Heute werden Fragen der Implementationsforschung insgesamt auf die Umsetzung politischer Programme inklusive neuer Gesetzgebungen, oder z.B. auch auf die Umsetzung von Curricula bezogen (Hüber 1994).

Mit Blick auf unterschiedliche Implementationskonstellationen ist von Dahme/Grunow/Hegner (1980, S. 156ff.) eine Phasengliederung des Implementationsprozesses erarbeitet worden, die verschiedene Zugriffsweisen verdeutlicht:

Als Makroimplementation wird ein globaler analytischer Zugriff gekennzeichnet, der den gesamten politischen Prozess von der Wahrnehmung bis zur Lösung des Problems umfasst. Eine „Zugriffsweise mittlerer Reichweite", die sich auf die Phase der Programmumsetzung, insbesondere auf die Schaffung oder Veränderung der Implementationsstruktur bezieht, wird als Meso-Implementation bezeichnet, während auf der Ebene der Mikro-

Implementation der alltägliche und fortlaufende Programmvollzug angesiedelt ist.

Der Terminus ‚Implementation' soll hier in dem oben skizzierten Verständnis in Bezug auf die Curriculumdiskussion wie folgt verwendet werden:

„Implementation ist die Verwirklichung des Curriculum, unter besonderer Berücksichtigung der technischen Realisierungsmittel" Frey (1972, S.293). Auch Arreger/Germann (1972) bezeichnen die Implementation als Realisierungsphase der in einem Curriculum geplanten Reformen. Sie stellen heraus, dass die Implementation bzw. Realisierungsphase mit dem Ziel erfolge, den Curriculumprozess zu einem selbsttragenden System überzuleiten, sodass die in der Planungs- und Entwicklungsphase aktiven Forschungsinstitute und Behörden zunehmend entlastet werden.

1.8 Evaluation

„Evaluation ist die Bewertung von Programmen und Maßnahmen. Bewertet werden:

- die Wirkungen der Maßnahmen (Effektivitätsprüfung, Gegenüberstellung von Zielen und Erfolgen) und

- das Kosten-Nutzen-Verhältnis von Maßnahmen (Effizienzprüfung, Gegenüberstellung von Erfolg und Aufwand)." (Riemann 1996, S.19)

Weiter weist Riemann (a.o.a.O.) in seiner Begriffsklärung auf zahlreiche Untersuchungskriterien für verschiedene Evaluationsformen hin (siehe dazu auch Kap. 4 in Teil II dieser Arbeit), wobei die Unterscheidung zwischen formativer Prozessevaluation und summativer Produktevaluation als wesentlich gilt. Die formative Prozessevaluation betrifft dabei die Planung, Durchführung und Wirkung der einzelnen Elemente einer Maßnahme oder eines Programms in ihrem Verlauf, wobei durch die Rückkopplung von Zwischenergebnissen eine Optimierung erreicht werden soll. Die summative Produktevaluation untersucht das Endergebnis einer Maßnahme oder eines Programms und bewertet dabei den Gesamteffekt aller Teilmaßnahmen.

Kroath (1997, S. 652) beispielsweise betont im Gegensatz zu Riemann (a.o.a.O.), dass Evaluation eine *wissenschaftliche* Bewertung und Beurteilung sei, zählt dann jedoch die ‚Selbstevaluation' als Beispiel für verschiedene Evaluationsmethoden auf, worunter eine kontinuierliche und systematische Beurteilung einer professionellen Tätigkeit durch den Professionellen selbst zu verstehen sei.

Für diese Untersuchung soll die wissenschaftliche Evaluation von vorrangigem Interesse sein, ohne dass ‚Selbstevaluationsprozesse' als überflüssig angesehen werden.

1.9 Anmerkungen zu den Begriffsbestimmungen

Die kurzen Begriffsklärungen lassen erkennen, dass es ein allgemein konsensfähiges Verständnis von Termini wie ‚Gesundheit' oder ‚Pädagogik' aber auch ‚Prävention' nicht gibt. Vielmehr liegen jeweils unterschiedliche Ideen und Interpretationen diesen Bezeichnungen zugrunde. Die Auseinandersetzung mit den Begriffen ist häufig historisch und kulturell bedingt und unterliegt zum Teil auch ethischen und politischen Betrachtungsweisen. Das trifft besonders für den Gesundheits- und den Pädagogikbegriff zu und wird auch in der Verzahnung und Interdependenz von Gesundheits-, Erziehungs- bzw. Bildungs- und Menschenbildern erkennbar, was den systematischen Zugang zu einer theoretischen Begründung einer aus diesen Termini zusammengesetzten erziehungswissenschaftlichen Teildisziplin ‚Gesundheitpädagogik' nicht erleichtert.

Trotzdem entlässt diese Feststellung nicht aus der Notwendigkeit, die genannten Aspekte in der gesundheitspädagogischen Diskussion aufzugreifen. Wie bereits erwähnt, ist allein aus prinzipiellen Gründen (wissenschaftliche Fachsprache) eine Begriffsdiskussion nicht nur wünschenswert, sondern notwendig, da in einschlägigen Debatten und auch in der Bildungspraxis plausibel und nachvollziehbar sein muss, was jeweils unter den Begriffen verstanden wird und wie diese voneinander abgegrenzt sind.

Es ist in diesem Zusammenhang einleuchtend, dass gesundheitspädagogische Aktivitäten nicht unwesentlich vom Gesundheits- und Pädagogikverständnis abhängen. So ist es nicht gleichgültig, ob ein biomedizinisches oder bio-öko-psycho-soziales Gesundheitsbild der Programmplanung oder dem Lernprozess zugrunde gelegt wird oder ob auf wissenschaftlicher Ebene Normen gesetzt werden sollen bzw. dieses grundsätzlich als außer- bzw. unwissenschaftlich abgelehnt wird. Und wenn von Erhaltung bzw. Förderung der Gesundheit die Rede ist, muss klar gemacht werden, was man sich im Einzelnen unter Gesundheit und den sie bedingenden Faktoren vorstellt. Die Tatsache also, dass der ‚Gesundheits-' und ‚Pädagogik'-Begriff jeweils unterschiedlich verstanden und interpretiert werden können, darf nicht zu deren Ignoranz führen. Im Gegenteil, die Inhalte, Grenzen und auch Folgen dieser verschiedenen Interpretationen sind ausführlich zu untersuchen und die Ergebnisse für die Erziehungspraxis aufzubereiten und zu verarbeiten.

2 Grundlagenwissenschaftliche Orientierung der Gesundheitspädagogik

Die derzeitige Situation der Gesundheitspädagogik stellt sich aufgrund einer bislang fehlenden expliziten grundlagenwissenschaftlichen Orientierung eher diffus dar, wie weiter unten zu erläutern sein wird. Aus diesem Grunde erscheint es notwendig, eine systematische Verankerung der Gesundheitspädagogik in der Pädagogik vorzunehmen, wie dies für andere Subdisziplinen der Pädagogik bereits beispielhaft erfolgt ist. Dabei geht es zunächst um die Herstellung des allgemeinen pädagogischen Bezugs dieser noch zu etablierenden Teildisziplin. Weiter gilt es, die Gesundheitspädagogik auch hinsichtlich intradisziplinärer Interdependenzen exemplarisch zu untersuchen. In einem weiteren Schritt sollen dann die interdiziplinären Bezüge zu anderen Wissenschaften bzw. Subdisziplinen dieser Wissenschaften beleuchtet werden, um daraus eine Begründung der Notwendigkeit von Gesundheitspädagogik vor allem im Fächerkanon der Public Health abzuleiten.

2.1 Gesundheitspädagogik und ihre Verortung in der Pädagogik

Die Klärung des Stellenwertes der Gesundheitspädagogik innerhalb der Pädagogik respektive Erziehungswissenschaften soll auf der Basis des Versuchs erfolgen, das Fach ‚Pädagogik' systematisch darzustellen, um dann die Besonderheiten der Gesundheitspädagogik herauszustellen, die eine Legitimation als eigenständige Teildisziplin rechtfertigen. Das heißt, es geht um die Bestimmung des Verhältnisses der Gesundheitspädagogik zu den Erziehungswissenschaften bzw. deren Verortung in den Erziehungswissenschaften, wobei darauf verwiesen sei, dass Theorien der Gesundheitspädagogik oder gar eine beherrschende Theorie nicht vorhanden sind und der folgende Versuch der wissenschaftlichen Verortung und der Darstellung des wissenschaftlichen Selbstverständnisses der ‚Gesundheitspädagogik' als einer noch zu etablierenden Teildisziplin der Erziehungswissenschaft eher Fragen und Probleme aufzeigt als den Anspruch einer „erledigenden Theorie" stellt.

Dazu muss zunächst noch einmal die obige Begriffsklärung (Kap. 1.5) kurz aufgegriffen und vertieft werden. Die Wahl des Terminus Gesundheits*pädagogik*, in Abgrenzung zu den Termini Gesundheitserziehung, die auf das Handlungsfeld der Gesundheitspädagogik abzielt, oder Gesundheitsbildung, die ebenfalls häufig mit einem bestimmten Handlungsfeld, nämlich der Erwachsenenbildung, assoziiert wird, ist erfolgt, weil Pädagogik sowohl die wissenschaftliche Ebene als Disziplin als auch die Ebene des praktischen pädagogischen Handelns einschließt. Mit der Wahl des Grundwortes ‚Pädagogik' zu den spezielle pädagogische Forschungs- und Handlungsfelder ausweisenden Bestimmungswörtern[1] werden terminologische Unschärfen bzw. dann erforderliche Erweiterungen des Begriffsverständnisses vermieden, wie sie z.b. mit der Wahl des Grundwortes ‚Bildung' verbunden sind: „Beträchtliche Unsicherheit in der Terminologie herrscht allerdings bei der Suche nach einem überzeugenden Begriff für die wissenschaftliche Beschäftigung mit der Erwachsenenbildung. Am treffendsten dürfte wohl ‚Wissenschaft von der Erwachsenenbildung'sein" (Tietgens 1979, S. 198).

Auch Haug (1991), auf dessen zentralen Beitrag zur wissenschaftssystematischen Begründung der Gesundheitspädagogik mit dem Werk „Gesundheitsbildung im Wandel" im Folgenden noch näher einzugehen sein wird, verwendet nicht einen explizit auch auf die wissenschaftliche Dimension verweisenden Begriff, er nennt gesundheitspädagogische Forschungsansätze sowie praktische Maßnahmen ‚Gesundheits*bildung*'. Diese Begriffswahl begründet er mit den historisch geprägten - überwiegend negativen - Assoziationen vor allem in Bezug auf die ‚Gesundheits*erziehung*'. Diesem Begriff hafte vor allem in Deutschland der Aspekt der asymmetrischen Kommunikationssituation zwischen Arzt und Patient an und zudem werde er mit pädagogischen Konzepten wie Unmündigkeit und Erziehungsbedürftigkeit, insbesondere der Fremdbestimmung, Führung, Belehrung und Bevormundung verbunden. Weiterhin grenzt er den Terminus ‚Gesundheitsbildung' von dem Terminus ‚Gesundheitsförderung' ab, da das damit in der Regel verbundene Konzept zu unscharf sei und nicht eindeutig festlege, was unter Gesundheitsförderungsaktivitäten überhaupt zu verstehen sei. Gesundheitsbildung hingegen sei von der Gesundheitserziehung vor allem durch die implizierte Eigenverantwortlichkeit und Selbstbestimmung weniger in formaler als eher in qualitativer Hinsicht zu unterscheiden und von Gesundheitsförderung durch eine eindeutige pädagogisch-andragogische Orientierung. Haug führt aus, dass die Wortwahl generell als pädagogisch-intentional betrachtet werden kann und aus diesem Grunde „schied deshalb sowohl der Begriff ‚Gesundheitserziehung (health education)', als auch der

---

1 Der Duden Band 4: Grammatik (1984, S. 401) definiert solche Komposita wie folgt: „Unter Zusammensetzungen (Komposita) verstehen wir Wörter, die ohne Ableitungsmittel aus zwei oder mehreren selbständig vorkommenden Wörtern gebildet sind. Dabei stellt der segmentierbare erste Bestandteil - (...) - das Bestimmungswort dar, der zweite das Grundwort, das die Wortart der ganzen Zusammensetzung festlegt." An anderer Stelle heißt es zu Substantivkomposita: „Die grammatische Funktion und semantische Kategorie der Zusammensetzungen wird durch das Grundwort festgelegt." (S. 439). Eisenberg (1986, S. 191) beschreibt diese Zusammensetzungen wie folgt: „Substantivkomposita haben intern eine Art Attributstruktur mit dem zweiten Substantiv als Kern."

Begriff ‚Gesundheitsförderung (health promotion)' als ‚Leitbegriff' (...) zugunsten der ‚Gesundheitsbildung' aus, da dieser den hier dargestellten Sachverhalt und das zugrunde liegende pädagogisch-andragogische Vorverständnis am besten und umfassendsten repräsentiert...." (Haug 1991, S. 33).

Mit der so begründeten Wahl des Begriffs, die fast ausschließlich auf die intentionale Aussagekraft abzielt sowie auf die Vermeidung überwiegend im alltagssprachlichen Begriffsverständnis auftretender negativer Assoziationen bedacht ist, stößt Haug aber wie eben am Beispiel des Terminus ‚Erwachsenenbildung' dargestellt, dann auf Grenzen, wenn es um die wissenschaftliche Beschäftigung mit dem Bereich geht. Solange wie in der Gliederung von „Gesundheitsbildung als pädagogischem Handlungsfeld" die Rede ist, ist der Begriff noch stimmig, sobald jedoch eine „Auseinandersetzung mit der theoretisch-konzeptionellen Absicherung, den pädagogischen Zielvorstellungen und den Konsequenzen des Handelns" (S. 11) gefordert wird, greift der Begriff zu kurz. In solchem theoretischen Zusammenhang verwendet dann auch Haug in seinen Ausführungen den Begriff ‚Gesundheitspädagogik', allerdings immer nur als adjektivische Ableitung (gesundheitspädagogisch) wie z.B. in folgenden Zusammenhängen: „Ziel des ersten Teiles ist die Postulierung und Explizierung eines normativen Vorverständnisses einer zeitgemäßen Konzeption von Gesundheitsbildung, das zum einen in Auseinandersetzung mit zentralen gesundheitspädagogischen Begriffen und aktuellen Problemen und zum anderen auf der Basis eines humanistischen Menschenbildes und Bildungsverständnisses im Sinne der freiheitlich-demokratischen Grundordnung entwickelt wird" (S. 14) oder „ (....) Diese Lücke möchte die folgende Studie schließen helfen, indem sie einen ersten Beitrag zur Sensibilisierung für praxisrelevante konzeptionelle Fragen und zur allgemeinen gesundheitspädagogischen Bewusstseinsbildung leisten will" (S. 11). Nur im Untertitel des Werkes wird ‚Gesundheitspädagogik' als Substantiv verwendet: „Die Tradition der europäischen Gesundheitsbildung und der ‚Health Promotion'-Ansatz in den USA in ihrer Bedeutung für die gegenwärtige Gesundheitspädagogik". Demnach muss der Autor, wenn auch nicht konsequent reflektiert, ein Verständnis für die umfassendere Bedeutung des Begriffes ‚Pädagogik' im Vergleich zu dem Begriff ‚Bildung' gehabt haben.

Dass die Gesundheitspädagogik bei bewusster Verwendung dieses Begriffes sich grundlagenwissenschaftlich in erster Linie an der Pädagogik orientiert, scheint selbstverständlich. Denkbar wäre jedoch auch, die Gesundheitspädagogik in den Gesundheitswissenschaften (die in Deutschland häufig mit Public-Health gleichgesetzt werden) zu verorten, da zahlreiche interdisziplinäre Bezüge bestehen, wie unten noch aufgezeigt wird. Die Gesundheitswissenschaften könnten aufgrund ihres interdisziplinären Fachverständnisses (s.u. 2.1) sowie des Anspruchs, Forschungen zum Thema Gesundheit tatsächlich zu verbinden, durchaus berechtigte Heimat der Gesundheitspädagogik sein. Da aber in den Gesundheitswissenschaften die dort versammelten Fächer allesamt Bindestrich-Disziplinen sind (Gesundheits-Psychologie, Gesundheits-Soziologie, Gesundheits-Ökonomie etc.), die sich jeweils grundlagenwissenschaftlich an den nach dem Bindestrich genannten Disziplinen orientieren und in erster Linie deren jeweils spezifisches formales Erkenntnisinteresse, Forschungsmethoden etc. auf den allen gemeinsamen materialen Gegenstand - Gesundheit - beziehen sowie gegebenenfalls durch Forschungsergebnisse wieder Einfluss auf die Systematik der Grundlagenwissenschaft nehmen, ist es fast obligat, die Pädagogik als grundlagenwissenschaftliches Fach der Gesundheitspädagogik zu benennen; eine Einordnung in die Systematik pädagogischer Fachrichtungen erfolgt unter Punkt 2.1.1. Offen bleibt dabei, ob eine institutionssystematische Zuordnung[2] z.b. nur zu den Erziehungswissenschaften oder nicht auch oder sogar besser zu den Gesundheitswissenschaften erfolgen sollte. Ferner ergeben sich wie allgemein in der Pädagogik auch für die Gesundheitspädagogik Bezüge zu anderen wissenschaftlichen Disziplinen, die dann aber als weitere Bezugsdisziplinen zu bezeichnen sind, wobei immer nach der Bedeutung der Erkenntnisse aus den jeweils fremden Disziplinen für die spezifisch pädagogischen Fragestellungen in Bezug auf den materialen Gegenstand Gesundheit zu fragen ist. Neven (1982, S. 54) bezeichnet weitere Bezugsdisziplinen der Pädagogik sogar als „Hilfswissenschaften" oder „Wissenschaftsbestandteile der Pädagogik"[3].

Die Feststellung, dass die Pädagogik - und somit auch die Gesundheitspädagogik - die Beiträge anderer wissenschaftlicher Disziplinen zu den aus erziehungswissenschaftlicher Perspektive erforschten Phänomenen berücksichtigen müsse, erfolgt in der Literatur einmütig und wird als selbstverständlich vorausgesetzt. Unklar bleibt aber zumeist, *in welcher Form* diese ‚fremd'-wissenschaftlichen Theorien, Konzeptionen, Ergebnisse usw. aufzugreifen sind. Die äußerst unterschiedliche Handhabung innerhalb der Erziehungswissenschaften von der bedingungslosen Akzeptanz bis zur skeptischen Musterung solcher Beiträge provoziert die Frage, inwieweit sich die Erziehungswissenschaften eine Psychologisierung oder Soziologisierung (hier als wichtigste Nachbardisziplinen genannt) leisten können, ohne die Dignität der eigenen Disziplin in Frage zu stellen. Infolge der unten aufzuzeigenden Dürftigkeit des derzeitigen gesundheitspädagogischen aber auch allgemein erziehungswissenschaftlichen Theoriestandes ist es jedoch für die Gesundheitspädagogik zum derzeitigen Entwicklungsstand unabdingbar,

---

2 Hiermit ist die Zuordnung gesundheitspädagogischer Fachgebiete zu universitären Fachbereichen oder Instituten gemeint.

3 „Erziehungswissenschaft, hier synonym Pädagogik, ist (...) - dies ist eine forschungskonstitutive Basisentscheidung zur wissenschaftssystematischen Standortbestimmung - als interdisziplinäre bzw. integrierte Geistes-, Wirtschafts-, Sozial-, Natur- und Formalwissenschaft anzusehen. Alle wissenschaftlichen Disziplinen werden deshalb als potentielle Bezugs- und Hilfswissenschaften oder sogar als Wissenschaftsbestandteil der Pädagogik anzusehen sein." (Neven, 1982, S.54)

auf soziologische und psychologische Theorien und Konzepte zurückzugreifen.

Wenn die Gesundheitspädagogik in dieser Untersuchung als eine erziehungswissenschaftliche Teildisziplin bezeichnet wird, bedeutet dies, dass ihr Wissenschaftscharakter mit dem der allgemeinen Erziehungswissenschaft als Rahmenbedingung korrespondieren muss. Zabeck (1965) begründet systematisch die auf alle wissenschaftliche Eigenständigkeit verzichtende Gliedschaft besonderer Pädagogiken innerhalb einer differenzierten Erziehungswissenschaft mit zwei Argumenten: Erstens schließe jede sonderpädagogische (hier sind Spezial-Pädagogiken gemeint, a.d.A.) Bemühung die Teilhabe an der pädagogischen Prinzipienanalyse und -erörterung ein und überließe sie nicht einer von ihr abgesetzten und bloß anzuwendenden besonderen sog. „Allgemeinen Erziehungswissenschaft". Zweitens dürfe eine Ausgliederung „unselbständiger" besonderer Erziehungswissenschaften nur möglich sein, angesichts der modernen erziehungswissenschaftlichen Ambitionen und der damit fälligen Arbeitsauteilung, damit aber auch unerlässlich gemäß dem Prinzip differenzierbarer „anthropologisch bedeutsamer Lebensgebiete" (Zabeck 1965, S. 825). In diesem Sinne charakterisiert auch Bals (1990, S.29) das Verhältnis einer Teildisziplin (hier: Berufs- und Wirtschaftspädagogik) der Erziehungswissenschaft zu der Erziehungswissenschaft wie folgt: Die erziehungswissenschaftliche Teil-, Sub- bzw. Spezialdisziplin sei einerseits Teil und beteilige sich an der einheitlichen Metapädagogik, repräsentiere aber zugleich auch eine spezielle Objektpädagogik.

Bezüglich der Begründung einer neuen pädagogischen Teildisziplin, der Gesundheitspädagogik, innerhalb der Erziehungswissenschaften stünde es an dieser Stelle an, die Grundzüge der benannten Grundlagenwissenschaft, der Pädagogik respektive Erziehungswissenschaft, kurz zu benennen. Dies stellt sich jedoch derzeit als besonders problematisches Unterfangen heraus, weil allerorten nur von einer „Krise" der Erziehungswissenschaft(en) gesprochen wird.

So stellt z.B. Lenzen[4] (1996, 1997) heraus, dass die Darstellung einer systematischen Erziehungswissenschaft, in der die Disziplin sich selbst geordnet darstelle, derzeitig als unmögliches, ja unangemessenes Unterfangen gelte, zumindest dann, wenn man mit der Systematik auch noch die Entscheidung verbinden wolle, welche Erkenntnis- und Theoriebestände in der aufgestellten Ordnung besonders wichtig seien und gegenüber den anderen - etwa in der universitären Lehre - zu bevorzugen wären. De Haan (1998) z.B. spricht von einer derzeitigen Konzeptionspluralität der Pädagogik, die aus dem für die späten 1970er Jahre zu konstatierendem Zusammenbruch der Pädagogik im Anschluss an die Kritische Theorie von Adorno, Hork-

---

4 Bis 1998 langjähriger Vorsitzender der Deutschen Gesellschaft für Erziehungswissenschaften (DGfE).

heimer und Habermas und einer nicht vorhandenen Restituierungsfähigkeit der geisteswissenschaftlichen Pädagogik resultiere und sich immer weniger aus dem Rückgriff auf pädagogisch-philosophische Bestände speise, sondern sich vielmehr um Bezüge in sozialwissenschaftlichen, psychologischen und kulturtheoretischen Konzeptionen bemühe.

In einigen Gesamtdarstellungen der Pädagogik und auch Versuchen, pädagogische Teildisziplinen auf einen gemeinsamen ‚Grundkonsens' zurückzuführen, wird auch heute noch die ‚Allgemeine Pädagogik' als die Mutter-Disziplin bezeichnet, von der aus eine Differenzierung in verschiedenste Subdisziplinen erfolge (vgl. Benner 1994, de Haan 1998). Diese Grundauffassung wird jedoch von den Autoren immer wieder eingeschränkt bzw. es erfolgt keine nähere Beschreibung dessen, was für die ausdifferenzierten Teildisziplinen von gemeinsamer, grundsätzlicher Bedeutung wäre, wiederum mit dem Verweis auf die nun heute einmal bestehende Pluralität der Konzepte. So besteht nach Benner (1994, S. 5ff.) die Aufgabe einer allgemeinen Pädagogik darin, die Grundstruktur pädagogischen Denkens und Handelns, die handlungstheoretischen Fragestellungen der Erziehungswissenschaft und den Vermittlungszusammenhang von pädagogischer Praxis, pädagogischer Handlungstheorie und erziehungswissenschaftlicher Forschung systematisch zu bestimmen. Einschränkend wird jedoch von ihm darauf verwiesen, dass es eine diesen Aufgaben genügende, allgemein anerkannte Systematische Pädagogik derzeit nicht gibt. Vielmehr bestünden verschiedene Ansätze Allgemeiner Pädagogik einerseits und Versuche andererseits, das Ende der Systematischen Pädagogik (hier synonym verwendet mit Allgemeiner Pädagogik, a.d.A.) festzustellen und in ihr eine überflüssige Disziplin zu erkennen, weitgehend unvermittelt nebeneinander. Lassahn (1995, S. 14) verweist in seiner Einführung in die Pädagogik auf ‚Stimmen', die behaupteten, die Erziehungswissenschaft sei überhaupt noch keine volle Wissenschaft im strengen Sinne, sie befinde sich zur Zeit in einer heftigen wissenschaftstheoretischen Krise. Alles, was bisher vorliege, sei vorwissenschaftlich, unkontrollierbar und deshalb ideologisch, aus metaphysischen Setzungen abgeleitet. Sich von diesen „Stimmen" distanzierend unterscheidet Lassahn dann als grundlegende Pädagogische Ansätze die „geisteswissenschaftliche Pädagogik", die „rein empirischen Ansätze", die „normative Pädagogik", die „gesellschaftskritischen Ansätze" und nennt außerdem als Grenzgebiet bzw. Nachbarwissenschaft zur Pädagogik die Psychologie. Mit dieser Gliederung seiner „Einführung in die Pädagogik" werden jedoch eher die historischen Entwicklungen von Bildungs- und Erziehungstheorien grob nachgezeichnet - wobei an der Möglichkeit, historisch einander ablösende Theorien klar kennzeichnen zu können, nur deutlich wird, dass dies in der heutigen Zeit nicht mehr möglich ist - als dass die Grundstrukturen pädagogischen Denkens und Handelns im Sinne einer grundlegenden allgemeinen Pädagogik prägnant herausgearbeitet werden.

Weitere Belege für den allseits konstatierten Theorienpluralismus und die daraus entstandene derzeitige „Krise der Erziehungswissenschaften" könnten an dieser Stelle noch beliebig ergänzt werden. Hier soll allerdings abschließend lediglich noch auf Krüger (1994, S. 123) verwiesen werden, der konstatiert, dass die Allgemeine Pädagogik derzeit zumeist als bloße Schulpädagogik konzipiert und eher Hüterin der alten Bestände der Disziplin als eine Wissenschaft auf der Höhe der Zeit sei. Er weist ferner darauf hin, dass es Aufgabe einer Allgemeinen Pädagogik sei, auch die Theoriediskurse in den Nachbardisziplinen zu bündeln und systematisch aufeinander zu beziehen, um so zu einer reflexiven Modernisierung zu gelangen.

Auch bei dem Versuch, einen Minimalkonsens bezüglich der Frage zu definieren, was denn das spezifische Erkenntnisinteresse der Pädagogik sei, kann angesichts dazu bestehender zahlreicher unterschiedlicher Auffassungen keine konsensfähige Darstellung erfolgen. Ebenso muss hier die Frage nach den spezifischen Methoden, mit Hilfe derer pädagogische Erkenntnisse ermittelt werden sollen, ausgeklammert bleiben und sich auf den Verweis beschränken, dass diese von den verschiedenen pädagogischen Grundtheorien und spezifischen Fragestellungen abhängig sind.

Neven (1981, S.53ff.) beispielsweise bezeichnet das „Theorie-Praxis-Verhältnis" als wissenschaftskonstitutive Bedingung erziehungswissenschaftlicher Forschung. Die Beziehung zwischen Theorie und Praxis, die ein Erziehungs- und Sozialwissenschaftler für seinen Forschungsprozess zugrunde lege, determiniere den Entdeckungs-, Begründungs- und Verwendungszusammenhang fundamental und zentral. Der zentrale Forschungsbereich der Pädagogik sei die Erziehung als Segregat der Wirklichkeit, wobei die Erziehungswirklichkeit aus einer umfassenden Wirklichkeit menschlichen Handelns heraus zu verstehen sei, sodass folglich pädagogische Forschung und Theorie notwendig auf andere Wirklichkeitsbereiche und Theorien angewiesen sei. Neben der bereits oben dargestellten Begründung Nevens für eine weite Auslegung dessen, was Erziehungswissenschaft in ihrem Forschungsprozess vor allem auch an Erkenntnissen aus Nachbar - oder wie er es nennt - „Hilfsdisziplinen" zu berücksichtigen habe, wird also die Erziehung als Segregat der Wirklichkeit benannt. Wie aber dieser Ausschnitt der Wirklichkeit zu erforschen sei, ist, wie oben dargestellt, strittig. Hier schlagen sich die verschiedenen wissenschaftlichen Positionen zur Aufgabenbestimmung der Pädagogik nieder. Dabei reichen die Aufgabenbeschreibungen von einer konsequenten Beschränkung auf den technischen Aspekt von Lernprozessen bis hin zu einer philosophisch orientierten Sinnermittlung.

Bezogen auf die Forschungsfragen der Gesundheitspädagogik soll hier zunächst ein möglichst weites Verständnis des pädagogischen Aufgabenbereiches zugrundegelegt werden, da eine sich konstituierende Disziplin sich zu Beginn ihrer Etablierung nicht durch vorschnelle Festlegung auf nur bestimmte Fragestellungen wie z.b. eine Reduzierung ausschließlich auf den Lernbereich, bei dem es um Lernziele, die Lernorganisation, das Lernsystem, die Lernkontrolle und den Leistungsstand des Lernenden geht oder eine Reduzierung z.b. ausschließlich auf den Symbolischen Interaktionismus, der von der Erziehung als kommunikativem Handeln ausgeht und die im Rollenhandeln im pädagogischen Feld miteinander umgehenden Individuen in ihrer vielfältigen Wechselbeziehung und ihrer Bedingtheit durch Gesellschaft und Tradition Gegenstand pädagogischer Forschung sind (Köck/Ott 1997).

Das oben genannte Theorie-Praxis-Verhältnis, das von Neven als konstitutive Bedingung erziehungswissenschaftlicher Forschung benannt wird, verweist direkt auf den seit Etablierung der empirischen Pädagogik (Positivismusstreit) bestehenden Streit um die Normativität der Erziehungswissenschaft, d.h. auf die Frage, ob Erziehungswissenschaft Erziehungsnormen setzen dürfe oder nicht.

Nach Lassahn (1995, S.20) hat Erziehungswissenschaft zu allen Zeiten ein besonderes Problem hervorgebracht: Einen Menschen zu erziehen, ihm Wissen zu vermitteln, seine Ausbildung zu ermöglichen, komme nicht an der Frage vorbei, wozu denn der Mensch erzogen werden soll, welches Wissen ihm am dienlichsten sei, worin seine Bildung bestehen könne. Damit seien Norm-, Sinn- oder Zielfragen aufgeworfen. Bis heute gibt es reine Vertreter zweier Pole, von denen die einen behaupten, es sei nicht Aufgabe der Wissenschaft, sich mit Norm-, Ziel- oder Wertfragen zu befassen. Wissenschaft könne vielleicht Entstehung und Funktionen solcher Werthaltungen erklären, aber selbst keine Vorgaben machen.

Von der Autorin wird zu dieser Frage insofern Stellung bezogen, als dass das folgende Postulat Brezinkas (1980, S. 129) geteilt wird, der ausführt, dass, „wenn man über Erziehung redet", man „sich zunächst Klarheit über die Ziele verschaffen" muss, „die man verfolgt: Nur die Zielbezogenheit liefert ja das Kriterium, mit dessen Hilfe irgendwelche Handlungen der Klasse der Erziehungshandlungen zugeordnet werden können". In diesem Sinne soll für die Gesundheitspädagogik an dieser Stelle nicht festgelegt werden, ob sie Normen im Sinne von Grundwerturteilen darüber, was die „richtige Gesundheit sei" und in wie weit man Menschen auf diesen einen Weg verpflichten darf, setzen soll. Vielmehr wird postuliert, dass Pädagogik sich - wenn nicht mit der Festlegung und Entwicklung von Normen, Werten und Zielen, mit der kritischen Reflexion derselben befassen muss. Wenn diese Reflexion jedoch nicht Selbstzweck bleiben soll und die „reflektierenden Erziehungswissenschaftler" davon ausgehen, dass die Ergebnisse ihrer Reflexionen Gehör finden, sind sie jedoch wieder an der Setzung von Normen beteiligt.

Seit einigen Jahren wird verstärkt eine Debatte um die Tragweite der Pluralität sowie systematische oder normativ gebotene Möglichkeiten der Pluralitätsreduktion geführt, ohne dass sich ein Konsens, auf den sich die Mehrheit der Fachvertreter einigen könnte, abzeichnen würde (Marotzki 1993, Uhle/Hoffmann 1994, Krüger/Rauschenbach 1994).

Es kann nicht Aufgabe dieser Arbeit sein, die Konzeptionspluralitätsdebatte zu beenden bzw. angesichts dieser Situation eine Systematische Erziehungswissenschaft inhaltlich darzustellen. Insofern ist an dieser Stelle nicht auszumachen, was mit recht innerhalb einer systematischen Pädagogik als Proprium gelten kann und noch weniger, was daraus wiederum von besonderer Bedeutung für die Gesundheitspädagogik wäre (vgl. de Haan 1998).

2.1.1 Fachsystematische Darstellung der Pädagogik und ihre Bedeutung für die Gesundheitspädagogik

Angesichts der oben dargestellten grundsätzlichen Problematik, eine allgemeine oder systematische Erziehungswissenschaft anhand ihrer Inhalte bzw. grundlegenden Theorien darzustellen, soll in dieser Untersuchung auf einen pragmatischen Ansatz, die Pädagogik systematisch darzustellen, zurückgegriffen werden, der auf der derzeitigen Struktur des Faches basiert, wie es heute an deutschen Universitäten vertreten ist.

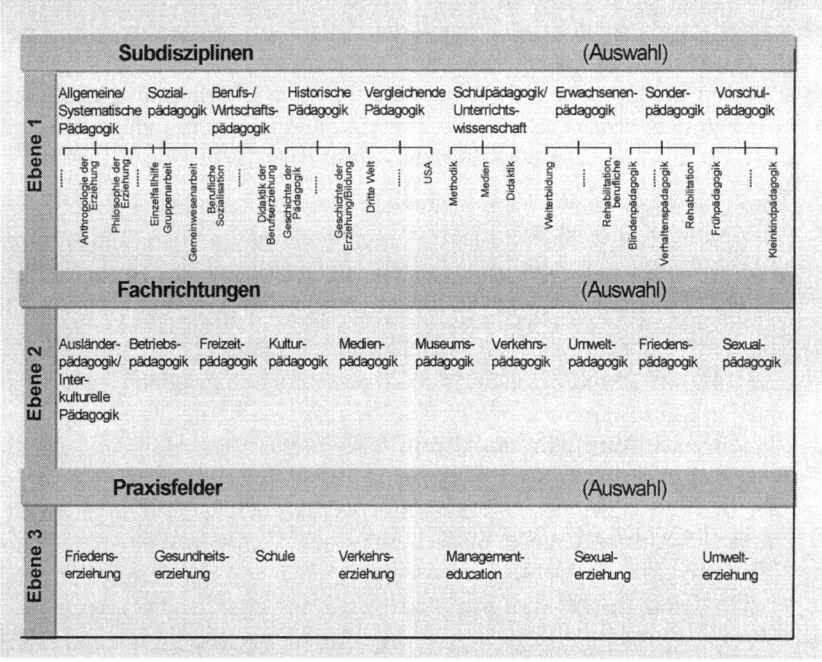

Abb. 1: Struktur der Erziehungswissenschaft nach Lenzen (1997, S.38/39)

Dabei wird vor allem auf Lenzen (1997) Bezug genommen, der seine Skizze der Struktur des Fachs mit dem einschränkenden Hinweis versieht, dass es nicht möglich sei, hierzu einen Konsens unter allen Fachvertretern herzustellen (siehe Abbildung 1). Bei der Interpretation des einschränkenden Hinweises auf mangelnde Konsensfähigkeit der Darstellung dürfen vor allen Dingen zwei Einwände einzelner Fachvertreter angenommen werden: Zum einen erhebt die strukturelle Darstellung Lenzens nicht den Anspruch, wie er z.b. von Benner (1994), Lassahn (1995) oder auch de Haan (1998) erhoben wird, dass nämlich die allgemeine oder systematische Erziehungswissenschaft über allen anderen Subdisziplinen anzusiedeln sei, weil aus ihr heraus die Differenzierungen erst möglich würden. Lenzen (a.o.a.O.) stellt die allgemeine bzw. systematische Pädagogik auf eine Ebene mit z.B. der Sozialpädagogik oder Sonderpädagogik. Zum anderen ist davon auszugehen, dass einige Vertreter der von Lenzen als Fachrichtungen bezeichneten Teildisziplinen, die auf der Ebene 2 der Abb. 1 angeordnet sind, sich bereits auf der Ebene 1 der Subdisziplinen eingeordnet wissen möchten. Für die weitere Darstellung sind diese zu unterstellenden Einwände jedoch von untergeordneter Bedeutung, da es vor allen Dingen um die Darstellung der Unterschiede der Ebenen 1 und 2 zu der Ebene 3 geht, wie im Folgenden zu zeigen sein wird.

Lenzen (a.a.O.) führt zu seinem systematischen Zugriff auf die strukturelle Darstellung des Faches aus, dass die gegenwärtige Situation der Pädagogik eben nicht nur durch den oben beschriebenen Pluralismus der Theorien gekennzeichnet sei, sondern auch durch die Vielfalt der Fachrichtungen. Dennoch sei die Struktur des Faches aber nicht beliebig, vielmehr gebe es Elemente der Fachstruktur, die weil sie historisch etabliert, sehr stabil seien und solche, die auf eher aktuelle Fragestellungen reagierten. Unterschieden werden drei Ebenen der Fachstruktur:

- Die Ebene 1, in der die historisch und institutionell etabliertesten Disziplinen - hier ,Subdisziplinen' genannt - angesiedelt sind. Zuordnungskriterium ist dabei die Existenz eigener Institute, Studiengänge, Lehrbefähigungen, wissenschaftlicher Gesellschaften etc.

- Die Ebene 2 kennzeichnet nach Lenzen ,Fachrichtungen', die jünger seien als die ,Subdiziplinen', mit deren Einrichtung jedoch auf länger anhaltende gesellschaftliche Probleme reagiert werde. Der Übergang zwischen den Ebenen 1 und 2 sei fließend, z.T. seien einige auf der E-bene 2 angesiedelten Fachrichtungen dabei, sich zu eigenen Subdisziplinen zu entwickeln. Als Beispiel dafür werden bereits an einigen Hochschulen bestehende neue Studiengänge wie ,Kulturpädagogik', ,Verkehrspädagogik' oder ,Freizeitpädagogik' genannt. Die in dieser Ebene angesiedelten Fachrichtungen seien teilweise aus Subdisziplinen entstanden, erforderten eine höhere Spezialisierung der Wissenschaftler und seien gekennzeichnet durch eine besondere Übernahme von Methoden und Forschungsergebnissen aus anderen Fächern.

- Die Ebene 3 enthält Beispiele für pädagogische Praxisfelder. Den Unterschied zwischen den Ebenen 1 und 2 zur Ebene 3 bezeichnet Lenzen als

‚kategorial'. Hier gehe es nicht um zeitlich jüngere Forschungsbereiche der Erziehungswissenschaft, die das Hauptunterscheidungsmerkmal zwischen den Ebenen 1 und 2 ausmachten, auch nicht um ‚konkretere' Themen und Gegenstände als in den Ebenen 1 und 2, sonderen eben um pädagogische Praxisfelder, in denen professionelle Pädagogen tätig werden. Diese in den einzelnen Praxisfeldern tätigen Pädagogen seien häufig Absolventen korrespondierender Fachdisziplinen, ebenso häufig würde sich das Personal jedoch aus Absolventen anderer Subdisziplinen und Fachrichtungen oder solchen mit einer gemischten Ausbildung aus Elementen verschiedener Subdisziplinen und Fachrichtungen rekrutieren.

Als weitere Bereiche nennt Lenzen die pädagogische Psychologie, die pädagogische Soziologie sowie die Didaktiken einzelner Unterrichtsfächer, die er jedoch nicht unmittelbar zur Fachstruktur der Erziehungswissenschaften zählt, da es sich hierbei um Fachrichtungen handele, die einen pädagogischen Akzent hätten, aber nicht von Erziehungswissenschaftlern gelehrt würden und in der Regel auch nicht zu den erziehungswissenschaftlichen Instituten gehörten (Lenzen, a.a.O.).

Ebene 3: Pädagogische Praxisfelder	Korrespondenz zu Ebene 1 (Subdisziplinen) und/oder Ebene 2 (Fachrichtungen)
Friedenserziehung	Friedenspädagogik (Ebene 2)
Schule	Schulpädagogik/Unterrichtswissenschaften (Ebene 1)
Verkehrserziehung	Verkehrspädagogik (Ebene 2)
Management-Education	Betriebspädagogik (Ebene 2), Berufs- und Wirtschaftspädagogik (Ebene 1)
Sexualerziehung	Sexualpädagogik (Ebene 2)
Umwelterziehung	Umweltpädagogik (Ebene 2)
Gesundheitserziehung	**Keine direkte Zuordnung möglich**

Tab. 1: Pädagogische Praxisfelder und korrespondierende erziehungswissenschaftliche Teildisziplinen

Die Frage angesichts dieser Darstellung der Fachstruktur ist nun, welche Konsequenzen daraus für die (Weiter-)Entwicklung der Gesundheitspädagogik gezogen werden können. In den Ebenen 1 und 2 der Fachstruktur ist sie bisher nicht verortet, auf einzelne bestehende Ansätze, die Gesundheitspädagogik zumindest als Wahlpflichtfach im Rahmen des erziehungswissenschaftlichen Studiums zu etablieren, wird weiter unten, in Kapitel 2.2.3.2, eingegangen. Ausschließlich in der Ebene 3, in der die pädagogischen Praxisfelder angeführt sind, wird die ‚Gesundheitserziehung' genannt. Wie der Abbildung 1 zu entnehmen ist, werden für die genannten Praxisfelder die in der Tabelle 1 dargestellten, *direkt* korrespondierenden Fachrichtungen bzw. Subdisziplinen in den Ebenen 1 und 2 genannt.

Aus der Tabelle 1 wird ersichtlich, dass nur für das Praxisfeld Gesundheits-erziehung keine unmittelbar korrespondierende Fachrichtung oder Subdis-ziplin in dem von Lenzen (1997) dargestellten aktuellen Strukturgefüge der Erziehungswissenschaften auszumachen ist. Damit stellt sich die Frage, woher die offensichtlich in der Praxis tätigen Gesundheitserzieher ihr für dieses Feld notwendiges, spezifisches professionelles Wissen beziehen. Be-stehen etwa in gleicher Weise bedeutsame Bezüge zu allen genannten Sub-disziplinen und Fachrichtungen (siehe dazu Kap. 2.3)? Oder sind alle auf den wissenschaftlichen Ebenen 1 und 2 der Erziehungswissenschaften an-gesiedelten Fachgebiete respektive Subdiziplinen in gleicher Weise an der Entwicklung von Theorien der Gesundheitspädagogik - oder zur Anwen-dung ihrer Erkenntnisse auf die Gesundheitserziehung einschließlich zu er-reichender Ziele, verhandelnder Inhalte, anzuwendender Methoden etc. be-teiligt? Oder besteht etwa gar keine Notwendigkeit, spezielle pädagogische Ansätze zur nachhaltigen Beeinflussung gesundheitsrelevanten Verhaltens zu entwickeln, weil sich vielmehr z.B. allgemeine Unterrichtsmethoden zur Vermittlung gesundheitsrelevanter Inhalte - die wiederum z.B. von der Me-dizin, (Gesundheits-) Psychologie oder (Gesundheits-)Soziologie geliefert werden - einsetzen lassen? Diese hier aufgeworfenen Fragen thematisieren in grundsätzlicher Art und Weise die Notwendigkeit und Möglichkeit der Etablierung einer erziehungswissenschaftlichen Teildisziplin ‚Gesundheits-pädagogik'.

2.1.2 Vom pädagogischen Handlungsfeld ‚Gesundheitserziehung' zur erziehungswissenschaftlichen Teildisziplin ‚Gesundheitspädagogik'

Zunächst erfolgt an dieser Stelle eine nähere Charakterisierung des pädago-gischen Praxis- oder Arbeitsfeldes ‚Gesundheitserziehung', wie sie sich auch z.B. in der aktuellen ‚Einführung in die Arbeitsfelder der Erziehungs-wissenschaft' von Krüger/Rauschenbach (1997) findet. Dieser Sammelband enthält eine Darstellung der Arbeitsfelder von Pädagogen (einschl. Sozial-Pädagogen und Erziehern mit Fachhochschul- bzw. Fachschulausbildung), wobei Arbeitsfelder dadurch charakterisiert werden, dass es sich um Kinder und Jugendliche als Adressaten der Arbeit handelt[5], dass in diesen Arbeits-feldern Aspekte der Erziehung oder Bildung, des Lernens oder der Hilfe, in jedem Fall aber der Personenänderung oder des pädagogischen Bezugs im Mittelpunkt stehen und dass es sich um Arbeitsfelder handelt, in denen in nicht unerheblichem Ausmaß pädagogisch ausgebildetes Personal (im oben genannten Sinne) als Fachkraft arbeitet.

---

5 Aus Sicht der Autorin ein völlig ungeeignetes Kriterium, da somit der Erwachsenen-bildungsbereich inkl. beruflicher Fort- und Weiterbildung ausgeschlossen bleibt.

In dem für diese Untersuchung relevanten Kapitel zur ‚Gesundheitsförderung: Gesundheitserziehung, Gesundheitsberatung, Gesundheitsdienste' von Palentien/Hurrelmann (1997), das hier rezipiert und kommentiert wird, werden zunächst die Ziele von Prävention und Gesundheitsförderung im Sinne der Ottawa-Charta zur Gesundheitsförderung (WHO 1986, siehe Kap.2.2.2) dargestellt. Hingewiesen wird in diesem Zusammenhang auf die Stärkung der Gesundheitspotentiale. Weiterhin wird hervorgehoben, dass Menschen in die Lage versetzt werden sollen, drohende oder schon vorhandene Gesundheitsrisiken zu erkennen und Handlungsmöglichkeiten zu entwickeln, um diesen individuell oder kollektiv entgegenwirken zu können. Hierbei komme neben Ärzten, Psychologen und Sozialarbeitern den Diplom-Pädagogen ein besonderer Stellenwert zu:

„Um den Gesundheitszustand der Gesamtbevölkerung zu verbessern, werden präventive und gesundheitsfördernde Aktivitäten in allen Altersgruppen zunehmend durch pädagogische Fachleute koordiniert" (Palentien/Hurrelmann 1997, S. 190).

Besonders herausgestellt wird im Weiteren, dass ein wesentliches Ziel von Konzepten der Prävention und Gesundheitsförderung in der Beeinflussung gesundheitsrelevanter Einstellungen und Verhaltensweisen liege. So seien Verhaltens- und Handlungskompetenzen zu fördern, um den Vollzug von autonomem und zielorientiertem Handeln zu ermöglichen. Der Terminus ‚Gesundheitsförderung' wird als umfassender Begriff für alle Formen des präventiven Handelns auf persönlicher und institutioneller Ebene verstanden, der daher auch die „Gesundheitserziehung als eine spezifische Form der Vorbeugung" (S. 192) mit einschließe. Außerdem wird hier auf den interdisziplinären Charakter der Gesundheitsförderung als Aufgabe der Medizin, Psychologie, Soziologie und Pädagogik verwiesen. Als relevante theoretische Grundlage gesundheitsfördernder Ansätze nennen Palentien/Hurrelmann sozialpsychologische und soziologische Modelle zur Beeinflussung des Gesundheitsverhaltens (vgl. Kap. 3.1). Als Handlungsfelder werden auf der informellen Ebene vor allem die Familie und die Peer-Group, auf der professionellen Ebene alle Einrichtungen und Institutionen im Gesundheitswesen als Träger jeder Form von Gesundheitsförderung und Gesundheitserziehung genannt.

Speziell ausgebildete Fachleute der Gesundheitsberatung und Gesundheitsförderung, wie sie z.B. zusatzqualifizierte Diplom-Pädagogen darstellten, gewännen in diesem Bereich jedoch erst in jüngster Zeit an Bedeutung. Zu der Umsetzung von Gesundheitsprogrammen, die von Organisationen und Einrichtungen initiiert würden, bedürfe es der Realisierung von Vermittlungsinstanzen, die sowohl die Anleitung spezifischer Gesundheitsförderungsmaßnahmen als auch die Abstimmung einzelner Komponenten im Rahmen eines Gesamtsettings übernähmen. Im Gesundheitsbereich qualifizierte Pädagogen nähmen im Bildungs- und Erziehungsbereich bisher vor allem solche Multiplikatorenfunktionen wahr.

Als spezielle Arbeitsfelder für Pädagogen im Bereich der Gesundheitsförderung bzw. -erziehung werden im Einzelnen beschrieben:

1. Einrichtungen der psychiatrischen und medizinischen Versorgung[6], wobei hierzu ausgeführt wird, dass sich dieses Feld durch besonders starke Interdisziplinarität auszeichne und im Mittelpunkt der pädagogischen Tätigkeiten sowohl im ambulanten als auch im stationären Bereich Maßnahmen der Betreuung sowie der Vor- und Nachsorge stünden. Hierbei ginge es insbesondere darum, erkrankte oder wiedererkrankte Personen dahingehend zu unterstützen, nicht oder nur kurze Zeit stationär behandelt werden zu müssen, eine Behandlungsmotivation zu initiieren, Betroffene an Ärzte und Krankenhäuser weiterzuvermitteln sowie bei Krisen zu intervenieren. Im Feld der Nachsorge liege der Schwerpunkt der Aufgaben auf Rückfallvermeidung, der Sicherung der Nachbehandlung und auch hier in Ansätzen der Krisenintervention. Im Vergleich zu den Ärzten[7] und Psychologen zeichne sich der Ansatz von Diplom-Pädagogen vor allem dadurch aus, die gesamte Lebenssituation der jungen Patientinnen und Patienten in die Behandlung und Betreuung einzubeziehen. Weiterhin stünden solche originär erziehungswissenschaftliche Qualifikationen im Vordergrund aller Tätigkeiten im komplementär-rehabilitativen Bereich.

2. Einrichtungen der psychosozialen Versorgung und insbesondere Beratungsstellen (Erziehungs-, Drogen-, Ehe-, Familien-, Schwangerschafts-, Sexualitätsberatungsstellen). Neben Ärzten, sowie Eltern- und Familienberatern, Jugend- und Sozialarbeitern, Psychologen sowie Sozialpädagogen komme hierbei den Diplom-Pädagogen als Fachkräften ein erheblicher Stellenwert zu: „Während Diplom-Pädagogen im Beratungsbereich überwiegend für unspezifische Beratungs- und Supervisionsaufgaben qualifiziert sind, gewinnen im Gesundheitsbereich ausgebildete Pädagogen - abgesehen von der Beteiligung an allgemeinen sozialpädagogischen Tätigkeiten mit erheblichen Anteilen an korrektiver und unterstützender Intervention - speziell für die Aufgaben der Gesundheitsberatung an Bedeutung. Ihre Kenntnisse ermöglichen es ihnen, Hilfestellungen bei der Vorbeugung und Kuration explizit gesundheitlicher Problemlagen - wie z.B. im Bereich der Ernährung - zu leisten, sich gleichzeitig aber auch an der Diagnostik psychosomatischer und psychischer Auffälligkeiten zu beteiligen. Eine Schlüsselfunktion kommt im Gesundheits-

---

6 Eingegangen wird von den Autoren bzgl. der besonderen Aufgaben und Eignung von Pädagogen allerdings nur näher auf den Bereich der Kinder- und Jugendpsychiatrie, a.d.A.

7 Im Originaltext verwenden die Autoren die folgende Schreibweise für Personenbezeichnungen: ÄrztInnen, PädagogInnen etc.

bereich ausgewiesenen Pädagogen darüber hinaus im Rahmen der Durchführung von Therapien und Behandlungen langandauernder Krankheiten und Auffälligkeiten zu, bei denen sie direkt als Hilfe- und Unterstützungsinstanz den Betroffenen begleiten und indirekt als Koordinatoren von Hilfe und Unterstützung tätig sind." (a.o.a.O., S. 198)

3. Einrichtungen des öffentlichen Gesundheitsdienstes, wobei hierzu von den Autoren vor allem die Gesundheitsämter gezählt werden. Bezogen auf das hier relevante Tätigkeitsspektrum von Diplompädagogen wird ausgeführt, dass dieses sich wie im oben dargestellten psychosozialen Bereich im wesentlichen auf die Vorsorge, Früherkennung und Nachsorge konzentriere.

Für die hier vorgelegte Untersuchung ist nun zum einen relevant, welche Qualifikationsanforderungen in den Ausführungen von Palentien und Hurrelmann (1997) an die als Gesundheitsförderer (im Begriffsverständnis der Autoren sind hierbei Gesundheitserzieher eingeschlossen) tätigen Pädagogen gestellt werden und zum anderen, welche handlungsanleitenden Leitziele bzw. theoretischen Ansätze hier erkennbar sind.

Bezüglich der Qualifikationsanforderungen für die Tätigkeit im Arbeitsfeld Gesundheitsförderung gehen Palentien und Hurrelmann (1997) von Diplom-Pädagogen aus, die eine Zusatzqualifikation im Bereich der Gesundheitsberatung und -förderung besitzen. Unterstellt man den Autoren[8], dass sie mit der Zusatzqualifikation gesundheitswissenschaftliche Postgraduierten-Aufbaustudiengänge, wie den Studiengang „Gesundheitswissenschaften" an der Universität Bielefeld meinen, dessen Curriculum bisher jedoch keine spezifisch erziehungswissenschaftlichen Veranstaltungen enthält, könnten dann als qualifizierte Gesundheitsförderer in diesem Sinne nur Diplom-Pädagogen mit einer entsprechenden „fremd"-wissenschaftlichen Zusatzqualifikation bezeichnet werden[9]. Das bedeutet, dass die für die Beeinflussung gesundheitsrelevanten Verhaltens notwendigen Kenntnisse im Sinne von Theorien und Modellen nicht pädagogischer Art sind. Palentien/Hurrelmann zufolge wären dagegen Lehrer, die lediglich ein Lehramtsstudium absolviert haben und danach in der Schule tätig sind, nicht in der Lage, gesundheitsfördernde Maßnahmen qualifiziert durchzuführen. Zudem

---

8 Beide Autoren sind derzeit an der Universität Bielefeld tätig, Palentien als wissenschaftlicher Mitarbeiter in der Fakultät für Erziehungswissenschaften und Mitarbeiter in Forschungsprojekten zur schulischen Gesundheitsförderung, Hurrelmann als Professor für Gesundheitswissenschaft in der Fakultät für Gesundheitswissenschaften mit den Arbeitsschwerpunkten Gesundheits- und Sozialisationsforschung sowie Prävention und Intervention im Kindes- und Jugendalter

9 Gemäß persönlicher Mitteilung von Palentien sind sowohl Zusatzqualifikationen, wie sie in Bielefeld im Studiengang Gesundheitswissenschaften erworben werden können, gemeint als auch „Initiativen in den sog. Urfächern", wie die Aufnahme eines Schwerpunktes Gesundheitserziehung in das Programm eines erziehungswissenschaftlichen Diplomstudienganges (e-mail vom 1.2.1999)

wird bei einer formal und inhaltlich außerhalb der Erziehungswissenschaften angesiedelten Qualifikationsmöglichkeit für das pädagogische Handlungsfeld 'Gesundheitserziehung' vernachlässigt, dass es - folgt man der oben nach Lenzen (1997) dargestellten Struktur der erziehungswissenschaftlichen Teildisziplinen - zahlreiche Interdependenzen zwischen den Disziplinen gibt, die somit für den Bereich der Gesundheitspädagogik nicht systematisch berücksichtigt werden könnten. Bei einer ausschließlich fremdwissenschaftlich orientierten Qualifizierung von Pädagogen zu Gesundheitserziehern können spezifisch pädagogische Fragestellungen bzw. Ansätze in Forschung und Praxis nicht zum Tragen kommen, so z.B. die Frage nach didaktischen Möglichkeiten der Darstellung und Vermittlung gesundheitsrelevanter Inhalte. Die primär erziehungswissenschaftlichen Qualifikationsanteile, die in einem allgemeinen grundständigen Studiengang erworben werden, und die an „Gesundheitskonzepten" orientierten Anteile der Qualifikation, die sich aus den derzeit in den Gesundheitswissenschaften angesiedelten Disziplinen zusammensetzen, würden unvermittelt nebeneinander stehen. Das, was dann die Gesundheitserziehung auszeichnen würde, wäre also nicht spezifisch pädagogisch, womit die (Weiter-) Entwicklung gesundheitspädagogischer Theorien und Forschungsansätze ausgeschlossen wäre.

Dass die Beeinflussung von (gesundheitsrelevantem) Verhalten prinzipiell als originär pädagogische Aufgabe bezeichnet werden kann, ist unstrittig. Der Gegenstand von (intentionaler) Erziehung ist ja durch die beabsichtigten Maßnahmen der pädagogischen Beeinflussung einer Person bzw. deren Verhaltensdispositionen definiert (Köck/Ott 1997, S. 189). Ziele der Gesundheitsförderung, wie sie hier auch von Palentien und Hurrelmann (1997) rezipiert werden und in der Ottawa-Charta zur Gesundheitsförderung (WHO 1986) formuliert sind, so z.B. „die Förderung von Verhaltens- und Handlungskompetenzen, um den Vollzug von autonomem und zielorientiertem Handeln zu ermöglichen", reihen sich problemlos in die derzeit in der pädagogischen Fachdiskussion als relevant betrachteten Erziehungsziele ein.

Vor diesem Hintergrund ist nun zu fragen, welche Voraussetzungen erfüllt werden müssen, um die bisher als pädagogisches Praxisfeld bezeichnete Gesundheitserziehung, das im Gegensatz zu den in Kap. 2.1.1 dargestellten anderen pädagogischen Praxisfeldern noch keinen Bezug zu etablierten pädagogischen Fachrichtungen oder Subdisziplinen hat, in den Stand originär erziehungswissenschaftlicher Legitimierung und Weiterentwicklung seiner praktischen Handlungen zu versetzen? Krüger und Rauschenbach (1997) sehen die Entstehung neuer pädagogischer Handlungsfelder zum einen als Folge der Pädagogisierung aller Lebensbereiche. Abgesehen von institutionell bestimmten Herausbildungen neuer pädagogischer Praxisfelder werden dabei die Reaktionen auf gesellschaftliche Problemlagen und soziale Protestbewegungen als Anlass für die Entstehung neuer pädagogischer Arbeitsfelder genannt. Parallel zu dieser Entwicklung habe ein Akademisierungs- und Professionalisierungsschub in der Pädagogik eingesetzt, der vor allem anhand der Einrichtung eines erziehungswissenschaftlichen Diplomstudienganges im Jahre 1969 deutlich geworden sei, durch den das Fach einen enormen Expansions- und Ausdifferenzierungsschub erfahren habe. Die Autoren scheinen also davon auszugehen, dass sich, wenn nicht vorausgehend, doch parallel zu der Entstehung pädagogischer Handlungsfelder auch auf der wissenschaftlichen Ebene der Pädagogik entsprechende Bezugsdisziplinen entwickeln. Wie die Ausführungen Lenzens (1997) gezeigt haben, ist dies in der Regel auch so, weshalb die bisherige Situation im Praxisfeld Gesundheitserziehung als Ausnahme gelten muss.

Selbst wenn konstatiert würde, dass die Gesundheitserziehung Thema aller bestehenden Subdisziplinen und Fachrichtungen der Erziehungswissenschaft sei bzw. enge Zusammenhänge zu ihnen bestehen, ist zu fragen, warum ein so zentrales Thema wie ‚Gesundheit' nicht Anlass und Notwendigkeit für die Etablierung zunächst - im Sinne Lenzens (1997) - einer originären Fachrichtung der Erziehungswissenschaft sein sollte, die einschlägige Theorien, Erkenntnisse und Umsetzungsstrategien entwickelt und koordiniert, die auch für andere Teildisziplinen von Bedeutung sind.

In diesem Zusammenhang erscheint es angebracht, sich der Begründungen zu vergewissern, die in der Fachdiskussion für die Einrichtung erziehungswissenschaftlicher Teildisziplinen herangezogen werden. So stellt z.b. Groothoff (1979, S. 3) heraus, dass sich Untergliederungen der Pädagogik erst nach und nach ausgebildet haben, und zwar immer erst dann, wenn sie von der gesellschaftlichen Entwicklung her nötig und von der wissenschaftlichen Entwicklung her möglich geworden seien. Pleiss (1986) charakterisiert erziehungswissenschaftliche Teildisziplinen (hier unter Bezug auf die Einordnung der Berufs- und Wirtschaftspädagogik), die ihm zufolge im „unverkürzten Zusammenhang pädagogischen Denkens" stehen, als durch Arbeitsteilung eingetretene hochschulmäßige Vertretungen dar. Auch Zabeck (1965) begründet die Bildung erziehungswissenschaftlicher Teildisziplinen mit der im Zuge der vermehrten Hinwendung der Pädagogik zur Empirie in den 1960er Jahren notwendig gewordene Arbeitsteilung. Er argumentiert jedoch weiter, dass eine solche Arbeitsteilung nur gemäß dem Prinzip möglich sei, dass es sich um differenzierbare, anthropologisch bedeutsame Lebensgebiete handele.

Ähnlich führt Neven (1982) zur Legitimierung der pädagogischen Teildisziplinen Arbeits- und Freizeitpädagogik aus: „Diese pädagogischen Teildisziplinen sind prinzipiell für die Ermittlung - unter Zuhilfenahme bezugswissenschaftlicher Beiträge - und Vermittlung von Qualifikationen und Kenntnissen zur Bewältigung der Anforderungen dieser Lebensbereiche zuständig." (S. 36). Obwohl er die Notwendigkeit und Möglichkeit dieser pädagogischen Teildisziplinen begründet, verweist er darauf, dass der Anspruch des Menschen auf eine Befriedigung der lebensnotwendigen physischen und psychosozialen Grundbedürfnisse - sodass ihm allseitig subjektiv erlebte und objektiv nachweisbare Zufriedenheit ermöglicht werde - eine auf den ganzen Menschen und die gesamte Gesellschaft bezogene wissenschaftliche Vorgehensweise voraussetze, die nicht streng ressort- und disziplingemäß die Lebenssituationen des Menschen aufteilen sollte (a.a.O., S. 36).

Angesichts dieser Begründungen für bzw. Anforderungen an die Ausdifferenzierung pädagogischer Teildisziplinen, die in erster Linie den Prinzipien der im Laufe der Pädagogisierung aller Lebensbereiche notwendig gewordenen „Arbeitsteilung" folgen sowie nach Zabeck (1965) differenzierbare, anthropologisch bedeutsame Lebensgebiete repräsentieren sollen, stellt sich die Frage, welche vor dem Bindestrich stehenden Objekte legitimiert sind, als eigenständiges Arbeitsgebiet zu fungieren. Dass ‚Gesundheit' ein anthropologisch bedeutsames Lebensgebiet oder einen zentralen Lebenswert darstellt, ist unstrittig. Fraglich ist allerdings, ob ‚Gesundheit', wenn die sehr weit gefassten Definitionen der WHO (1948) von Gesundheit bzw. Gesundheitsförderung (1986) (siehe Kap. 1.3) zugrundegelegt werden, klar zu differenzieren ist.

Grenzt man die Hauptfrage gesundheitspädagogischer Forschung und Theoriebildung jedoch z.B. auf das in der Ottawa-Charta zur Gesundheitsförderung benannte Handlungsfeld 4 „Persönliche Kompetenzen entwickeln" (WHO 1986) ein, wird der materiale Gegenstand von Gesundheitspädagogik differenzierbar. Dann steht nämlich die Beeinflussung gesundheitsrelevanten Verhaltens durch die Unterstützung der Entwicklung von Persönlichkeit und sozialen Fähigkeiten mittels Information, gesundheitsbezogener Bildung sowie der Verbesserung sozialer Kompetenzen und lebenspraktischer Fertigkeiten im Vordergrund. Ziel ist dabei, die Adressaten zu befähigen, mehr Einfluss auf ihre eigene Gesundheit und ihre Lebenswelt auszuüben und ihnen zugleich zu ermöglichen, Veränderungen in ihrem Lebensalltag zu treffen, die ihrer Gesundheit zugute kommen (vgl. WHO Ottawa-Charta zur Gesundheitsförderung 1986).

Abschließend soll noch kurz auf das thematisch-methodische Profil von pädagogischen Teildisziplinen eingegangen werden. Legt man die Bestimmung des Begriffs ‚Disziplin' von Stichweh (1979) zugrunde, dann kann diese als „primäre Einheit interner Differenzierung der Wissenschaft" bezeichnet werden. Disziplinen sind danach „vor allem Sozialsysteme, d.h. Kommunikationsgemeinschaften von Spezialisten, die auf die gemeinsame disziplinkonstituierende Problemstellung verpflichtet sind und in der Regel keiner anderen Disziplin angehören" (Stichweh 1984, S. 50). Über den Kommunikationszusammenhang hinaus, der - auf der Basis einer gemeinsamen Problemstellung - auf einem Set von Fragestellungen, entsprechenden Bearbeitungs- und Forschungsmethoden und paradigmatischen Problemlösungen und insgesamt einem lehrfähigen Korpus wissenschaftlichen Wissens aufruhe, seien Disziplinen angewiesen auf wissenschaftliche Institutionen als organisatorische Infrastruktur. Diese sei nicht nur notwendig als Ort der Sozialisationsprozesse für die Nachwuchsrekrutierung, sie gewährleiste die Existenz der jeweiligen Wissenschaft über den Wechsel der Personen hinaus auf Dauer (a.o.a.O., S. 63, vgl. Helm 1994). Diese Bestimmungen sind zunächst einmal auf die Konstitution umfassender wissenschaftlicher Disziplinen, wie z.b. der Erziehungswissenschaft bezogen.

Überträgt man diese Charakteristika von Disziplinen auf die Konstituierung von Teildisziplinen innerhalb einer wissenschaftlichen Disziplin, so zeigen sich Gemeinsamkeiten wie Unterschiede. Zunächst einmal handelt es sich ebenfalls um eine Kommunikationsgemeinschaft mit gemeinsamer (disziplinkonstituierender) Problemstellung, die auf wissenschaftliche Institutionen als organisatorische Infrastruktur angewiesen ist. Im Vergleich zu den umfassenden wissenschaftlichen Disziplinen, die den Anspruch erheben, eine spezifische Perspektive auf die Wirklichkeit in Form von originären Theorien und Methoden zu haben, können pädagogische Teildisziplinen jedoch auf die zentrale Fragestellung und Orientierung, d.h. die methodischen Zugangsweisen und theoretischen Ansätze der „Mutterdisziplin" rekurrieren (vgl. Bals 1990). Den auf ihren jeweiligen materialen Gegenstand bezogenen Theorien und Modellen der pädagogischen Teildisziplinen kommt damit ein anderer, nicht mehr disziplinkonstituierender Stellenwert zu.

2.2 Entwicklungsstand und Perspektiven der Gesundheitspädagogik

2.2.1 Historischer Exkurs

Wenn die Genese gesundheitspädagogischer Ansätze bzw. die Entwicklung von für die Gesundheitspädagogik relevanten Gesundheitslehren in ihrer Gesamtheit aufgearbeitet werden sollte, müsste dies in einer gesonderten systematischen historischen Analyse erfolgen. Es ist das Verdienst Haugs (1991), mit seinem Werk „Gesundheitsbildung im Wandel - Die Tradition der europäischen Gesundheitsbildung und der ‚Health Promotion'-Ansatz in den USA in ihrer Bedeutung für die gegenwärtige Gesundheitspädagogik" eine solche Untersuchung der geschichtlichen Entwicklung verschiedener Konzeptionen zur Beeinflussung gesundheitsrelevanten Verhaltens und gesundheitsrelevanter Verhältnisse nachgezeichnet zu haben.

Haug (a.o.a.O.) verweist in seiner historischen Analyse darauf, dass die in der jüngsten deutschsprachigen Literatur verstärkt favorisierten „ganzheitlichen Methoden, Techniken und Konzepte" häufig ihre Ursprünge entweder in den „Health-Promotion-Ansätzen" aus den USA haben oder Züge historischer Konzeptionen aufweisen, die zum Teil bis in die Antike zurückreichen.

Im Folgenden werden nun einige markante Eckdaten zu ausgewählten Gesundheitslehren aus den historischen Analysen Haugs (1991, vgl. dazu auch Knörzer 1994 und Kamps 1997) und aus historischen Studien von Schipperges (1977), der als Nestor der deutschen Medizingeschichte gilt, wiedergegeben, die der Gesundheitspädagogik bzw. der Praxis der Gesundheitserziehung auch in jüngster Zeit deutliche Impulse gegeben haben und bei der Darstellung derzeitiger Konzeptionen von Gesundheitserziehung bzw. -pädagogik eine Einordnung in historische Zusammenhänge ermöglichen (siehe Kapitel 2.2.3.2).

Schipperges (1977, S.550) gliedert in seiner historischen Analyse die Geschichte der traditionellen Gesundheitslehren in folgende drei Schwerpunkte: 1) den Aufbau der Tradition einer scholastischen Gesundheitserziehung nach den ‚Regimina Sanitatis' und der klassischen Diätetik, 2) das Zeitalter der Aufklärung, das mit einem Abbruch der alten Tradition einhergeht und Gesundheitserziehung vor allem im Rahmen einer Staatsarzneikunde betrachtet und 3) die Konzeption einer sozialhygienisch orientierten Lebensführung als Aufgabe einer naturwissenschaftlich, geisteswissenschaftlich und sozialwissenschaftlich untermauerten Sozialmedizin. Dazu nun im einzelen:

Antike
Die Wurzeln europäischer Gesundheitsbildung (Haug 1991) oder -erziehung (Schipperges 1977) werden einvernehmlich in der Antike gesehen, die für die Entwicklung der gesamten europäischen Gesundheitsbildung als bestimmende Grundlage angesehen werden kann. So bezeichnet z.B. Schipperges (1977) das in der Antike entwickelte Konzept der Diätetik als Leitfaden für zwei Jahrtausende menschlicher Gesundheitsgestaltung (vgl. auch Haug 1991 und Knörzer 1994). Damit erlebte zwischen 500 vor Christus und 300 nach Christus ein Ansatz seinen Höhepunkt, der noch bis in die erste Hälfte des 19. Jahrhunderts hinein das gesamte abendländische Denken beeinflusste und der auf einer Orientierung am ‚idealen Menschenbild', am ‚harmonisch ausgebildeten Menschen', der Schönheit und Tugend in sich vereinigt, beruhte (vgl. Knörzer 1994).

Als Beispiel sei hier auf die Lehre von den vier Grundsäften (Säftelehre) verwiesen, in der die harmonische Mischung der Säfte als Voraussetzung für Gesundheit angesehen wird. Das zugrunde liegende Verständnis von Gesundheit - aber auch von Bildung - kann als ‚ganzheitlich' bezeichnet werden; so wird z.B. sowohl eine gymnastische als auch eine musische Bildung angestrebt. Die praktische Umsetzung der Harmonie- und Säftelehre erfolgte z.B. in der ‚Diateia', die ‚Regelung zur Lebensordnung', die sowohl Teil einer allgemeinen ‚Paideia'[10] als auch als Teil der Heilkunde fungierte. Die ‚Diateia' umfasste die gesamte Lebensweise des Menschen, insbesondere werden hier aber Regeln zur Ernährung und Bewegung vorgegeben. Haug (vgl. 1991, S.85) stellt als Adressaten dieser Regelungen zur Lebensführung die aristokratische Oberschicht der antiken Gesellschaft heraus, da schon allein aufgrund der Vorgaben, dass jeder gesunde Mann zweimal am Tag das Gymnasium zu Leibesübungen aufsuchen sollte, deutlich wird, dass die niederen Volksschichten hiervon ausgeschlossen blieben.

Mittelalter
Die Epoche der christlichen Gesundheitsbildung, die bis ins 16. Jahrhundert maßgeblich für die Auslegung des Gesundheitsverständnisses und daraus abzuleitender ‚gesundheitsbildnerischer' Maßnahmen war, wird von Haug (a.a.O) zusammenfassend als Gesundheitsbildung zur Förderung der Glaubensfähigkeit und Erreichung des Seelenheils charakterisiert.

Der Aspekt der physischen Gesundheit, der für die Antike zentral war, tritt zurück zugunsten einer Ausrichtung auf Gott. Krankheit wird z.T. als Strafe, aber auch als Gnade, Prüfung oder Hinwendung zum Heil der Seele gesehen. Hierzu wird von Haug (1991, S.98) ausgeführt, dass trotz der starken christlichen Ausrichtung an Glauben, Hoffnung und Nächstenliebe in den konkreten Anweisungen, wie z.B. der ‚Regula Benedicti', die von Benedict von Nursia um 430 n. Chr. erstellt wurde, die Grundsätze der griechischen Diätetik weiterhin eine wesentliche Rolle spielen. Diese Orientierung kann ab dem 8. Jahrhundert noch deutlicher ausgemacht werden, da, so stellt Haug (1991, S.101) heraus, ab dieser Zeit unter arabisch-islamischem Einfluss eine Reaktivierung des antiken diätetischen Wissens erfolgt. Als Vertreter dieses Ansatzes werden hier u.a. Hildegard von Bingen (1098) und Amos Comenius (1592-1670) genannt. Für das späte Mittelalter charakterisiert Haug (a.a.O.) den vorherrschenden Ansatz der Gesundheitsbildung als „Erziehung zum Gehorsam gegenüber Experten zur Unterstützung des Heilungsprozesses", die sich durch eine hermetisch-spirituelle Grundorientierung ausgezeichnet habe.

So ergaben sich durch die naturwissenschaftlichen Experimente der Alchimisten neue Einsichten in die Natur und Qualität verschiedener Stoffe, d.h. auch umfängliches neues Wissen über Gesundheit und Krankheit. Paracelsus (1493-1541) führte, indem er das ‚Haus der Heilkunde' durch die vier Säulen ‚Philosophia', ‚Alchemia', ‚Astronomia' und ‚Physica' neu ordnete, das theoretisches Prinzip der universalen Einheit des Makrokosmos (Elemente, Planeten, Umwelt, Tier- und Pflanzenwelt) mit dem Mikrokosmos

---

10 Haug (1991, S. 78) führt die Einführung des Begriffes ‚Paideia' auf Pythagoras (485-415 v. Chr.) zurück, der postulierte, dass der Mensch im Gegensatz zum Tier einer Gestaltung i.S. eines formenden Einwirkens von außen bedarf. Dieses wird zunächst als ‚Paideia', als gymnastische und musische Erziehung verstanden, später entsteht aus ihr die gymnasiale, akademische und philosophische Paideia.

Mensch ein. Er vertrat eher eine krankheitsorientierte und weniger eine gesundheitsoptimierende Ausrichtung von ‚Gesundheitsführung', die den Ratsuchenden auf eine ausgeprägte Expertenorientierung verpflichtete. Angesprochen von diesem Konzept - so Haug (a.a.O.) seien wiederum nur Angehörige der höheren Stände und Bildungsschichten gewesen.

Aufklärung

Als Zeit der entscheidenden Neuorientierung, nicht nur auf dem Gebiet der Gesundheitsbildung, charakterisiert Haug (1991) das ‚Pädagogische Jahrhundert', die Aufklärungsepoche. Als Besonderheiten, die sich auch entscheidend auf Ansätze zur Gesundheitsbildung ausgewirkt haben, bezeichnet er erstens die Idee der „Erziehbarkeit" und „Perfektibilität des Menschen", die über die Schulung der „Vernunft" auch für die breite Bevölkerung zum Tragen komme. Zweitens sei die Gesundheitsbildung unter der Federführung der Medizin zur Gemeinschaftsaufgabe erhoben worden. Hierbei hätten die Kriterien der Verwertbarkeit, Machbarkeit und Optimierbarkeit (i.S. eines utilitaristischen Zweckdenkens) ebenso wie die Emanzipation und Mündigkeit zunehmend das Denken und Handeln der Menschen bestimmt. Auch Schipperges (1977) stellt heraus, dass mit dem Zeitalter der Aufklärung eine neue Sichtweise auch in die Gesundheitsbildung einbezogen werden musste, für die ein Zitat Rousseaus repräsentativ ist: „Alles was uns fehlt bei unserer Geburt und was wir brauchen bis im erwachsenen Alter, wird uns gegeben durch die Erziehung" (Rousseau zitiert nach Schipperges 1977, S. 557). Der Mensch wird nunmehr gesehen als weltoffenes Wesen, das aus seiner selbstverschuldeten Unmündigkeit herausgeführt werden muss, um seine in ihm schlummernden Potentiale und Fähigkeiten entfalten zu können.

Gesundheitspädagogisch folgenreich ist - so Haug (a.o.a.O.) - gewesen, dass sowohl Gesundheit als auch Krankheit nicht mehr Angelegenheit eines einzelnen Standes sein sollten, sondern allgemein als „Sache der Menschheit" verstanden wurden. Dieses Postulat steht mit den grundsätzlichen Forderungen der Aufklärung in engem Zusammenhang, die jeden einzelnen zur Mündigkeit führen will. Von Haug wird hier zur Verdeutlichung dieser Zielrichtung Kant (1724-1804) zitiert: „Es ist so bequem, unmündig zu sein. Habe ich ein Buch, das für mich Verstand hat, einen Seelsorger, der für mich Gewissen hat, einen Arzt, der für mich Diät bereithält, usw.: so brauche ich mich ja nicht selbst zu bemühen. Ich habe nicht nötig zu denken, wenn ich nur bezahlen kann; andere werden das verdrießliche Geschäft schon für mich übernehmen" (Kant 1783, zit. nach Haug 1991, S. 113).

Als Vertreter der - ebenfalls vom Aufklärungsgedanken hervorgebrachten - „medicinischen Polizeywissenschaft" seien Frank (1780) und Hebenstreit (1791) genannt. So führt z.B. Hebenstreit aus: „Diejenige Ordnung und Einrichtung durch welche die Gesundheit aller in einem Staat beisammen lebenden Menschen nach diätetischen und medizinischen Grundsätzen unter obrigkeitlicher Aufsicht gesichert, erhalten und wenn sie gelitten hat, die Wiederherstellung derselben befördert wird, heißt medicinische Polizey oder öffentliche Gesundheitspflege" (Hebenstreit 1791, zitiert nach Haug 1991, S. 113).

Diese Art der Gesundheitspflege sollte sowohl obrigkeitsstaatliche wie staatsbürgerliche Pflicht sein. Aus diesen Äußerungen lassen sich deutliche Hinweise auf das damals vorherrschende Verständnis von Krankheit und Heilung entnehmen. Krankheit verliert ihren Individualcharakter und wird sowohl auf individueller wie gesellschaftlicher Ebene in erster Linie als Funktionstüchtigkeit bzw. Störung des reibungslosen Ablaufes definiert. Sie muss im Interesse aller, notfalls auch gegen die Interessen einzelner, bekämpft werden (vgl. Haug 1991, S.114). Der Heilungsprozess im gesellschaftlichen Organismus vollzieht sich deshalb entweder über staatliche Verordnungen und Kontrolle oder über systematische und organisierte Erziehung und Aufklärung.

Als Beispiel für eine solche gesundheitserzieherisch-medizinische Aufklärung nennt Haug (a.a.O) die Vermittlung krankheits- und notfallbezogenen Detailwissens an alle Bürger. Eine weite Verbreitung medizinischen Wissens erfolgte vor allem durch die damals neu gegründeten Zeitschriften wie z.B. „Die deutsche Gesundheitserziehung" (1786), „Allgemeine Gesundheitsregeln" (1790) und „Der Gesundheitstempel" (1797). Diese Zeitschriften wurden in der Regel von Ärzten herausgegeben, „die sich als Freunde und Erzieher des Volkes vorstellten" (Haug 1991, S. 118). Darüber hinaus wurden verschiedene Lehrbücher veröffentlicht. Hinzuweisen ist hier insbesondere auf den „Gesundheitskatechismus" des Leibarztes Bernhard Christoph Faust (1755-1842) aus dem Jahre 1794, der als Standardwerk im Schulunterricht zum Einsatz gekommen und bis 1954 in Neuauflagen erschienen ist. Angesichts der Auflagenhöhe (150 000 Exemplare) kennzeichnet Haug (a.a.O., S.119) dieses als eines der einflussreichsten gesundheitspädagogischen Werke der Aufklärung. Fausts aufklärungspädagogische Grundhaltung, dass Menschen zu Gesundheit erzogen werden können, wird bei Schipperges mit einem Originalzitat belegt: „Mit den Alten ist nicht viel anzufangen, mit den Kindern alles; also erzogen müssen die Menschen werden"[11] (Faust 1794, zitiert nach Schipperges 1977, S. 560).

In der zweiten Hälfte des 18. Jahrhunderts - so stellt Schipperges (1977) heraus - hat ein deutlicher Paradigmenwechsel in der ‚Gesundheitspädagogik' stattgefunden, indem die scholastische „Lebensordnung" ersetzt wurde durch die Prinzipien der hygienischen Volkserziehung. Damit habe sich ein Wechsel von der Individualdiätetik zur Staatsdiätetik vollzogen. Als exemplarisch für die Vertreter der staatlichen Kontrolle - wie oben schon ange-

---

11 Dieser Ausspruch erfolgte vor Begründung der erziehungswissenschaftlichen Teildisziplin „Erwachsenenbildung" oder auch weiterer Differenzierungen wie der „Gerontopädagogik", die zu dieser Frage eine andere Stellung beziehen (a.d.A.).

merkt - kann Frank (1754-1821) bezeichnet werden, dessen vierbändiges Werk über eine „allgemeine medicinische Polizey" (1779-1819, 3. Suppl. Bde. 1812-1821) als Standardwerk nicht nur der aufblühenden Staatsmedizin, sondern auch als das erste moderne Konzept einer Gesundheitserziehung bezeichnet wird (vgl. Haug 1991, S.120 und Schipperges 1977, S. 559). In dem Werk Franks können deutlich erzieherische Ziele erkannt werden. Seiner Vorstellung nach kann die Bevölkerung am besten über den Weg der staatlich verordneten Präventionsmaßnahmen zu einem gesundheitsgerechten Verhalten erzogen werden. Kritisiert wurde Frank von den „gesundheitlichen Aufklärern", die das Grundanliegen zwar teilten, den Verordnungscharakter seiner geforderten Maßnahmen aber ablehnten.

Als weitere Vertreter einer Etablierung der Volksarzneikunde und der medizinischen Polizei, die die Rolle der Pädagogik für die Durchsetzung der genannten Ziele besonders betonen, werden von Schipperges (a.a.O.) Husky (1786) und Scherf (1790) angeführt.

Zusammenfassend verweisen aber sowohl Haug (1991, S.124) als auch Schipperges (1977, S.561) darauf, dass es der medizinischen Aufklärung, trotz gesundheitlicher Aufklärung und medizinischer Polizei nicht gelungen sei, ihre Gesundheitsbelehrung zu einer methodisch und didaktisch einheitlichen Gesundheitserziehung zu integrieren.

19. Jahrhundert

Im 19. Jahrhundert findet sich zum ersten Mal ein mechanisch-mikroorganistisches Konzept im Sinne einer „spezialisierten Hygieneerziehung", das sich auf Detailfragen beschränkt und an naturwissenschaftlichen Prinzipien ausrichtet. Begrifflich und inhaltlich ist es besonders geprägt durch die Entdeckung der Zelle als kleinstem Baustein des Organismus und durch die bakteriologischen Erkenntnisse über krankheitserzeugende Mikroorganismen.

Im Verlaufe des 19. Jahrhundert rückten Schipperges (1977, S. 561ff) zufolge die Fragen einer naturwissenschaftlich unterbauten Gesundheitstechnik und Wasserversorgung, Kanalisation, Lebensmittelkontrolle und Impfzwang immer mehr in den Vordergrund. Im Rahmen dieser, als reine Umwelthygiene zu bezeichnenden Maßnahmen bleibt für Gesundheitserziehung oder auch nur Aufklärung nur noch vereinzelt Raum.

Auch das allgemeine Bildungs- und Erziehungsverständnis gerät in den Sog des technischen Denkens. So verliert in der Pädagogik der philosophisch-klassische Idealismus zugunsten eines Naturalismus und Materialismus entscheidend an Bedeutung (Haug 1991). Im Einklang mit der allgemeinen Erziehung, die jetzt verstärkt den naturwissenschaftlich geschulten „Spezialisten" ausbildet, orientiert sich auch die Hygieneerziehung an der „Vermittlung des Lebenswichtigen" und der Erziehung zur „Industriosität", zum reibungslosen Funktionieren. Bildung und Erziehung sollen dementsprechend den Menschen für den „Kampf ums Dasein" überlebensfähig machen. Etwa seit Mitte des 19. Jahrhunderts werden dann auch sowohl Schulunterricht wie Lehreraus- und -fortbildung zunehmend an den neuen Prinzipien der naturwissenschaftlich-medizinischen Hygiene ausgerichtet. Dieser zumeist im Rahmen der Biologie abgehaltene Hygieneunterricht vermittelt inhaltlich anatomische, physiologische, somatologische und ätiologische Erkenntnisse und arbeitet deren Bedeutung für das alltägliche Leben heraus (Haug 1991).

Mit ähnlicher Zielsetzung nehmen auch die Bestrebungen zur Volkshygiene einen Aufschwung. So wird 1868 im Rahmen der 42. Naturforscherveranstaltung in Dresden eine Sektion für naturwissenschaftliche Pädagogik gegründet. Es folgt 1873 die Gründung des deutschen Vereins für öffentliche Gesundheitspflege und 1908 die Gründung des deutschen Vereins für Volkshygiene. Als Initiatoren dieser Vereinigungen traten in der Regel Naturwissenschaftler und Ärzte auf. Wie im Folgenden noch zu zeigen sein wird, stehen in der Traditon dieser Vereinigungen auch noch einige aktuelle Konzeptionen von Gesundheitserziehung, die z.B. von Vertretern des Faches Biologiedidaktik entwickelt wurden.

Da die Ökonomie zum Minimalprogramm zwingt, die Bedeutung der frühzeitigen Gesundheitserziehung für die Volkshygiene aber erkannt wird, spielt Gesundheitserziehung in den Lebensabschnitten der Kindheit und Jugend eine besonders wichtige Rolle, um der Grundlegung der späteren Funktions-, Arbeits- und Leistungsfähigkeit willen. Als Zielgruppe werden alle Bevölkerungsgruppen betrachtet. Über das Instrument der Massenaufklärung wird die Krankheitsverhütung in den Mittelpunkt der Bemühungen gerückt. Die Konsequenzen der „naturwissenschaftlichen Wende" für das Bildungsverständnis im Bereich der Gesundheitserziehung waren nach Schipperges (1991) außerordentlich: „Die umfassende Gesundheitslehre wurde, mit dem Einbruch des wissenschaftlichen Modellgedankens in die Medizin immer systematischer getilgt und in die Außenseiterposition der Lebensreformer und Naturheilkundler verdrängt" (Schipperges 1981a, S.57ff). Alle bisherigen medizinischen wie nicht medizinischen Ansätze von Gesundheitsbildung werden als „unwissenschaftlich" abgelehnt.

Zusammenfassend bemerkt Schipperges (1977), dass in der Blütezeit hygienischer Forschung keine erzieherische Wirkung zu verzeichnen sei. Vielmehr habe dieser Ansatz das Wissen um persönliche Lebensbedingungen wie auch um eine optimale soziale Umwelt den Laienbewegungen oder einer gläubigen Naturheilkunde überlassen.

Haug (1991, S. 134ff) widmet sich dieser, von Schipperges (1977, s.o.) nur am Rande erwähnten, Laien- bzw. Naturheilkundebewegung umfassender mit einem eigenen Kapitel zur „Gesundheitsbildung im Dienste von ‚Lebensreform' und ‚Kulturheil' zur ‚Gesundung' des Gemeinwesens". Er bezeichnet die durch ihren ausgeprägten Volks- und Laiencharakter gekennzeichnete lebenreformerische Konzeption als Gegenposition zur offiziellen schulmedizinischen Hygiene. Folgende Begriffe werden von Haug (a.a.O.) als bestimmend für diese Auffassung ausgewiesen: Da die ‚Natur' in ihrer Unverbildetheit der Inbegriff für Harmonie, Schönheit und Vollendung ist, muss der Mensch, will er sein Heil und Glück (wieder)finden - zurück zur ‚Natürlichkeit', zum Leben in Einklang mit ihr streben.

Eine besondere Verbindung dazu stellt die allen Organismen innewohnende ‚Lebenskraft' dar. Als prägende organisch-bildende Quelle aller Kraft reagiert sie auf äußere wie innere Reize mit Gesundheit oder Krankheit.

Ziel der Aktivitäten dieser Bewegung ist es, durch naturgemäße und unschädliche Maßnahmen einerseits individuelles Heil und persönliches Wohlbefinden, andererseits umfassendes Kulturheil zur Gesundung der gesamten Gesellschaft zu erreichen. Als ein Verfechter des Phänomens ‚Lebenskraft' gilt Hufeland (1762-1836). Sein biodynamisches Lebenskraftkonzept stellt eine Beziehung zwischen Lebenskraft und Lebensdauer, zwischen Krankheit und Gesundheit und ihren Konsequenzen für den Heilungs- und Gesundheitsprozess her (siehe dazu auch Rothschuh 1983). Im Einzelnen nennt er als „Verlängerungsmittel des Lebens" u.a.: eine gute physische Herkunft, vernünftige physische Erziehung, Vermeidung der Weichlichkeit, glücklicher Ehestand, ausreichend Schlaf, körperliche Bewegung, Genuss der freien Luft, angenehme und mäßig genossene Sinnes- und Gefühlsreize. Mit seinen Ausführungen will Hufeland nicht nur erreichen, dass die Menschen gesünder und länger leben, er will sie auch besser und sittlicher machen. In diesem Sinne erweitert er die Gesundheitsbildung um eine moral- und kulturhygienische Perspektive.

Als weiterer Vertreter der Lebensreformbewegung in Bezug auf gesundheitserzieherische Ansätze nennt Haug (a.a.O.) u.a. Kneipp (1821-1897) und - für die Pädagogik besonders relevant - auch Lietz (1868-1919), der 1898 das Landerziehungsheim in Ilsenburg gegründet hat, sowie Steiner (1861-1925) im Zusammenhang mit der 1919 in Stuttgart gegründeten Waldorf-Schule, deren anthroposophisch-weltanschauliche Grundlagen starke Impulse auch auf den Gesundheitsbereich ausübten (Haug 1991, S. 147).

In den Zusammenhang dieser Bewegung können außerdem die Gründung der deutschen Volkshochschulen, die gesundheitsbezogenen Aktivitäten im Bereich der Jugendbewegung (Wandervogel-Bewegung), die Gründung der deutschen Pfadfinder und verschiedene andere Gruppierungen bis hin zur Freikörperkultur gestellt werden.

Zusammenfassend ist als Grundlage der lebensreformerischen Konzeptionen eine nahezu bedingungslose Orientierung an Gefühl und Irrationalität zu verzeichnen, die sich im Extremfall bei der Erkenntnisgewinnung auf die Wahrheit des Gefühls, die Logik des Herzens, die intuitive Schaukraft und

Ahnung verlässt und in Form eines ideologisch-schwärmerischen Irrationalismus z.T. antizivilisatorische und antitechnische Züge annimmt.

20. Jahrhundert

Schipperges (1977) beschreibt die Situation der Gesundheitserziehung in Deutschland zu Anfang des 20. Jahrhunderts als ein Feld, das sein Kontinuum und seine Kompetenz verloren habe, zugunsten einer auf medizinischer Detailforschung basierenden gesundheitlichen Aufklärung. Mit dem Abbruch der Tradition habe der Aufbau einer institutionalisierten Sozialhygiene begonnen, die sich auf epidemiologische Forschung und eine experimentell begründete Hygiene gründete. An die Stelle der wissenschaftlichen Modelle einer Gesundheitserziehung sei die eher volkstümliche Gesundheitsbewegung getreten, getragen von den Idealen der „Lebensreform" (s.o.).

Maßnahmen im Rahmen der offiziellen Sozialhygiene bezogen sich dabei in erster Linie auf „Feldzüge der Volksaufklärung", die Gründung des Dresdner Gesundheitsmuseums 1912 sowie die Veranstaltung internationaler Gesundheitsmessen als Promotoren einer weltweiten Gesundheitsaufklärung.

Erst in den zwanziger Jahren seien wieder systematisch strukturiertere Konzepte (auch) zur Gesundheitserziehung bzw. -aufklärung entwickelt worden. Schipperges (1977, S. 565) nennt in diesem Zusammenhang Grotjahn (1924, zit. in Schipperges 1977, S. 565), der in seine Konzeption der Sozialpathologie und Sozialtherapie auch die Bestrebungen der Gesundheitserziehung, Volksaufklärung und Gesundheitspolitik mit einbezieht. Im Weiteren wird Coeper (1932, zit. in Schipperges 1977, S. 565) erwähnt, der den Versuch einer Gesundheitserziehungslehre auf sozial-biologischer Grundlage vorgelegt hat.

Ein weiterer pragmatischer Ansatz zur Weiterentwicklung der Gesundheitserziehung kann in der Gründung des Reichsausschusses für hygienische Volksbelehrung 1912 gesehen werden, die mit dem Ziel erfolgte, Einzelaktionen von Ärztevereinen, Wohlfahrtsverbänden, Fürsorgeämtern, Beratungsstellen, Bildungsgesellschaften und Hygieneausstellungen zu koordinieren.

In den 30er Jahren erfolgt dann durch die Machtübernahme der Nationalsozialisten ein Einschnitt auch in der Entwicklung der Gesundheitserziehung. Gesundheitserziehung wird unter dem Aspekt der „Rassenhygiene" zur „Veredelung der Herrenrasse" eingesetzt. Ausgehend von der sozialdarwinistischen Auffassung einer Auslese im Kampf der Besten ums Dasein, sind Orientierungspunkte einer „Gesundheitserziehung" vor allem die Wehrtüchtigkeit der Männer und die Gebärfähigkeit der Frauen. Der inhaltliche Schwerpunkt lag dabei in der Schule in der Vermittlung von Kenntnissen über Vererbungslehre, Rassenkunde, Rassenhygiene, Familienkunde und

Bevölkerungspolitik. Diese Themenbereiche sollten u.a. die Liquidierung „unwerten Lebens" legitimieren (Kamps 1997).

Nach 1945 wurde in der Bundesrepublik Deutschland zunächst nur zögernd an die sozialhygienischen Konzepte des späten 19. und des frühen 20. Jahrhunderts wieder angeknüpft, da ein großes Misstrauen gegenüber staatlicher Einflussnahme bestand. Die Gesundheitserziehung knüpfte wieder an das traditionelle biomedizinische Krankheitsmodell an (Knörzer 1994). Tatsächlich neue Ansätze lassen sich für Deutschland erst in den späten 80er Jahren des 20. Jahrhunderts ausmachen, die sich jedoch fast ausnahmslos der Programmatik der WHO-Ottawa-Charta zur Gesundheitsförderung von 1986 zuordnen lassen (siehe dazu Kap. 2.2.3). Damit wird auch hinsichtlich der Theorie und der Begriffswahl in Deutschland an nordamerikanische Konzepte angeknüpft, die etwa ab Ende der 60er Jahre entwickelt wurden.

An dem skizzierten historischen Abriss der Entwicklung von Konzepten für die individuelle und öffentliche Gesundheitspflege wird deutlich, dass originär pädagogische Beiträge bis auf wenige Ausnahmen (z.B. Comenius) sehr selten bis gar nicht zu finden sind. Vielmehr waren es eher Vertreter der Heilkunst und später der Medizin sowie der Naturwissenschaften und Technik, die ihre Konzepte zur Verbesserung und Erhaltung der Gesundheit - zum Teil explizit - durch pädagogische Maßnahmen umgesetzt sehen wollten. Somit kann der mitunter heute geäußerte Vorwurf an die Gesundheitserziehung, sie sei nur ein verlängerter Arm der Schulmedizin bzw. eine Popularisierungsagentur medizinischen Wissens - wie der Großteil der hier dargestellten historischen Konzepte zeigt - z.T. aus der historischen Entwicklung erklärt werden.

2.2.2 Aktuelle Impulse für die Theorie und Praxis der Gesundheitspädagogik

Die einschlägige Entwicklung in Nordamerika, die sich insbesondere mit den Begriffen „Health-Education" und „Health-Promotion" verbindet, ist Haug (1991) zufolge primär durch die Evaluation biomedizinischer Leistungen angestoßen worden. Hier ergaben sich erstmals Hinweise, dass die Fortschritte im Bereich der Biomedizin nicht oder nur zu einem geringen Teil in einem Kausalzusammenhang zu Verbesserungen des Gesundheitsstatus der Bevölkerung stehen. Es stellte sich vielmehr heraus, dass diese zu einem wesentlich größeren Teil durch Faktoren wie Ernährung, Verhalten und Umwelt bestimmt sind. Eine wahre Renaissance von „health education activities" setzte dann in den USA insbesondere in den 70er Jahren ein, nachdem man erkannt hatte, dass viele „life-style-factors", die mit herkömmlichen medizinischen Methoden nicht zu beeinflussen waren, die Gesundheit der Nordamerikaner bedrohten. Neue Erkenntnisse über verhaltensbedingte Krankheiten und eine vielschichtige Medizinkritik[12] führten zu der Erarbeitung neuer Krankheits- und Gesundheitskonzeptionen. Die Entwicklungen dieser neuen Konzepte zur Gesundheitsförderung und Krankheitsvermeidung sind eng verknüpft mit der Etablierung von „Public Health" als Wissenschaft und als Aufgabe des öffentlichen Gesundheitsdienstes.

Wenn auch die Pädagogik weitgehend ausgeschlossen war von der wissenschaftlichen Aufbruchstimmung verschiedener Disziplinen, die bei der Gründung von Public-Health-Studiengängen in den interdisziplinären Fächerkanon einbezogen wurden, so setzte im Zusammenhang des so genannten Paradigmenwechsels in der (Präventiv-)Medizin (vgl. Troschke 1995) aber eine verstärkte Kritik an der bisherigen Praxis der Gesundheitserziehung ein. Kritisiert wird ausgehend von einem neuen ‚ganzheitlichen‘ Gesundheitsbegriff vor allem die kognitive Ausrichtung und negativ orientierte Schwerpunktsetzung der Gesundheitserziehung, die auf die überkommenen Modelle des Abschreckungs- oder Aufklärungskonzeptes zurückgreift. Sie würde - so z.B. der Vorwurf von Staeck (vgl. 1990) - in der Regel nur durchgeführt in Form von sporadischen Hinweisen auf eine gesunde Lebensweise, als humanbiologischer Grundkurs oder auch eingebunden in eine Art von Katastrophen-Pädagogik, die ständig Angst vor schrecklichen Krankheiten auszulösen versuche. Insgesamt wird die der traditionellen Gesundheitserziehung zugrunde liegende Zielsetzung in Frage gestellt, Menschen allein durch Wissensvermittlung und Einsicht in biomedizinische Zusammenhänge vor Krankheiten schützen zu wollen (vgl. Kamps 1997).

Insgesamt bedeutet die neue Sicht von der Entstehung von Krankheiten und die Förderung von Gesundheit für die Gesundheitserziehung, dass allgemeines Einverständnis darüber besteht, dass das Einzelindividuum in Krankheit und Gesundheit zum einen nicht mehr von seiner Umgebung getrennt werden kann und dass es zum anderen ein lebendes und sich selbst organisierendes System mit hoher potentieller Energie darstellt. Theoretisch verfügt jeder Mensch über ein enormes Gesundheits- und Selbstheilungspotential, das mit den entsprechenden Mitteln freigesetzt werden kann. Hier liegen dann auch die Aufgaben der Pädagogik. So formuliert die WHO 1981 vor dem Hintergrund dieser kritischen Stellungnahmen neue Leitlinien: Die Gesundheitserziehung müsse

- mit neuen Leitbildern und einem positiven Gesundheitskonzept arbeiten;
- innovative pädagogische Methoden und Technologien verwenden;
- auf Gemeinschaftsaktionen und Laienbeteiligung abstellen;

---

12 Inhalte dieser Kritik waren z.B. die Kontraproduktivität des bestehenden Gesundheitswesens, die Häufigkeit iatrogener Erkrankungen, medikamentöse und chirurgische Nebenwirkungen, das ausschließlich kurativ orientierte Gesundheitswesen, die Zunahme der Sensibilität für ökologische Zusammenhänge und Fragen in der breiten Öffentlichkeit sowie die Frage nach dem Preis-Leistungsverhältnis.

- multisektoral und multidisziplinär vorgehen;
- neue Strategien auf verschiedenen Aktionsebenen entwickeln sowie
- soziale und Umweltfaktoren berücksichtigen. (vgl. WHO Regionalbüro für Europa 1993)

Die in dem Zusammenhang der Abkehrung vom biomedizinischen Paradigma am häufigsten zitierte Theorie zur Entstehung von Gesundheit ist das von dem amerikanisch-israelischen Medizinsoziologen Antonovsky entwickelte Modell der Salutogenese (vgl. Antonovsky 1979, 1987). In diesem Modell wird der pathogenetisch-kurativen Betrachtungsweise eine salutogenetische Perspektive gegenübergestellt, die sich an der Frage orientiert, was Menschen gesund erhält. Häufig wird mit Bezug auf dieses Modell von einem Paradigmenwechsel gesprochen, von einem krankheitszentrierten Modell der Pathogenese hin zu einem gesundheitsbezogenen, ressourcenorientierten und präventiv ansetzenden Modell der Salutogenese. Wegen seiner Relevanz für die Fachdiskussion soll dieses Konzept Antonovskys hier in seinen Grundzügen kurz erläutert werden:

- Als zentraler Faktor für die Erklärung gesunderhaltender bzw. gesundheitsfördernder Prozesse wird das Konzept des Kohärenzgefühls angesehen. Dieses ist definiert als eine globale Orientierung, die das Ausmaß ausdrückt, in dem jemand ein alles durchdringendes, überdauerndes und dennoch dynamisches Gefühl der Zuversicht hat, dass erstens die Anforderungen aus der inneren und äußeren Erfahrungswelt im Verlauf des Lebens strukturiert, vorhersagbar und erklärbar sind, zweitens die notwendigen Ressourcen verfügbar sind, um den Anforderungen gerecht zu werden und drittens, dass es diese Anforderungen und Herausforderungen solche sind, die Investition und Engagement verdienen.

- Lebenserfahrungen formen das Kohärenzgefühl, wobei ein ausgeprägtes Kohärenzgefühl Lebenserfahrungen voraussetzt, die möglichst konsistent sind, eine wirksame Einflussnahme der Person erlauben und weder über- noch unterfordern.

- Bei der Entstehung der Lebenserfahrungen spielen so genannte Widerstandsressourcen (z.B. körperliche Faktoren, Intelligenz, Bewältigungsstrategien, soziale Unterstützung, finanzielles Vermögen oder kulturelle Faktoren) eine Rolle. Die Entstehung bzw. das Vorhandensein von Widerstandsressourcen wiederum hängt vom jeweiligen soziokulturellen und historischen Kontext und den darin vorhandenen Erziehungsmustern und sozialen Rollen ab. Weitere Einflüsse sind persönliche Einstellungen und zufällige Ereignisse.

- Die Stärke des Kohärenzgefühls bestimmt die Möglichkeit, generalisierende Widerstandsfaktoren zu mobilisieren. Stressoren können den Organismus mit nicht automatisch beantwortbaren Reizen konfrontieren und dadurch Spannungszustände auslösen, wobei die mobilisierten Wi-

66

derstandsressourcen den Umgang mit den Stressoren beeinflussen. Aufgrund einer erfolgreichen Spannungsreduktion bleibt der Gesundheitszustand bzw. die Lokalisation auf dem Gesundheits-Krankheits-Kontinuum erhalten. Eine günstige Posititon auf diesem Kontinuum erleichtert dann wiederum den Erwerb neuer Widerstandsressourcen. Ein erfolgloses Spannungsmanagement führt hingegen zu einem Stresszustand, der in Wechselwirkung mit vorhandenen pathogenen Einflüssen und Vulnerabilitäten steht und sich dann negativ auf die Position im Gesundheits-Krankheits-Kontinuum auswirkt (vgl. Bengel et al. 1998, Franzkowiak 1996d).

Dieses Modell kann zwar als gesundheitstheoretisches Modell bezeichnet werden, repräsentiert jedoch keine originäre pädagogische Konzeption. Dennoch wird es gleichermaßen nicht nur von (Medizin-)Soziologen und (Gesundheits-)Psychologen, sondern eben auch von Pädagogen zur Ableitung bestimmter Handlungskonzepte und Maßnahmen bemüht. Becker et al. (vgl. 1998, S. 95) vermuten in diesem Zusammenhang, dass das Modell der Salutogenese vor allem im Bereich der Gesundheitsförderung und Prävention am ehesten den Wünschen und Anforderungen der Akteure in diesem Feld entspricht. Einschränkend verweisen sie jedoch darauf, dass zum einen die wissenschaftliche Wertigkeit dieses Konzeptes vor allem aufgrund der bisher nicht ausreichend erfolgten empirischen Absicherung häufig kritisch gesehen werde und zum anderen vielfach ohne genauere Kenntnis des Modells eine salutogenetische Wende gefordert werde oder bereits eingeführte, traditionelle Maßnahmen der Gesundheitsförderung und Prävention lediglich unter dem neuen Etikett der Salutogenese weitergeführt würden.

Trotz der geäußerten Vorbehalte können solche und ähnliche Modelle zur Erklärung und Beschreibung der Entstehung von Gesundheitsverhalten, auf die im Rahmen des Kapitels 3.1.1 dieses Teils der Untersuchung noch näher eingegangen wird, prinzipiell als Orientierung bei der Entwicklung pädagogischer Modelle zur Beeinflussung des Gesundheitsverhaltens berücksichtigt werden; Bedingung ist allerdings, dass sich aus ihnen konkrete pädagogische Handlungsstrategien ableiten lassen.

Als wichtigster Impuls aus jüngerer Vergangenheit für die derzeitige Theorie und Praxis der Gesundheitspädagogik kann die Ottawa-Charta zur Gesundheitsförderung der WHO von 1986 (WHO 1986) angesehen werden. In nahezu allen neueren Publikationen zum Thema Gesundheitserziehung wird auf die Programmatik der Ottawa-Charta Bezug genommen. Zugleich häufen sich aber inzwischen auch kritische Einwände, die diesen Rückbezug als ‚Etikettenschwindel' bezeichnen und herausstellen, dass größtenteils traditionelle Konzepte und Methoden der Gesundheitserziehung, -bildung oder -aufklärung mit dem von der WHO geadelten Modewort ‚Gesundheitsförderung' geschmückt würden und so eigentlich ‚alter Wein in neuen Schläuchen' verkauft würde. So ist es z.B. heute nicht mehr opportun, den

Begriff Gesundheitserziehung zu verwenden, andererseits aber ein Leichtes, eine Umbenennung in ‚Gesundheitsförderung' vorzunehmen. Auch auf der ‚Funktionärsebene' der WHO wird diese ‚Begriffskosmetik' beklagt und gleichzeitig gegen die ‚klassische Gesundheitserziehung' argumentiert: „Die Gesundheitsförderung leidet weiterhin an ihrer Nähe zur klassischen Gesundheitserziehung. Sie befindet sich viel zu sehr in direkter Konkurrenz mit medizinischen Strategien, während sie eigentlich in anderen gesellschaftlichen Problemfeldern verankert sein sollte. Sie müsste sich viel stärker um Allianzen bemühen, aber zugleich weniger leichtfertig ihre Grundausrichtungen aufgeben. Zu schnell hat sich Gesundheitsförderung manchmal dorthin begeben, wo das Geld liegt, und dann doch nur klassische Prävention mit neuen i-Tüpfelchen gemacht. Dabei ist manchmal das verloren gegangen, wofür Gesundheitsförderung steht und was sie aufbrach, anders zu machen. Das einfache Umbenennen genügt nicht" (Kickbusch[13] 1997, S. 126).

Was Gesundheitsförderung konkret für den Bildungsbereich bedeutet, wird in Feld 4 „Persönliche Kompetenzen entwickeln" der fünf in der Ottawa-Charta (a.o.a.O.) genannten prioritären Handlungsfelder explizit angesprochen: „Gesundheitsförderung unterstützt die Entwicklung von Persönlichkeit und sozialen Fähigkeiten durch Information, gesundheitsbezogene Bildung sowie die Verbesserung sozialer Kompetenzen und lebenspraktischer Fertigkeiten. Sie will dadurch den Menschen helfen, mehr Einfluss auf ihre eigene Gesundheit und ihre Lebenswelt auszuüben und will ihnen zugleich ermöglichen, Veränderungen in ihrem Lebensalltag zu treffen, die ihrer Gesundheit zugute kommen" (WHO 1986).

Streicht man aus diesem Zitat die auf Gesundheit bezogenen Substantive und Adjektive, könnte dieses ebenso gut aus einer Einführung in die Pädagogik stammen, in der allgemeine Erziehungsziele formuliert sind. Umso mehr wundert es, dass es der Pädagogik bisher nicht gelungen ist, sich in den Kanon der nicht zuletzt aufgrund dieser Proklamation entstandenen neuen wissenschaftlichen Subdisziplinen im Bereich Public Health/Gesundheitswissenschaften (siehe Kap. 3.1) einzureihen.

Als derzeit aktuellste Strategie zur Gesundheitsförderung (einschließlich Gesundheitserziehung) kann der „Setting-Ansatz" bezeichnet werden. Ein Setting wird zum einen als soziales System verstanden, das eine Vielzahl relevanter Umwelteinflüsse auf eine bestimmte Personengruppe umfasst und andererseits als ein System, in dem diese Bedingungen von Gesundheit und Krankheit auch gestaltet werden können. Verschiedene Settings sind z.B. Kommunen, Krankenhäuser, Betriebe und Schulen. Der Setting-Ansatz wird als Schlüsselstrategie zur Gesundheitsförderung verstanden und auch als Antwort auf die beschränkten Erfolge traditioneller Gesundheitserzie-

---

13 Direktorin der ‚Division of Health Promotion, Education and Communication', WHO Genf

hungsaktivitäten, die sich mit Informationen und Appellen an Einzelpersonen wenden, bezeichnet. In einem Setting-Ansatz sind die Interventionen auf soziale Systeme, d.h. auf Organisationen und Netzwerke von Organisationen und nicht auf einzelne Menschen und ihr individuelles Gesundheits-/Risikoverhalten ausgerichtet. An dem Setting-Ansatz sind zahlreiche, meist von der WHO initiierte Gesundheitsförderungsprojekte orientiert, wie z.b. das „Gesunde-Städte-Projekt", die Projekte „Gesundheitsförderliche Schule", „Gesundheitsförderliches Krankenhaus" oder „Gesundheitsförderlicher Betrieb" (WHO 1998).

Häufig wird zur Beschreibung der Strategie des Setting-Ansatzes der - vor allem in der Ökonomie gebräuchliche - Begriff „Organisationsentwicklung" verwendet, womit der Eingriff in die Entwicklungsbedingungen von sozialen Systemen gemeint ist (vgl. Grossmann/Scala 1996, WHO 1998).

Erst in jüngster Zeit erfolgte eine erneute Bestätigung der Gesundheitsförderungsprogrammatik allgemein und des Setting-Ansatzes im speziellen und zwar im Rahmen der 4. internationalen Konferenz zur Gesundheitsförderung „Neue Akteure für eine neue Ära - Gesundheitsförderung für das 21. Jahrhundert", die vom 21. bis 25. Juli 1997 in Jakarta stattgefunden hat. Hier wurde die „Jakarta-Erklärung zur Gesundheitsförderung für das 21. Jahrhundert" verabschiedet[14].

Dort heißt es, die Jakarta-Erklärung biete eine Perspektive und Zielorientierung für die Gesundheitsförderung auf dem Weg bis ins nächste Jahrtausend. Es werden Determinanten für Gesundheit aufgezählt, die nur eine geringe Modifizierung gegenüber den in der Ottawa-Charta 1986 genannten Voraussetzungen aufweisen: „Grundvoraussetzung für Gesundheit sind Frieden, Unterkunft, Bildung, soziale Sicherheit, soziale Beziehungen, Nahrung, Einkommen, Handlungskompetenzen (empowerment) von Frauen, ein stabiles Ökosystem, nachhaltige Nutzung von Ressourcen, soziale Gerechtigkeit, die Achtung der Menschenrechte und die Chancengleichheit." (WHO 1997). Zum Vergleich: In der Ottawa Charta wurde 1986 formuliert: „Grundlegende Bedingungen und konstituierende Momente von Gesundheit sind Frieden, angemessene Wohnbedingungen, Bildung, Ernährung, Einkommen, ein stabiles Ökosystem, eine sorgfältige Verwendung vorhandener Naturressourcen, soziale Gerechtigkeit und Chancengleichheit." (WHO 1986). Aus der Gegenüberstellung dieser 1986 und 1997 von der WHO formulierten Grundvoraussetzungen für Gesundheit werden einige neue Akzentuierungen deutlich:

---

14 Zwischen der 1. (Ottawa 1986) und der 4. (Jakarta 1997) Internationalen Konferenz für Gesundheitsförderung haben die 2. und 3. Konferenz stattgefunden; in Adelaide/Australien ist 1988 die „Entwicklung einer gesundheitsfördernden Gesamtpolitik" das Leitthema gewesen und in Sundsvall/Schweden 1991 die „Unterstützenden Umwelten für Gesundheit". (vgl. WHO 1997)

Neu in der Jakarta-Erklärung sind zunächst die Begriffe ‚soziale Sicherheit' und ‚soziale Beziehungen', während in der Ottawa-Charta nur und in der Jakarta-Erklärung auch von ‚sozialer Gerechtigkeit' die Rede ist.

Weiterhin ist die Einschränkung der für die Entstehung und Erhaltung von Gesundheit erforderlichen Handlungskompetenzen auf Frauen ebenfalls ein neuer Aspekt[15]. In der Ottawa-Charta wird ‚Empowerment' im Sinne einer Erlangung von Handlungskompetenzen für Gesundheit als eine der drei grundlegenden Handlungsstrategien der Gesundheitsförderung sowie als viertes der fünf prioritären Handlungsfelder ohne eine solche geschlechtliche Ein- oder Ausgrenzung genannt.

Auch die besondere Betonung der Achtung der Menschenrechte als Voraussetzung für Gesundheit ist in der 1986er Version nicht enthalten.

Eine weitere Nuancierung im Vergleich der beiden Definitionsansätze liegt in der Wahl des Adjektivs ‚nachhaltig' in Bezug auf die Verwendung von Naturressourcen, im Vergleich zu ‚sorgfältig' in der Ottawa-Charta. ‚Nachhaltigkeit' oder ‚Erziehung zu- bzw. Erziehung für nachhaltige(r) Entwicklung wird in der neueren Diskussion um die Ziele der Umwelterziehung[16] häufig verwendet. Definiert ist der Terminus ‚Nachhaltige Entwicklung' durch die World Commission on Environment and Development (WCED) wie folgt: „Nachhaltige Entwicklung ist definiert als Entwicklung, die die heutigen Bedürfnisse befriedigt, ohne die Möglichkeiten zukünftiger Generationen zu gefährden, ihre eigenen Bedürfnisse zu befriedigen" (WCED 1987, zitiert in WHO 1998).

Grundsätzlich ist auch noch von Interesse, dass in der Jakarta-Erklärung von 1997 die Wirksamkeit der 1986 in der Ottawa-Charta aufgezeigten Gesundheitsförderungsstrategien, die durch Forschungsergebnisse und Fallstudien aus allen Teilen der Welt bewiesen sei, betont wird. Diese Feststellung steht allerdings im Widerspruch zu der Forderung, es seien neue Hand-

---

15 Angesichts dieser Formulierung stellt sich die Frage, ob die WHO davon ausgeht, dass es in den 11 Jahren nach Erscheinen der Ottawa-Charta für Gesundheitsförderung bereits gelungen ist, wenigstens die Hälfte der menschlichen Erwachsenenbevölkerung, nämlich das männliche Geschlecht, mit ausreichender Handlungskompetenz in Bezug auf den selbstbestimmten Umgang mit Gesundheit auszustatten. Dies wäre als ein großartiger Erfolg zu werten und ließe hoffen, dass die Frauen dann spätestens innerhalb der nächsten 11 Jahre diese Kompetenzen ebenfalls erlangen könnten.
16 De Haan (1998, S. 37ff.) führt den Beginn der Debatte um eine ‚Nachhaltige Entwicklung' auf die Rio-Konferenz 1992 zurück (Uno-Umweltgipfel, Rio de Janeiro 1992). Seit 1996 könne man von einer neuen Rahmung für die Umweltbildung sprechen, die sich entlang des umfänglichen Paradigmas ‚Sustainable Development' vollzog. Die zentrale Wertentscheidung hinsichtlich des Sustainability-Diskurses sei die für intergenerationelle Gerechtigkeit, in dem Sinne, dass die Bedürfnisse der heute lebenden Menschen befriedigt werden, ohne die Bedürfnisse zukünftiger Generationen zu gefährden.

lungsansätze erforderlich, um den neuen Gefahren für die Gesundheit angemessen zu begegnen.

Zusammenfassend soll hier weniger zu der WHO-Gesundheitsförderungsprogrammatik selbst als zur ihrer Rezeption kritisch Stellung genommen werden, die dadurch charakterisiert ist, dass auf die WHO-Definition von Wissenschaftlern verschiedener Disziplinen fast andächtig als Leitidee für gesundheitsbezogene Forschungen und Maßnahmen rekurriert wird. Eine Reflexion der Programmatik erfolgt in den seltensten Fällen. Dies verwundert umso mehr, als bei Wissenschaftlern unterschiedlichster Disziplinen ansonsten durchaus eine eher skeptische Haltung gegenüber den ‚Offenbarungen' politischer Programmatiken vorherrscht. Als Erklärung für diese affirmative Rezeption bieten sich die sehr allgemeinen und in der Sache nicht strittigen Zielsetzungen an, die kaum geeignet sind, sich grundsätzlich von ihnen abzusetzen. Ob sie jedoch geeignet sind, tatsächlich wirksame bzw. verwertbare, operationalisierbare und evaluierbare Handlungs- und Forschungskonzepte zu fundieren, ist auch hinsichtlich der Gesundheitspädagogik kritisch zu diskutieren (siehe Teil II dieser Arbeit). So wird z.B. in der ‚Jakarta-Erklärung zur Gesundheitsförderung für das 21. Jahrhundert' von 1997 mit keinem Wort zu der Frage Stellung genommen, inwieweit die Ziele erreicht worden sind, die 1977 im Rahmen der 30. Weltgesundheitsversammlung (Alma-Ata-Konferenz) formuliert wurden. Die damalige globale Zielsetzung lautete: „Gesundheit für alle bis zum Jahr 2000" (WHO 1985)[17].

2.2.3 Zum aktuellen Stand der Gesundheitspädagogik

In den vorigen Abschnitten ist deutlich geworden, in welchen historischen und aktuellen Kontexten die Gesundheitspädagogik bzw. die Praxis der Gesundheitserziehung zu verorten ist. Dabei wurden auch die wichtigsten Impulse für die derzeitige Praxis der Gesundheitserziehung aufgezeigt. In diesem Abschnitt sollen nun theoretische Ansätze der Gesundheitspädagogik bzw. Konzeptionen referiert werden, die von den Autoren als gesundheitspädagogisch bezeichnet werden. Die Darstellung muss sich allerdings darauf beschränken, Umfang, Ziele und Inhalte dieser Konzeptionen in einigen Grundzügen zu skizzieren.

Dabei wird zunächst auf die wenigen Ansätze eingegangen, die auf die Pädagogik als Grundlagenwissenschaft für die Gesundheitserziehung oder -bildung eingehen und - das sei schon vorweggenommen - eher abstraktere Forderungen an eine pädagogisch orientierte Gesundheitserziehung, -bildung oder -förderung stellen. In einem nächsten Schritt werden dann

---

17 Die WHO-Ottawa-Charta von 1986 wurde von ihren Verfassern als ein Aktionsprogramm zur Erreichung des Ziels Gesundheit für alle bis zum Jahr 2000 und darüber hinaus verstanden (vgl. Kaba-Schönstein 1996)

Beispiele für erste Ansätze gegeben, diese Teildisziplin zumindest in Form eines Studienschwerpunktes oder eines Wahlpflichtfaches im Rahmen von erziehungswissenschaftlichen Studiengängen zu etablieren. Hierbei geht es vor allen Dingen auch um die exemplarische Darstellung von Inhalten und die Überprüfung derselben auf Kongruenz zu den konzeptionell zugrunde liegenden Zielen.

Konzeptionen und Modelle von Gesundheitspädagogik, -erziehung und -förderung

Wie bereits erwähnt, wurde die Forderung nach einer Neuorientierung der Gesundheitserziehung auf internationaler Ebene erstmals Ende der 70er Jahre verstärkt thematisiert. Vor allen Dingen die Forderung nach einer Gesundheitserziehung, die sich mehr an pädagogischen Prinzipien als an medizinischem Sachwissen orientieren sollte, hätte zu einem verstärkten Bemühen um pädagogische Theoriebildungen führen können. Welchen theoretischen Stand die derzeitigen Konzeptionen der Gesundheitspädagogik jedoch tatsächlich erreicht haben, soll im Folgenden deutlich werden, wobei die Ansätze chronologisch vorgestellt werden.

Bereits 1980 hat Vuori Aufgabendimensionen formuliert, an denen sich Gesundheitserziehung bei ihrer Neukonstituierung orientieren solle:

Zum einen an dem Bestreben um Änderungen der Wertvorstellungen der jeweiligen Gesellschaft und zum anderen an der Schaffung einer wohl wollenden Haltung zum Einsatz von gesellschaftlichen Mitteln (wie z.B. Gesetzgebung, Produktions- und Preispolitik) in Form von politischer Mitbestimmung zur Beeinflussung des Verhaltens der Bevölkerung.

Aries (1989), der hier als nächster zu nennen ist, betont zunächst, dass die Pädagogik in ihrer gesamten historischen Entwicklung keine allgemein anerkannte Theorie oder Konzeption von Gesundheitserziehung aus ihrer Sichtweise geliefert habe. Lediglich für den Bereich der Didaktik seien originär pädagogische Beiträge zur Gesundheitserziehung auszumachen, die jedoch immer unter dem Manko einer Nichtbeteiligung an der Festsetzung der (Gesundheits-) Erziehungsziele stünden[18]. Da die Didaktik oder das Lernen jedoch nicht die gesamte Pädagogik ausmache, ergibt sich für Aries aus dieser Feststellung die Forderung nach einem pädagogischen Entwurf von der Gesundheit des Menschen. Aus praktischen Erwägungen möge man sich vorläufig aber weiter an fremden Konzepten gleich der Salutogenese von Antonovsky (siehe vorheriges Kapitel) anschließen. Weitere Ausfüh-

---

18 Als Beispiel nennt Aries (1989) z.B. den Bereich der medizinischen Compliance-Forschung, in der es darum ginge, unter welchen Bedingungen ein Patient das tut, was der Therapeut ihm zu tun aufgibt. Er stellt diesbezüglich heraus, dass die Versuche, mit Hilfe didaktischer Methoden eine ‚bessere' Compliance zu erreichen, z.T. mit allgemeinen Erziehungszielen wie ‚Emanzipation' oder ‚Mündigkeit' sowie ‚Selbstbestimmung' kollidieren.

rungen zum geforderten pädagogischen Ansatz erfolgen jedoch nicht, vielmehr wird die recht allgemeine Anregung gegeben, zur Entwicklung pädagogischer Konzeptionen auf Ansätze zur ‚Ökologie des Körpers', die ‚phänomenologischen Arbeiten' und die ‚Leibkonzepte' sowie auf die Erlebnispädagogik[19] und die Andragogik zurückzugreifen (vgl. Aries 1989, S. 53).

Haug (1991, S. 498ff.) leitet seine - im Vergleich zu den beiden vorgenannten Autoren deutlich umfassenderen - Überlegungen zu einer theoretischen Verortung der Gesundheitspädagogik damit ein, dass es keine grundsätzliche Infragestellung der Notwendigkeit gesundheitserzieherischer Maßnahmen, aber einen Streitpunkt bei der Kompetenzzuweisung und dem Modus Operandi gebe. So werde die grundsätzliche Zuständigkeit der Pädagogik für gesundheitliche Belange kaum kontrovers diskutiert, sondern vor allem der Bezugsrahmen und die methodisch-theoretische Fundierung. Nicht so sehr die Frage, ob Gesundheit als pädagogischer Auftrag verstanden werden solle, erfordere eine Begründung, sondern:

1. ob und inwieweit es sich bei den ‚Zivilisationskrankheiten' der heutigen Zeit tatsächlich um das Produkt individuell-beeinflußbarer Verhaltensweisen handele und nicht um den Ausdruck strukturell-gesamtgesellschaftlicher Probleme, die weitaus mehr strukturell-kollektive als individuelle Präventionsmaßnahmen erforderten und

2. wie und wieweit Gesundheit durch anleitendes Vorgehen gesichert und gefördert werden kann sowie,

3. welche konkreten Zielsetzungen und Vorgehensweisen unter Berücksichtigung verschiedener Grundmodelle von Gesundheit und Bildung möglich bzw. wünschenswert sind.

Gerade in dem zuletzt angesprochenen Bereich der Wertentscheidung gewänne die Pädagogik, in der die Reflexion von Werten und Zielen seit jeher im Rahmen ihres zielgerichteten „normativen" Handelns als unverzichtbar gelte, ihre größte Bedeutung. Denn die Frage nach dem Wesen der positiven wie negativen Beeinflussbarkeit von Gesundheit ließe sich ohne Wertentscheidungen und axiomatische Überlegungen überhaupt nicht befriedigend lösen.

Haug (a.a.O.) selbst entwickelt eine Hypothese von wissenschaftlich fundierter (a.d.A.) Gesundheitsbildung „als Orientierungswert, der andere Auffassungen weder ausschließen noch unangemessen einschränken will" (a.a.O., S.59). Die Grundzüge dieses ‚Anforderungsprofils' lauten:

1. „Gesundheitsbildung ist ein mit dem sozialen und individuellen Wandel verbundener, dynamischer Prozess, der sich durch Lebensbezug

---

19 Ob die ‚Erlebnispädagogik' aufgrund ihres theoretischen Entwicklungsstandes ein geeigneter Ansatz ist, um aus ihm Erkenntnisse auf die Gesundheitspädagogik zu übertragen, ist kritisch zu hinterfragen (a.d.A.)

auszeichnet und lebenslang für alle Altersstufen und Gesundheitsniveaus möglich und nötig ist.

2. Gesundheitsbildung bezieht sich dabei auf den ganzen Menschen als Einheit von ‚Kopf, Herz und Hand‘ in allen seinen Lebensbezügen und zielt ganz im Sinne einer aktiv-partizipativen ‚Selbstbildung‘ auf selbstbestimmtes, mit- und eigenverantwortliches Handeln in Richtung auf ein Mehr an Lebensqualität und eine bessere Lebensbewältigung.

3. Gesundheitsbildung konzentriert sich darüber hinaus insbesondere auch auf die Entfaltung der ‚individuellen gesundheitlichen Potentiale im Sinne von Selbsthilfe und Selbstheilung im Rahmen eines verantwortungsvollen, interaktiven Handelns bei der Mitgestaltung und Umgestaltung der Lebenswelt im Interesse der Gemeinschaft. Letztendlich intendiert Gesundheitsbildung individuelle Emanzipation und Mündigkeit in gesundheitlichen Belangen.“ (vgl. Haug 1991, S.59)

Als weiterer Aspekt des Anforderungsprofils an Gesundheitsbildung stellt Haug (a.a.O., S.405ff) besonders heraus, dass Gesundheitsbildung aktiv-partizipative Bildung sein solle. Das heiße, dass Gesundheit durch aktives Handeln eingeübt, erlebt, erworben, erarbeitet, gesichert, gepflegt und entfaltet werden müsse. Dazu bedürfe es eines entsprechenden Rahmens, der auch außerhalb von traditionellen Bildungsinstitutionen liegen kann und Möglichkeiten zum ‚living-learning‘ bietet.

Gesundheitsbildung dürfe weder Bindestrich-Wissenschaft noch verlängerter Arm der kurativen Medizin oder Handlanger der Sozialwissenschaften sein. Sie müsse zum einen interdisziplinär, zum anderen anwendungs- und lebensorientiert, jedoch stets auf den mündigen, sich selbst bestimmenden, aktiven und selbstverantwortlichen Menschen ausgerichtet sein, dem sie durch die Bereitstellung von Informationen, Materialien und Wahlmöglichkeiten Chancen bieten könne, für sich selbst die angemessensten Entscheidungen zu treffen. Gesundheitsbildung müsse ganz im Sinne einer ‚Hilfe zur individuell-adäquaten Lebensordnung‘ im Spannungsfeld zwischen persönlich individueller Freiheit und gemeinschaftsbezogener Verantwortung liegen.

Außerdem habe Gesundheitsbildung dabei stets aufmerksam und skeptisch gegenüber ‚ideologischer Okkupierung‘ zu sein und sich der Frage nach dem ‚Recht auf Krankheit‘ im Einzelfall immer wieder neu stellen, denn sie sei - wie Erziehung und Bildung überhaupt - mit einer Wertentscheidung verbunden; d.h. wann, wo und wie immer Gesundheitsbildung betrieben werde, solle der ideologische Überbau vorher genau reflektiert werden, weil letztendlich alle weiteren Entscheidungen und Maßnahmen davon bestimmt seien.

Ferner weist Haug (a.a.O.) auf die Notwendigkeit einer theoretischen Basis hin, um deutlich Stellung zu den Grundkategorien von Gesundheitsbildung zu beziehen, diese offen zu legen und der ideologiekritischen Reflexion zugänglich machen zu können. Gesundheitsbildung müsse sich in diesem Zusammenhang auch der Bedeutungskomplexität der einschlägigen Grundkategorien (Gesundheit, Krankheit etc.) bewusst sein und diese auf ihre pädagogische Relevanz prüfen, um bei deren Eignung im Bedarfsfall auf sie zurückgreifen zu können. Wie wichtig gerade dieser letzte Hinweis ist, soll ein daraus - durchaus als charakteristisch für die in einschlägigen Publikationen erfolgende Auseinandersetzung mit der Bedeutungskomplexität der Grundkategorien und ihrer pädagogischen Relevanz anzusehendes - Zitat belegen, das für sich selbst spricht:

„Gesundheit fügt Teile zusammen und lässt sie nicht getrennt. Daher hat Gesundheit auch etwas mit Liebe zu tun (...). Eine positive Gesundheitserziehung sollte (...) 12 Lebensprinzipien nicht nur unterrichten, sondern vor allem erleben lassen, um den Menschen unserer Zeit das Leben in seiner ursprünglichen und universellen Fülle wieder nahe zu bringen. (...) Zwischen den Polen der 11 Lebensprinzipien[20] spielt sich das Leben ab, und der eine ist immer im anderen enthalten!" (Schaefer 1989, S.87)

Die aktuellsten Ansätze zur Gesundheitspädagogik finden sich bei Knörzer (1994), der in einer Aufsatzsammlung die ‚Ganzheitliche Gesundheitsbildung' in Theorie und Praxis darstellt. Einleitend wird dabei - zu Recht - grundsätzlich auf das erstaunliche Defizit an einschlägigen theoretischen Konzeptionen hingewiesen, dem eine Fülle an Aktionen im Bereich der Gesundheitsbildung gegenüberstehe (Knörzer 1994a). Kritisch wird des Weiteren eine uneinheitliche und unklare Verwendung des Begriffes ‚Ganzheitlichkeit' bemängelt, der häufig nur als Schlagwort diene, dessen Bedeutung aber in der Regel diffus bleibe.

Der unterschiedliche Sinngehalt des Begriffes gehe auf eine rasche Ausbreitung vielfältiger ‚alternativer Bewegungen' zurück, die ihre Gemeinsamkeiten nur in einer nicht näher erläuterten ‚Ganzheitlichkeit' sähen. Die Vertreter einer ‚neuen Ganzheitlichkeit' würden in Abkehr von einem analytisch-naturwissenschaftlichen Modell mitunter jegliche Formen analytischen Denkens ablehnen, zugunsten einer rein emotionalen Entscheidungsfindung ‚aus dem Bauch' heraus. Damit besteht nach Knörzer die Gefahr, dass ‚Ganzheitlichkeit' zu einer Art Glaubensbekenntnis werde, das sich letztlich einem rationalen Diskurs entziehe: „Bei einer solchen Herangehensweise wird jedoch bestenfalls eine einseitig überwuchernde Intellektualisierungstendenz durch eine ebenso einseitige irrationale Gefühlspräferenz ersetzt. Von einer umfassenden, d.h. ganzheitlichen Sicht des Menschen kann dann nicht die Rede sein." (Knörzer 1994a, S. 18).

---

20 Die Unstimmigkeit bezüglich der 11 bzw. 12 Lebensprinzipien resultiert aus dem Originaltext und ist nicht versehentlich entstanden (a.d.A.)

Im Weiteren wird dann das dem Sammelband zugrunde liegende Begriffs-verständnis von ‚Ganzheitlichkeit' dargelegt, das im wesentlichen auf einer systemischen Betrachtung des Menschen in Anlehnung an die Systemtheorie beruht. Dabei wird angenommen, dass vor allem drei operational geschlossene, jedoch miteinander strukturell gekoppelte Systeme berücksichtigt werden müssen: 1) das biologische System mit dem Körper, 2) das psychische System mit dem Bewusstsein und 3) das soziale System mit der Kommunikation.

Als nächstes wird das zugrunde liegende Bildungsverständnis erläutert. Bildung wird dabei als lebenslanger Prozess verstanden „mit dem Ziel, eigenverantwortlich und in freier Selbstbestimmung alle Kräfte des Menschen zu entwickeln und in Auseinandersetzung mit der soziokulturellen und ökologischen Umwelt sowie in kritisch-reflexiver Distanz zu ihr, die Entwicklung eigener Normen und Werte vorzunehmen" (Knörzer 1994a, S. 21).

Gesundheitsbildung ziele wiederum dann darauf ab, das Gesundheitspotential bzw. die Aufbaufaktoren von Gesundheit in allen Dimensionen des Menschseins zu fördern und zu entwickeln und dabei auch die gesellschaftlichen Strukturen, besonders im Hinblick auf ihre krankmachenden und gesundheitsfördernden Strukturen, kritisch zu reflektieren und gegebenenfalls Möglichkeiten zu ihrer Veränderung zu entwickeln (Knörzer 1994a, S. 21). Im Weiteren wird darauf hingewiesen, dass es verschiedene Modelle der Gesundheitsbildung gäbe, die Gesundheitspädagogen kennen und einordnen können sollten.

So stellt Sommer (1994) der in Teil 1 des Sammelbandes von Knörzer (1994) ‚Modelle der Gesundheitsbildung' zusammengefasst vorstellt, die ‚Gesundheitspädagogik' im Rahmen der Skizzierung eines eigenen Konzeptes auf ‚pädagogisch-anthropologischer' Grundlage dar.

In einigen vielversprechenden Vorbemerkungen wird dabei zunächst herausgestellt, dass Konzepte der Gesundheitserziehung auf ihre theoretischen Grundlagen hin zu befragen seien, wie z.B. die Klarheit und Stimmigkeit der Grundbegriffe, das zugrunde liegende Menschenbild, ideologische Hintergründe, Fixierungen und Verengungen, ihre Wirksamkeit, ihre Auswirkungen und ihre Begründungen. Weiter werden folgende Forderungen formuliert:

„Wir brauchen eine Theorie von Gesundheit und Gesundheitserziehung, die

- sowohl dem Begriff ‚Gesundheit' als auch dem Begriff ‚Erziehung' gerecht wird,

- eine Gesamtschau alles dessen ermöglicht, was dazu von Bedeutung ist,

- die übliche Sichtweise einer krankheitsorientierten ‚Gesundheitserziehung' um genuin pädagogische Gesichtspunkte erweitert und ergänzt,

- nicht nur Wissen vermittelt und/oder Verhalten modifiziert, sondern eine Sensibilisierung des Menschen für die eigene Befindlichkeit einschließt, auf innere Reifung und Verbesserung der Bewusstseinslage setzt und auf dieser Basis eine selbstmotivierende, eigenverantwortliche Kraft und Lebensweise entfaltet" (Sommer 1994, S. 33).

Im Sinne der dargestellten Forderungen seien seine weiteren Ausführungen - so Sommer (a.a.O.) - als die Skizzierung einer *Theorie der Gesundheitspädagogik* zu sehen. Es folgt dann ganz im Sinne eines ‚ganzheitlichen Ansatzes' eine Aufzählung von Dimensionen der menschlichen Person, die nach Sommer von Relevanz für gesundheitliches Verhalten sind und zwar: Die religiöse, die leibliche, die geschichtliche, die kognitive, die affektive, die sprachliche, die soziale, die sittliche und die kreative Dimension. Sommer (1994) führt dazu aus, dass der grundsätzlichen Gleichwertigkeit dieser Dimensionen Rechnung getragen werden müsse. Jede Einseitigkeit im Anregungs- oder Hilfsangebot, die bestimmte Dimensionen ausspare, sei bereits Manipulation, da dem Adressaten damit aufgrund von Vorentscheidungen persönliche Entwicklungsmöglichkeiten genommen bzw. sehr erschwert würden. Diesem Ziel dienten die dann aufgezählten so genannten ‚Aufbaufaktoren', die die Gesundheit herstellten, stärkten und stabilisierten: „Sie entsprechen den Prinzipien des positiven Ansatzes und der positiven Veränderung und lassen Gesundheit in jedem Stadium und jedem Moment als etwas Wohltuendes erleben, das sich aus sich selbst heraus zu weiterem Bemühen um Gesundheit motiviert und damit die ganzheitliche Eigeninitiative und Selbstverantwortung fördert. Der aufbauorientierte Ansatz führt konsequenterweise zu vermehrtem Genuss, zu Ermutigung, Bereicherung und hat viele positive Auswirkungen" (Sommer 1994, S. 38). Die von Sommer dann im Einzelnen aufgeführten Aufbaufaktoren sind: ein(e) organismusgerechte(r) Ernährung, Atmung, Bewegung, Schlaf, Temperatur sowie Zuwendung, Anerkennung, Liebe, Verständnis, Wohlwollen und Trost durch Mitmenschen, Geborgenheit, Sicherheit, Vertrauen, Zuversicht, wohltuende Erlebnisse und Eindrücke, Vernunft, Verstand, Klugheit, verstehendes Gespräch, befriedigende Verständigung, soziale Bestätigung, schöpferische Betätigungen, Erinnerung, Vergegenwärtigung/Besinnung, Vorausschau, Selbstkontrolle, Verantwortung, Annahme von Aufgaben, Lebensziele und Sinnerfüllung, Besinnung, Verinnerlichung (Meditation), Glaube an Gott, Gebet, Offenbarung, Transzendenzerfahrungen und organismusgerechter Lebensrhythmus.

In dieser Übersicht liege „eine schier unendliche Fülle angenehmer, wohltuender, freudemachender Erlebnis- und Betätigungsmöglichkeiten, die der Gesundheit dienen." Ferner sollte es „verwundern, wenn sich darunter - mit ein wenig Phantasie - nicht individuell gangbare und reizvolle Ansätze und

Ergänzungen im Sinne einer gesunden Lebensführung ausfindig machen ließen" (Sommer 1994, S. 41).

Eine kritische Würdigung dieses Ansatzes erfolgt im Rahmen der Erarbeitung der Folgerungen und Konsequenzen für eine (weiter-) zu entwickelnde Gesundheitspädagogik (siehe Teil I, Kap. 2.2.3.3). An dieser Stelle soll nur herausgestellt werden, dass offensichtlich auch einem Autor, der überzeugende Voraussetzungen für eine produktive theoretische Auseinandersetzung mit der Thematik formuliert, die konsequente Anwendung dieser Grundvoraussetzungen in Bezug auf die Entwicklung eines eigenen Ansatzes zur ‚Gesundheitspädagogik' nicht gelingt.

Auch Knörzer (1994b) selbst stellt im oben erwähnten Sammelband ein eigenes ‚systemisches Modell der Gesundheitsbildung' dar. Hierzu wird besonders hervorgehoben, dass bei der systemischen Gesundheitsbildung nicht mehr das Vermitteln von Inhalten im Vordergrund stehe, sondern die Unterstützung beim Entwickeln von Selbstkompetenz. In diesem Zusammenhang habe jede Erkenntnis und jedes Wissen lediglich Modellcharakter. Ferner komme der Entwicklung der Kommunikationsfähigkeit und der Fähigkeit zur sensiblen Körpererfahrung sowie der Selbstreflexion in Bezug auf die Prämissen des persönlichen Modells von Welt als Voraussetzung für Gesundheit ein zentrale Bedeutung zu.

Zur Theorie der Gesundheitsbildung finden sich im Sammelband Knörzers (1994) als weitere Modelle zum einen solche aus ärztlicher Sicht und zum anderen solche zur ‚Ganzheitlichen Medizin und Naturheilkunde'. Erwähnt werden soll hier aber nur noch das Modell der ‚Gemeindenahen Gesundheitsförderung', das von Steen (1994) vorgestellt wird. Hier wird auf den bereits im vorigen Kapitel dargestellten Setting-Ansatz und die Programmatik der WHO zur Gesundheitsförderung rekurriert. Vor allem wird zur Begründung dieses Ansatzes auf die Leitmotive der WHO für ‚die Arbeit vor Ort' zurückgegriffen und auf die in der Ottawa-Charta zur Gesundheitsförderung genannten Handlungsstrategien und -felder verwiesen.

Bezogen auf das Setting ‚Schule' sollen an dieser Stelle noch einige ergänzende Ausführungen Einblick in die derzeitigen theoretisch-konzeptionellen Grundlagen für Aktivitäten zur Gesundheitsförderung erfolgen. Dabei soll die Schule hier als exemplarisches Setting dargestellt werden, die Ausführungen sind auf andere Settings wie z.B. ‚Betrieb' oder ‚Krankenhaus' übertragbar. Barkholz und Paulus (1998) führen aus, dass der Setting-Ansatz Perspektiven für eine gesundheitsförderliche Schulentwicklung eröffnen und den Lern- und Lebensraum Schule nach den Gesichtspunkten der Gesundheitsförderung neu wahrnehmen und wirksamer gestalten will[21].

---

21 Die Schule soll „durch Gebäude, Spielflächen, Schulmahlzeiten, Sicherheitsmaßnahmen u.a.m. ein gesundheitsförderliches Arbeits- und Lernfeld schaffen; das gesundheitliche Verantwortungsbewusstsein des einzelnen, der Familie und der Ge-

Anhand der Fülle der von den Autoren dazu im Einzelnen benannten von bzw. in der Schule zu realisierenden Ziele und Maßnahmen werden allerdings schnell die Überfrachtung bzw. Überforderung und damit die Grenzen dieser Konzeption zur Gesundheitsförderung offenbar.

Unterstellt man dem Herausgeber und den einzelnen Autoren des Sammelbandes von Knörzer (1994), dass die im ersten Teil des Buches im weitesten Sinne als theoretische Grundlegung zu bezeichnenden Beiträge auf abstrakterer Ebene die Grundlagen für die dann im zweiten Teil erfolgende Darstellung von praktischen Umsetzungsversuchen bereitstellen sollen, kann nur ein gravierendes Defizit der theoretischen Grundlagen selbst und zudem eine große Diskrepanz zwischen den ohnehin theoretisch eher dürftigen ‚ganzheitlichen' Grundlagen zu den praktischen Aktivitäten bzw. Anwendungen festgestellt werden. Bezüglich der Darstellung der Praxis der ‚ganzheitlichen Gesundheitsbildung' geht es z.b. um Rezeptsammlungen zur gesunden Ernährung (z.b. die Darstellung eines Gemüsekalenders oder Müslivariationen) (vgl. Storch 1994) oder um Photodokumentationen von Quigong-Übungen (z.b. Brokatübung: Halte das Universum mit beiden Händen und reguliere den dreifachen Erwärmer) (vgl. Bock-Möbius 1994). Solche Darstellungen der Praxis der Gesundheitsbildung kommen ganz ohne theoretische Fundierung aus und vermitteln jeweils den Eindruck, Heilslehren zu verkörpern, zu denen es, wenn es jemandem um die Erlangung von Gesundheit geht, nur wenig Alternativen gibt.

Konzeptionen zur Gesundheitspädagogik als Grundlage
von Studienfächern oder -schwerpunkten an deutschen Universitäten
Zum gegenwärtigen Zeitpunkt kann noch nicht von der Existenz einer erziehungswissenschaftlichen Teildisziplin „Gesundheitspädagogik" gesprochen werden. Gleichwohl gibt es aber Bestrebungen aus jüngster Zeit, diese zu etablieren. Anlässlich der Tagung der Deutschen Gesellschaft für Erziehungswissenschaften im März 1998 in Hamburg ist als Untergliederung die Arbeitsgruppe „Gesundheitspädagogik" gegründet worden. In der Pro-

---

meinschaft fördern; zu gesunden Lebensweisen anhalten und Schülern wie Lehrern realistische und attraktive Gesundheitsalternativen bieten, es allen Schülern ermöglichen, ihr physisches, psychisches und soziales Potential auszuschöpfen und ihre Selbstachtung zu fördern, für die Förderung von Gesundheit und Sicherheit der gesamten Schulgemeinschaft (Kinder und Erwachsene) klare Ziele vorschreiben; gute Beziehungen zwischen Lehrern und Schülern, unter den Schülern selbst sowie zwischen Schule, Elternhaus und Ortsgemeinde schaffen, die Verfügbarkeit von Gemeinderessourcen zur Unterstützung der praktischen Gesundheitsförderung erkunden und nutzen, mit einer die Schülerinnen und Schüler aktiv einbeziehenden Didaktik ein kohärentes Curriculum für die Gesundheitserziehung planen, Schülern Wissen, Fähigkeiten und Fertigkeiten vermitteln, um Entscheidungen über ihre eigene Gesundheit und die Erhaltung und Verbesserung einer sicheren und gesunden physischen Umwelt selbst treffen zu können; die schulische Gesundheitspflege als Bildungsressource begreifen, die den Schülern hilft, das System der Gesundheitsversorgung aktiv zu nutzen" (Barkholz, Paulus 1998, S. 14).

grammankündigung dazu heißt es: „Die Arbeitsgruppe soll nicht nur die Ausbildungssituation im Bereich Gesundheitspädagogik bilanzieren, sondern auch Perspektiven für eine erziehungswissenschaftlich fundierte Professionalisierung dieses vernachlässigten Bildungsbereichs reflektieren"[22]. Zwei der von den dort versammelten Referenten vorgestellten Ansätze sollen hier exemplarisch hinsichtlich ihrer Bedeutung für die Etablierung der Gesundheitspädagogik referiert werden.

So wurde an der *Pädagogischen Hochschule Freiburg* zum Wintersemester 1988/89 das Wahlpflichtfach ‚*Gesundheitspädagogik*' eingeführt, das mit 32 Semesterwochenstunden in den Diplomstudiengang Erziehungswissenschaften integriert ist. Begründet wird die Einführung des Wahlpflichtfachs mit einem Mangel an professioneller Gesundheitserziehung und einem gleichzeitig steigenden Bedarf, der vor allem aus dem Wachstum der Dienstleistungsbranche resultiere. Zum Ausbildungskonzept wird ausgeführt, dass dieses die fachlichen Inhalte, deren Kenntnis für eine menschengemäße Gesundheitsförderung notwendig sei, mit einer methodischen Schulung verknüpfen will, mit der diese Inhalte glaubhaft und pädagogisch sinnvoll vermittelt werden können (vgl. Schneider et al. 1989, vgl. auch Schneider et al. 1987). Durch einen umfänglichen Praxisbezug soll eine im späteren Berufsfeld möglichst nutzbare Ausbildung erfolgen (vgl. Kienzle et al. 1994).

Die Bedeutung der pädagogischen Kompetenz als Schlüssel für eine aufbauende, langfristig Erfolg versprechende Gesundheitsbildung wird besonders betont, *Pädagogik gilt daher als zentrale Handlungswissenschaft.* Als Grundlage des Ausbildungskonzeptes wird die Beachtung der persönlichen Freiheit des Adressaten, der Aufbau eines pädagogischen Bezugs und die betonte Förderung der positiven Einstellungen und Kräfte der Bezugsperson ausgewiesen. Das Konzept habe daher die Bezeichnung *Gesundheitspädagogik* erhalten (vgl. Kienzle et al. 1994). Weiter wird ausgeführt, dass „ausgehend von einer humanistisch geprägten Pädagogik und eines humanistischen Menschenbildes" *Gesundheitsförderung* verstanden werden soll, „als Prozess zur Selbsthilfe durch die Entwicklung eines pädagogischen Bezugs zwischen den beteiligten Personen und die betonte Förderung der positiven Kräfte beim Adressaten. Es geht darum, Selbstkompetenz, Sozialkompetenz und Umweltkompetenz in emotionaler, ethischer und intellektueller Hinsicht zu stärken und konkret umzusetzen" (Kienzle et al. 1994, S. 36 ff.).

Das zentrale Ausbildungsziel des Wahlpflichtfaches wird als die Fähigkeit bezeichnet, eine gesundheitsförderliche Maßnahme so anzulegen, dass die Entwicklung einer Werthaltung beim Partner ermöglicht wird. „Wir mei-

---

22 Übernommen aus der Homepage der Deutschen Gesellschaft für Erziehungswissenschaft (DGfE) dargestellten Programmübersicht zur Tagung der DGfE, März 1998 in Hamburg (http://nt2s.erzwiss.uni-hamburg.de/DGfE/Veranstaltungen/17.html), Organisation der Arbeitsgruppe: Prof. Dr. Dr. G. Hörmann, Universität Bamberg

nen, dass nur aus einer solchen Werthaltung heraus die entscheidende Motivation für konkretes gesundheitliches Verhalten entstehen kann" (Schneider et al. 1989, S.93). In der Ausgestaltung des Wahlpflichtfaches solle ein moderner Ansatz in der Gesundheitsförderung verfolgt werden, der in dieser besonderen Ausgestaltung als „Gesundheitsförderung mit Gesundheitsfaktoren" bezeichnet wird. Dieses Konzept wird von Schneider (1990) näher charakterisiert. Er unterscheidet sachliche Gesundheitsfaktoren, wie z.B. naturbelassene Nahrungsmittel oder eine ausreichende, menschengemäße Bewegung, es folgen dazu diätetische Lebensregeln und methodische Gesundheitsfaktoren, die jedoch nicht näher erläutert werden. Stattdessen folgen imperative Regeln, die beim Betreiben von Gesundheitserziehung zu befolgen sind wie: „Raum geben für eigene Entscheidungen", „Gesundheitserziehung muss Freude machen", „Gesundheitserziehung muss die Sinne ansprechen", „Haben-Perspektive einnehmen, nicht Sollperspektive!" (vgl. Schneider 1990, S. 32ff.).

Die Inhalte der 32 Semesterwochenstunden bestehen zu einem Drittel aus einer Einführung in die Humanbiologie und Humanphysiologie, zu einem Drittel aus didaktischen und methodischen ‚Belangen' wie ‚Formen der Gesundheitserziehung' und sozialmedizinischen Fragestellungen. Zu einem weiteren Drittel erfolgt eine praktisch ausgerichtete methodische und inhaltliche Ausbildung (Gesundheit und Ernährung, Gesundheit und Bewegung) sowie zusätzlich eine Ausbildung in Gesprächsführung, Rhetorik und Medienkunde speziell auf dem Gebiet der Gesundheitsförderung (vgl. Schneider et al. 1989, Kienzle et al. 1994).

An der *Universität Flensburg* wurde zum Wintersemester 1988/89 das Fach „Erziehung und Gesundheit" (4 Semester, 40 SWS) in den Diplomstudiengang Pädagogik eingeführt. Das Fach wurde zunächst im Rahmen des Schwerpunktstudiums nach dem Vordiplom angeboten, sowie als Kontaktstudium insbesondere für Frauen, „die vom häuslichen in ein außerhäusliches Berufsfeld (zurück-)gehen wollen" (Homfeldt 1989, S. 135).

Die Konzeption wird von Homfeld (a.o.a.O) wie folgt beschrieben: „Vor allem geht es in diesem Fach um Persönlichkeitsbildung durch die Entwicklung einer gesunden Lebensführung und um die Ausbildung eines pädagogischen Könnens in den für Gesundheitsbildung wichtigen Bereichen Ernährung, Bewegung, Naturerleben/Umweltgestaltung und Kleidung. Das Fach ist interdisziplinär[23] mit Beteiligung der Pädagogik, Hauswirtschaft, Sport, Biologie und Textiles Gestalten konzipiert." Das Konzept der Ausbildung stütze sich vor allem auf zugrunde liegende pädagogische Qualifikationen, die das Aneignen (Selbsterfahrung), das Verarbeiten (Erkenntnis-

---

23 Zu fragen ist, ob im Rahmen einer Konzeption die genannten Fächer als sinnvoller Fächerkanon abgeleitet worden sind, oder ob nicht eher umgekehrt bereits vorhandenen Fächern im nachhinein ein interdisziplinärer Anspruch verliehen wurde.

bezug), das Anleiten (Handlungsbezug), die Supervision (Beobachtung der Anleitung und Vermittlung eines Feedback) seien.

Die Umsetzung des „Konzeptes" wird von Homfeldt (1989) an einem Beispiel, dem Verlauf eines Seminars, illustriert, das dem an einer theoretischen Konzeption von Gesundheitspädagogik interessierten Leser nicht vorenthalten werden soll:

„1. Einführung in das Thema/Anknüpfen an das letzte Seminar zum Thema

2. Blindes Tasten und Riechen der von der Anleiterin mitgebrachten heimischen Gemüsepflanzen und Kräuter

3. Kleine Reflexion über das Wahrgenommene

4. Zubereitung eines Salates aus Gemüse

5. Tischdecken und Einstimmen auf das Essen

6. Gemeinsames Essen

7. Auszüge aus der Literatur zum Thema „Geschmack", anschließendes Gespräch über Geschmack und Ausprägung der Sinne

8. Gemeinsame Reflexion der Aneignung

9. Gemeinsame Verarbeitung unter Einbeziehung von Literatur zum Thema „Geruch"

10. Gemeinsame Reflexion der Anleitung in Anlehnung an einen Fragenkatolog" (Homfeldt 1989, S.141)

In den weiteren Ausführungen werden dann wörtliche Zitate der Teilnehmer an einem Gruppengespräch wiedergegeben: So empfand es Erhard als spannend, „was ich während des Riechens/Tastens der Gemüsesorten empfunden habe..." oder Hellen hat sich „heute sehr in" ihrer „Rolle als Hausfrau gefühlt, einfach dadurch, dass das Gemüsesorten waren, mit denen ich oft umgehe, aus denen ich etwas koche, die ich auch wiedererkannt habe. Das ist ein gewisser Teil der Zeit, die ich so in meinem Leben verbringe..." (Homfeldt a.o.a.O., S. 145). Es folgen 12(!) Seiten eines Seminarprotokolls, mit derartigen Beschreibungen der Erlebnisse der Studenten. Zum Konzepthintergrund wird dann weiter ausgeführt, dass Gesundheitsförderung vorrangig die Aufgabe habe, für das Alltagsleben von Menschen zu qualifizieren.

Die Weiterentwicklung des an der Bildungswissenschaftlichen Hochschule Flensburg angebotenen Wahlpflichtfachs bzw. des Kontaktstudiums zu einem *Studienschwerpunkt „Gesundheitspädagogik"* in der Lehrerausbildung wird seit 1994 durch einen BLK-Modellversuch „Gesundheitsförderung durch Gesundheitsbildung" gefördert. So sollen Lehramtsstudierende in 18 SWS befähigt werden, in ihrem späteren Berufsfeld u.a. „Schülerinnen und Schüler darin zu unterstützen, ihre Lebensweise in Bezug auf das Essen und Trinken, das Bewegen, das Kleiden, das Natur- und Umwelterleben wahrzunehmen, zu reflektieren und ggf. zu verändern" (Heindl et al. 1995, S. 121).

Zur Konzeption des Studienschwerpunktes erfolgt ein vager Verweis auf die WHO-Ottawa-Charta zur Gesundheitsförderung (WHO 1986). Vorrangiges Ziel scheint danach weiterhin die Erzielung von „Betroffenheit" zu sein, auch in der neueren Darstellung des Schwerpunktes durch Heindl et al. sollen die Lehrer für das Aufgabengebiet der Gesundheitserziehung qualifiziert werden durch Ausbildungsformen, die „eine enge Verbindung von persönlichkeitsbildenden Lernwegen und berufsfeldbezogenem Handelnkönnen ermöglichen" (Heindl et al. 1995, S. 121).

Die konzeptionellen Grundgedanken werden an rezeptologischen Beispielen verdeutlicht. So eigne sich als Methode, einen Einstieg in das Erproben von Alltagsbewegungen zu erhalten, besonders ein so genanntes „Beobachtungsprofil". Als Beispiel wird hierzu die Beschreibung eines Schul- und Freizeitalltages eines Schülers im 7. Schuljahr im Hinblick auf Bewegungsanreize bzw. den Anteil an sitzenden Tätigkeiten gewählt. Dem Leser wird es auch durch diesen Beitrag wieder ermöglicht, einen Einblick in die ‚Selbsterfahrungsdimension' zu bekommen. Diese wird durch die ‚persönlichkeitsbildenden Lernwege' zur Qualifikation zum ‚berufsfeldbezogenen Handelnkönnen' bei den Studierenden erreicht. So hat ein Student oder eine Studentin endlich „freiwillig begonnen, Erlebnisse, die" ihn oder sie „besonders bewegen, niederzuschreiben". Für den einen oder die andere „völlig überraschend" waren „die Angebote zum biographischen Lernen, das zu akzeptieren" ihm oder ihr „nicht leicht fiel," zumal man sich mit und vor anderen bewegte und „alte Hemmungen" wieder da waren (Heindl et al. 1995).

Konsequenzen für die Etablierung als erziehungswissenschaftliche Teildisziplin

In diesem Abschnitt soll nun eine zusammenfassende Würdigung der vorab skizzierten derzeitigen Situation der ‚Gesundheitspädagogik' erfolgen, um daraus in Form von Thesen die wesentlichen inhaltlichen Voraussetzungen für die Etablierung der Gesundheitspädagogik als Teildisziplin abzuleiten.

Angeknüpft wird dabei zunächst an die Ausführungen von Haug (1991), der die Konzeptionen zur Gesundheitspädagogik -bzw. in seinem Begriffsverständnis zur Gesundheitsbildung, die auch die wissenschaftliche Beschäftigung mit dem Thema einschließt, danach analysiert, ob sie individuums- oder gemeinschaftszentriert sind. Weiter stellt er die den jeweiligen Konzepten zugrunde liegenden soziokulturellen Rahmenbedingungen, ihr Welt- und Menschenbild sowie das jeweilige Verständnis von Gesundheit, Krankheit und Heilung sowie spezifische Erziehungs- und Bildungsverständnis heraus.

Diese Analysekriterien erscheinen auch für die Entwicklung neuer gesundheitspädagogischer Konzeptionen von Bedeutung, denn die Auseinandersetzung mit der theoretisch-konzeptionellen Legitimierung, den pädagogischen Zielvorstellungen und den Konsequenzen des Handelns ist Voraussetzung für ein solches Unterfangen, wenn nicht nach dem Zufallsprinzip oder der additiven Aneinanderreihung von einzelnen Veranstaltungen oder Inhalten vorgegangen werden soll (vgl. Haug 1991, S.11). Dieser Zugang kann demnach als die zentrale Voraussetzung für die wissenschaftliche Bearbeitung des Themas ‚Gesundheitspädagogik' bezeichnet werden.

In den bisher referierten Ansätzen zur Gesundheitspädagogik erfolgt - wenn überhaupt - im Rahmen der Auseinandersetzung mit den theoretisch-konzeptionellen Grundlagen häufig die Berufung auf ein Grundwerturteil, d.h. es wird in der Regel eine wertmonistische Postition vertreten. Als Beispiel sei hier noch einmal auf Kienzle (vgl. 1994, S.36) verwiesen, der sich auf eine humanistisch geprägte Pädagogik und ein humanistisches Menschenbild beruft oder auch auf Haug, der in ähnlicher Diktion auf ein ebenfalls humanistisches Menschenbild verweist (1991).

Die meisten neueren Ansätze zur Gesundheitspädagogik zeichnen sich desweiteren dadurch aus, dass sie eine Abkehr von der traditionellen Gesundheitserziehung fordern, die von der Medizin gesteuert sei und sich an dem in dieser Disziplin vorherrschenden biomedizinischen Krankheitsmodell orientiere. Als neue bzw. alternative Orientierung wird stattdessen dann zum größten Teil auf politische Programmatiken, wie die der Ottawa-Charta zur Gesundheitsförderung oder Modelle der Entstehungsfaktoren für Gesundheit, wie das Modell der Salutogenese von Antonovsky, zurückgegriffen.

Festzuhalten bleibt auch, dass hier Anleihen bei der von Haug (1991) und Schipperges (1977) als Protestbewegung gegenüber einem biomedizinischen Modell von Gesundheit bezeichneten Lebensreformbewegung (aus der Übergangszeit vom 19. zum 20. Jahrhundert) auszumachen sind, die von beiden Autoren als unwissenschaftlich und von Irrationalismus geprägt charakterisiert wird. Mitunter erfolgt in aktuellen Konzepten nämlich eine bewusste Abwendung von rational begründeten Handlungsstrategien; durch ‚Setzungen' wird Intuition, Erleben und Gefühl über inhaltliche und sachliche Zusammenhänge gestellt.

Typisch für die Fachdiskussion zur Gesundheitspädagogik ist auch, dass immer wieder eine Neuorientierung der Gesundheitserziehung von einem pädagogisch-sozialwissenschaftlichen Standpunkt aus gefordert wird (vgl. Haug 1991, S. 52). Haug führt als die wichtigsten Argumente dazu auf, dass die Gesundheitserziehung sich mehr an pädagogischen Prinzipien als an medizinischem Sachwissen orientieren müsse, da zunehmend erkannt werde, dass

1. Gesundheit nicht a priori eine ausschließliche Domäne der medizinischen Wissenschaft ist und dass

2. die Frage nach dem Wesen und den Bedingungsfaktoren von Gesundheit als eigenständiger Kategorie und ihr Zusammenhang mit den Wertvorstellungen einer Gesellschaft bisher kaum diskutiert und untersucht wurde.

Ferner wird in der Diskussion um die Neuorientierung der Gesundheitserziehung herausgestellt, dass diese sich um die systematische Erforschung von Aspekten, die der Erhaltung, Steigerung und Wiederherstellung von Gesundheit dienen, drehen müsste. Daraus folgt, dass eine weitaus größere Berücksichtigung der allgemeinen, gesellschaftlichen Kanäle der Verhaltensformung und -beeinflussung erfolgen muss.

Die bisherige Praxis, bei der individuelle Verhaltensänderungen überall dort gezielt und schnell eingesetzt werden sollten, wo Skalpell und Medikamente nicht mehr griffen, wird abgelehnt. Vielmehr sollten durch längerfristige, auf Einübung und Bewusstseinsveränderung abzielende Erziehungs- und Bildungsprozesse gesundheitsrelevante Wertvorstellungen und Lebensweisen sukzessiv hervorgebracht und gefördert werden.

In diese Sinne fordert Vuori (1980) auf der Basis seiner folgenden fünf Grundannahmen die Reorganisation der traditionellen Gesundheitserziehung:

1. Der konzeptionelle Ansatzpunkt für Gesundheitserziehung solle darin bestehen, dass das Gesundheitsverhalten eines Individuums nicht nur als Summe individueller Verhaltensmuster verstanden wird, sondern auch als umfassendes Endergebnis der ihm in seiner Kindheit vermittelten Wertvorstellungen und seiner augenblicklichen Wahlfreiheit im Rahmen seines sozialen Umfeldes.

2. In der Gesundheitserziehung müsse man von der bloßen Verbreitung von sachlichen Fakten übergehen zur Vermittlung von Werten.

3. Der Brennpunkt für Gesundheitserziehung müsse vom Organisatorischen her im Bildungssystem und nicht im Gesundheitswesen liegen.

4. Die Hauptverantwortung für Gesundheitserziehung müsse Eltern und Erziehern und nicht Medizinern übertragen werden.

5. Gesundheitserziehung müsse zunehmend darauf hinarbeiten, eine wohl wollende Einstellung zum Einsatz von legislativen und anderen gesellschaftlichen Mitteln zu schaffen, damit allmählich die traditionelle Gesundheitserziehung, die sich am Individuum und den Krankheiten orientiere und nur auf der Medizin basiere, eine immer geringere Rolle spielt.

Bei aller - zum Teil durchaus berechtigten - Kritik an einer medizinisch dominierten Ausrichtung der Gesundheitserziehung bleibt oft unberücksichtigt, dass es heute in der Medizin - wie in der Pädagogik - auch nicht eine allgemein anerkannte Theorie von Gesundheit und Krankheit gibt, von der alle Differenzierungen und Folgerungen abgeleitet werden. Vielmehr haben sich durch die Herausbildung von zahlreichen Fachrichtungen in der Medizin ähnliche Probleme, wie sie für die Pädagogik hinsichtlich ihres theoretischen Bezugsrahmens ausführlich dargestellt wurden, ergeben, die einen von allen Fachvertretern geteilten grundsätzlichen Zugang zu den Problemen von Krankheit und Gesundheit nicht mehr möglich machen. So gibt es - nicht ohne Grund - Teildisziplinen, die eher mechanistisch ausgerichtet sind, wie z.b. die Chirurgie oder Orthopädie und solche Teildisziplinen, in denen schon eher Zusammenhänge von Erkrankung, Umwelt und Psyche reflektiert werden, wie z.b. die Dermatologie, bis hin zu rein auf die Untersuchung dieser Zusammenhänge ausgerichteten Teildisziplinen wie die Sozialmedizin, Psychosomatik, Verhaltensmedizin oder die sich gerade etablierende Psychoneuroimmunologie.

Manchen gesundheitspädagogisch ausgerichteten Kritikern kann daher ein naives Medizinverständnis unterstellt werden, das durch Alltagserfahrungen und populäre Darstellungen von Medizin - bzw. Medizinkritik geprägt ist. Dies resultiert sicherlich auch aus dem Umstand, dass Schlagzeilen über neue Erkenntnisse aus Genetik und Immunologie, die tatsächlich eher von einem mechanistischen Gesundheits- oder Krankheitsverständnis ausgehen, stärker von populären Medien rezipiert werden, als die komplexen Forschungserkenntnisse aus Sozialmedizin oder Psychosomatik.

Für viele gesundheitspädagogische Ansätze kennzeichnend ist desweiteren, dass unter Berufung auf die Programmatik der WHO zur Gesundheitsförderung deutlich herausgestellt wird, dass Gesundheitserziehung viel mehr als das Vermitteln von gesundheitsrelevanten Inhalten und die didaktische Beeinflussung gesundheitsrelevanten Verhaltens sei. Eine solche globale Orientierung, die mit einer Abwendung von der Perspektive auf konkrete Risikofaktoren oder gar Krankheiten verbunden ist und ‚reine Prävention' eher als minderwertig im Vergleich zu ‚ganzheitlicher' Gesundheitsförderung sieht, übersieht allerdings einen wichtigen Aspekt. Eine Spezifizierung der Aufgaben von Gesundheitserziehung und somit auch eine Beschränkung auf gesundheitspädagogische Theorien geringer bzw. mittlerer Reichweite hätte im Vergleich zu den allumfassenden Zielen aus der Programmatik der Gesundheitsförderung zumindest den Vorteil, dass der Bereich der Gesundheitserziehung in Tätigkeit und Forschung klar von denen anderer Professionen abgegrenzt werden könnte.

Insbesondere in den auf ‚Ganzheitlichkeit' und die allgemeine Programmatik der WHO rekurrierenden Ansätzen sind die Aspekte der unterrichtlichen Vermittlung gesundheitsrelevanter Themen unter dem Anspruch, gesundheitsrelevantes Verhalten beeinflussen zu wollen, allenfalls nachrangig von Interesse und die Gebundenheit von Gesundheitserziehung an konkrete Themen wird vermieden. Vielmehr verschreibt man sich hier ganz dem -

schon erwähnten - Setting-Ansatz der Gesundheitsförderung, in dem es z.b. bezüglich des Settings Schule um die Verbesserung der Kommunikationsstrukturen aller am Schulleben Beteiligten (vom Hausmeister über den Lehrer und Schüler bis zur Putzfrau), um die Verbesserung der räumlichen Gegebenheiten (Schulhofbegrünung, ergonomische Ausgestaltung von Klassenräumen etc.) oder um ein Angebot an gesundheitsfördernder Nahrung am Schulkiosk etc. geht.

So verdienstvoll diese Ansätze und Initiativen für sich gesehen auch sind, so kritisch erscheinen sie unter dem Gesichtspunkt der Etablierung einer pädagogischen Teildisziplin, die originäre Beiträge zu einer in diesem Sinne ganzheitlichen Gesundheitsförderung leisten soll. Die aus dem Setting-Ansatz folgenden Maßnahmen können nämlich allenfalls zu einem kleinen Teil als spezifisch-pädagogisch bezeichnet werden; hier spielen z.B. Erkenntnisse und Methoden aus der Medizin, der Psychologie, den Kommunikationswissenschaften oder Sozialwissenschaften etc. eine entscheidendere Rolle.

Das soll nicht bedeuten, dass der Setting-Ansatz als ungeeignet oder unangemessen für die Verbesserung von gesundheitsrelevantem Verhalten und gesundheitsförderlichen Verhältnissen angesehen wird. Hier wird nur zur Disposition gestellt, ob sich alle an der Verbesserung von Gesundheit beteiligten Disziplinen im Sinne der stets geforderten Ganzheitlichkeit sowie der zu berücksichtigenden Dimensionen von Gesundheit auch mit allen diesen Dimensionen gleichermaßen auseinandersetzen sollten oder ob sich nicht eine jeweils disziplinabhängige Akzentuierung einzelner Bereiche positiver auf das gemeinsame Ziel auswirken würde, einen funktionierenden interdisziplinären Austausch vorausgesetzt.

Vor diesem Hintergrund wird in dieser Untersuchung zum einen für die Verwendung des Begriffes Gesundheitserziehung als Anwendung bzw. als das praktische Handlungsfeld der Gesundheitspädagogik plädiert. Zum anderen sollte angesichts des bisher dürftigen Theoriestandes der Gesundheitspädagogik damit begonnen werden, sich auf den originären Gegenstand dieser Disziplin zu besinnen. Was nämlich unter der Prämisse, ,Gesundheitsförderung' in einem ganzheitlichen Sinne betreiben zu wollen, an den im vorangegangenen Abschnitt referierten Konzeptionen spezifisch gesundheitspädagogisch sein soll, d.h. was der Beitrag zur konzeptionellen Entwicklung der Teildisziplin Gesundheitspädagogik leistet, bleibt häufig offen. Vielmehr handelt es sich in aller Regel lediglich um (fach-) didaktische Konzeptionen, häufig sind diese ideologisch, zumindest aber rezeptologisch überlagert.

Als weiteres Ergebnis aus der Aufarbeitung der Konzeptionen lässt sich festhalten, dass von Theorien zur bzw. der Gesundheitspädagogik in der Regel nicht die Rede sein kann, wobei Theorie hier allgemein als schlüssiges, logisches und deduktives System verstanden werden soll, das von einem definierten Begriffsinstrumentarium ausgeht, Grundsätze und -prinzipien formuliert und mit Hilfe von Schlussfolgerungen zu realitätsbezogenen und inhaltsreichen Ergebnissen gelangt (vgl. Sailer 1994). Die untersuchten Konzeptionen besitzen allenfalls den Charakter von theoretischen Vorüberlegungen zu einer oder auch mehreren zu entwickelnder Theorie(n). Die jeweiligen Prämissen (soweit überhaupt identifizierbar), Wege und Ziele werden insgesamt betrachtet zu ungenau herausgearbeitet und sind teilweise in sich widersprüchlich. So werden in Ansätzen, die Bezug auf die Programmatik der Ottawa-Charta zur Gesundheitsförderung nehmen, z.T. die Grenzen zwischen gesundheitspädagogischem und politischem Handeln verwischt. Ferner wird nicht näher erläutert, ob die Gesundheitspädagogik auf Basis des ganzheitlichen Ansatzes und der WHO-Programmatik Voraussetzungen für eine revolutionäre Änderung des bestehenden Gesellschaftssystems liefern soll oder umgekehrt, ob erst das System geändert werden muss, bevor eine erfolgreiche Gesundheitspädagogik in Form des ganzheitlichen Lernens möglich sein wird.

Im Übrigen müsste im Zuge einer paradigmatischen Reflexion prinzipiell hinterfragt werden, welche politische Dimension Gesundheitspädagogik haben kann und haben soll. Zum Teil können die Ansätze nämlich als interessengeleitete Handlungsanweisungen mit ideologischer Überfrachtung bezeichnet werden.

Eine andere, im wissenschaftlichen Kontext unhaltbare Tatsache ist die häufig oberflächliche Handhabung des Begriffsinstrumentariums, die nicht selten als gesinnungsorientierte Kommunikation, die mehr verwirrt, als aufklärt, bezeichnet werden kann.[24]

Problematisch erscheint auch die Tatsache, dass die meisten Konzeptionen für sich in Anspruch nehmen, die einzige geeignete Problemlösungsstrategie parat zu haben und damit den Blick auf andere Überlegungen verschließen. Grundsätzlich besteht dann bei einer solchen eindimensionalen Blickweise die Gefahr, dass die Lernenden instrumentalisiert werden, weil Gesundheitspädagogik dann jeweils das „richtige" Handeln festlegt.

Aufgrund der hier angedeuteten Defizite ist die Bestimmung, Abgrenzung und Präzisierung eines Objektbereichs im jeweiligen (theoretischen) Ansatz kaum möglich. Nicht zuletzt daraus ist zu erklären, warum die Gesundheitspädagogik (bisher) nicht in der Lage ist, der Praxis der Gesundheitserziehung die Impulse zu geben, die dem jeweiligen theoretischen Anspruch gerecht werden. Es fehlt eine zur Umsetzung in praktisches Handeln geeignete theoretische Grundlegung der Gesundheitspädagogik.

Als Ergebnis der Analyse der Ansätze zur Gesundheitspädagogik ist außerdem noch zu konstatieren, dass keiner dieser Autoren konkrete Überlegun-

---

24 Sailer 1998 (S. 60) hat diese Kritik ursprünglich für die Umweltpädagogik formuliert; sie kann aber durchaus auch auf die Gesundheitspädagogik übertragen werden.

gen zur faktischen Implementation ihrer Handlungsansätze in die Bildungs-praxis anstellt. Es genügt eben nicht, darauf hinzuweisen, dass die Gesund-heitsförderung jegliche gesellschaftliche Bereiche (also auch den Bildungs-bereich) durchdringen soll. Vielmehr ist zu fragen, in welchem Verhältnis die neuen Elemente einer Konzeption von Gesundheitsförderung zu den bisherigen Elementen nicht nur der Gesundheitserziehung stehen sollen. Es reicht dann auch nicht aus, nur zu fordern, dass Gesundheitsförderungsin-halte in Rahmenlehrpläne, Ausbildungsordnungen o. Ä. einbezogen werden müssen. Hier bedarf es zumindest einiger Hinweise, wie dieser Integrati-onsprozess konkret auszusehen hat, d.h. wie die Beziehung der neuen Inhal-te zu den bisherigen Inhalten festgelegt ist und welchen Stellenwert bzw. welche Position die Gesundheitsförderungsinhalte in den Lehr- und Lern-prozessen einnehmen sollen. Fehlt dieser Konsens, so entsteht das Problem, dass die Integration, wenn überhaupt, in eher willkürlicher bzw. zufälliger Weise vollzogen wird (siehe Teil II, Kap. 3).

Auch mit Blick auf die jeweiligen Zielformulierungen bleiben bei den meis-ten der dargestellten Ansätze entscheidende Fragen offen. Eine häufig ge-nannte Zieldimension ist z.B. der Erwerb von gesundheitsrelevanten Hand-lungskompetenzen. Berücksichtigt werden muss dabei, dass der Begriff nicht im Kontext wissenschaftlicher Forschungen entstanden, sondern aus der gesellschaftlichen und politischen Diskussion hervorgegangen ist. Auf-grund der fehlenden theoretischen Fundierung und Bestimmung von ge-sundheitlichen Handlungskompetenzen ergibt sich das Problem, dass letzt-lich doch allein der Erwerb von gesundheitsrelevantem Wissen als Grund-lage einer Beurteilung von Lernprozess und Lernenden übrig bleibt.

Da es bezüglich der historischen Entwicklung und des aktuellen Theorie-standes der Gesundheitspädagogik und der Umweltpädagogik zahlreiche Parallelen gibt, die weiter unten im Einzelnen aufzuzeigen sind, soll hier auf eine Kritik der Umweltpädagogik zurückgegriffen werden, die sich nach Ansicht der Autorin fast vollständig auf die derzeitige Situation der Gesundheitspädagogik übertragen lässt. So fasst de Haan (vgl. 1998, S.42) die Situation der Umweltpädagogik, mit dem erläuternden Hinweis, dass diese unter erheblichem Legitimationsdruck stehe, wie folgt zusammen:

„a) Die Empirie erklärt die Umweltbildung quantitativ wie im Effekt zur Marginalie.[25]

b) Die Philosophie der Erziehung und Bildung erklärt die Umweltbil-dung tendenziell als Ausgeburt von Dummheit (Intransparenz der eige-nen Grundlagen) und Besessenheit (Gesinnungspädagogik und Indoktri-nation). Skeptiker werden zudem einwenden, die Umweltbildung verfüge

---

25 Siehe bezüglich der empirischen Überprüfung der Wirksamkeit von gesundheitspä-dagogischen Maßnahmen Teil II, Kap.4

im Grunde nicht über eine eigenständige Zielsetzung oder eigenständige Methoden, allenfalls über eigenständige Inhalte."

In Anlehnung an Sailer (1998), der den Status quo der beruflichen Umweltpädagogik untersucht, kann zudem für die Gesundheitspädagogik festgehalten werden, dass eine befriedigende Systematik weder in den gesundheitspädagogisch akzentuierten theoretischen Ansätzen noch bei den Umsetzungsversuchen auszumachen ist. Stattdessen fällt eine sehr große Diskrepanz zwischen den verbal weitgehenden Bekenntnissen zur Gesundheitsförderung und ihrer faktischen Bedeutung in der Bildungspraxis auf.

In teilweiser Anlehnung an die Struktur der Ausführungen von de Haan (1998) und Sailer (1994) und auf der Basis der Problematisierung medizinkritischer Ansätze können folgende (Mindest-)Bedingungen an eine wissenschaftliche Gesundheitspädagogik als Teildisziplin der Erziehungswissenschaften gestellt werden:

- Die oben beschriebene Ottawa-Charta zur Gesundheitsförderung gibt eine (politische) Programmatik vor. Aufgabe der Gesundheitspädagogik ist es, diese und andere Programmatiken zu reflektieren. Zu selbstverständlich glaubt man, mit dem Aufgreifen gesundheitlicher Probleme in der Pädagogik per se schon etwas Gutes, Richtiges und im Grunde nicht weiter zu Hinterfragendes offeriert zu haben. So müssen auch grundsätzliche Fragen möglich sein, wie z.B. die, ob die Gesundheit der Menschen unweigerlich in Gefahr ist, wenn nicht der Weg der „Gesundheitsförderung" gegangen wird. Ferner ist nach den den verschiedenen Konzepten zugrunde liegenden Normen in dem Sinne zu fragen, ob die Erziehung zu Eigenverantwortlichkeit für Gesundheit (inklusive Kompetenz dazu) eine begründbare pädagogische Norm und nur mit dem Konzept der Gesundheitsförderung zu erreichen ist. Insbesondere müssen rationale Konzepte und Methoden der Umsetzung von wissenschaftlich verwertbaren Programmatiken erarbeitet werden.

- Haug (1991, S. 405ff) beispielsweise formuliert als Anforderungsprofil für Gesundheitsbildung, dass diese eine aktiv-partizipative Bildung sein solle. Das heiße, dass Gesundheit durch aktives Handeln eingeübt, erlebt, erworben, erarbeitet, gesichert, gepflegt und entfaltet werden müsse. Ergänzt werden soll diese - hier geteilte - Anforderung Haugs durch einen Zusatz, der sich auf die Ottawa-Charta zur Gesundheitsförderung von 1986 bezieht. Die Erhaltung und Pflege der Gesundheit setzen Einsicht in salutogenetische individuelle und soziale Bedingungen sowie die Motivation zu deren Realisation voraus. Insbesondere aus dieser Ergänzung kann u.a. die Notwendigkeit und Möglichkeit von Gesundheitspädagogik abgeleitet werden.

- Es gibt - wie im Folgenden noch näher begründet wird - gesundheitspädagogisch stark vernachlässigte Bildungsbereiche. Die meisten Publikationen und Ansätze zur Gesundheitspädagogik stammen aus dem
  Bereich der allgemein bildenden Schulen und der ,allgemeinen' Erwachsenenbildung, insbesondere der Volkshochschulen. Das mag an
  dem von vielen Autoren herausgestellten humanistischen Pädagogikbegriff liegen, der möglichst nicht mit utilitaristischen Zielen und Inhalten in Zusammenhang gebracht werden soll. Aus dieser Perspektive wird man z.b. davon ausgehen, dass mittels Qigong-Übungen eher
  eine Kompetenzsteigerung bezüglich der eigenen Gesundheit erlangt
  werden kann, als bei der Auseinandersetzung mit konkreten beruflichen Gesundheitsgefährdungen. Zudem wird das Anknüpfen an konkrete Krankheiten als nicht opportun angesehen. Bei genauerer Analyse können jedoch die meisten Ansätze trotzdem auf die Orientierung
  an den ,verpönten', für die Gesamtbevölkerung relevanten Risikofaktoren zurückgeführt werden, wenn es z.b. immer wieder um die Themenbereiche Ernährung, Bewegung und Stress geht.

- Mit Bezug auf die vorherige These wird hier die Auffassung vertreten,
  dass es möglich sein sollte, z.b. an konkreten (auch beruflichen) gesundheitlichen Gefährdungen oder gar schon bestehenden Erkrankungen exemplarisch zunächst eine selbstbestimmte Handlungskompetenz bezüglich der konkreten Gefährdung oder Erkrankungen zu erlernen. Wenn nämlich die Erfahrung, dass eine sachbezogene Verhaltensänderung sinnvoll ist, auf andere gesundheitlich relevante Lebensbereiche übertragen wird, kann auch von einer umfassenden Gesundheitsförderung gesprochen werden (vgl. Wulfhorst 1996). Auf diese
  Art und Weise kann eine angewandte, theoretisch fundierte Gesundheitspädagogik die in der Ottawa-Charta zur Gesundheitsförderung
  enthaltenen abstrakten Begriffe, die als relevante Zieldimensionen gelten, wie ,Handlungskompetenz', ,Eigenverantwortlichkeit', ,Selbstbe-
  stimmung' oder ,Gesundheitsbewusstsein' konkretisieren.

2.3 Interdependenzen zu anderen pädagogischen Teildisziplinen

Legt man die unter Punkt 2.2.2 dargestellte Programmatik der WHO zur
Gesundheitsförderung (WHO 1986) als „Leitidee" für die Gesundheitserziehung zugrunde, lassen sich durchaus Bezüge zu allen von Lenzen (1997)
genannten Subdisziplinen, Fachgebieten und Praxisfeldern der Erziehungswissenschaft herstellen (siehe Kap. 2.1.1).

So werden in der Ottawa-Charta als grundlegende Bedingungen und konstituierende Momente von Gesundheit Frieden, angemessene Wohnbedingungen, Bildung, Ernährung, Einkommen, ein stabiles Öko-System, eine sorg-

fältige Verwendung vorhandener Naturressourcen, soziale Gerechtigkeit und Chancengleichheit benannt. Wie schon an anderer Stelle erwähnt, ist in Feld 4 „Persönliche Kompetenzen entwickeln" der fünf in der Ottawa-Charta genannten prioritären Handlungsfelder explizit der Bildungsbereich angesprochen: „Gesundheitsförderung unterstützt die Entwicklung von Persönlichkeit und sozialen Fähigkeiten durch Information, gesundheitsbezogene Bildung sowie die Verbesserung sozialer Kompetenzen und lebenspraktischer Fertigkeiten. Sie will dadurch den Menschen helfen, mehr Einfluss auf ihre eigene Gesundheit und ihre Lebenswelt auszuüben und will ihnen zugleich ermöglichen, Veränderungen in ihrem Lebensalltag zu treffen, die ihrer Gesundheit zugute kommen". In diesem Zusammenhang sollen Menschen zu lebenslangem Lernen befähigt werden und ihnen soll geholfen werden, mit den verschiedenen Phasen ihres Lebens sowie eventuellen chronischen Erkrankungen und Behinderungen umgehen zu können (vgl. Kaba-Schönstein 1996, S. 47).

Bis auf die letzte Zielsetzung, das Erlernen des Umgangs mit eventuellen chronischen Erkrankungen und Behinderungen und abstrahiert von den gesundheitsbezogenen Akzenten, können die hier formulierten Ziele als allgemeine Bildungsziele (Lebenslanges Lernen) bezeichnet werden, die somit von allen pädagogischen Teildisziplinen berücksichtigt werden müssten.

Als ein prioritäres Handlungsfeld für Gesundheitsförderung, aus dem sich Bezüge der Gesundheitspädagogik z.B. zur Umweltpädagogik und zur Berufs- und Wirtschaftspädagogik ableiten lassen, ist das Handlungsfeld 2 „Gesundheitsfördernde Lebenswelten schaffen" zu nennen. Dort ist ausgeführt, dass Gesundheitsförderung dazu geeignet sei, sichere, anregende und befriedigende Arbeits- und Lebensbedingungen zu schaffen sowie den Schutz der natürlichen und sozialen Umwelt sowie die Erhaltung der natürlichen Ressourcen zu ihrem Thema zu machen.

Im Folgenden soll eine exemplarische Darstellung der Bezüge anhand von drei Teildisziplinen der Erziehungswissenschaften erfolgen.

An den drei gewählten Teildisziplinen lassen sich unterschiedliche Interdependenzebenen verdeutlichen, da sie strukturelle bzw. materiale Unterschiede in ihrer Konstitution aufweisen. Während die erziehungswissenschaftliche Erwachsenenbildung Personen (Erwachsene) eines bestimmten Lebensalters[26] (wie ähnlich auch die Vorschul- oder Schulpädagogik) zum konstituierenden Gegenstand der Disziplin macht, ist bei der Berufs- und Wirtschaftspädagogik die Berufserziehung und -bildung bzw. der Beruf das Objekt dieser Spezialpädagogik, was mittelbar ebenfalls eine Zentrierung auf ein bestimmtes Lebensalter impliziert, und die Umweltpädagogik, die

---

26 Wie genau die Lebensspanne definiert ist, für die sich die Erwachsenenbildung zuständig fühlt bzw. wo Erwachsenenbildung aufhört und die Geragogik/Gerontopädagogik anfängt, soll hier nicht diskutiert werden.

sich wie die Gesundheitspädagogik nicht von vornherein auf eine Pädagogik für ein bestimmtes Lebensalter reduzieren lässt, sondern einen eher abstrakten Wert zum Thema hat.

Von Bedeutung für die Darstellung von Interdependenzen zwischen pädagogischen Teildisziplinen ist, dass sich zum Teil innerhalb einzelner Subdisziplinen Differenzierungen in ‚allgemeine-Spezialpädagogiken' und ‚spezielle-Spezialpädagogiken' ergeben haben. Vogel (1998) führt diese interne Differenzierung auf einen dynamischen Prozess zurück, der sich dann einstelle, wenn eine Teildisziplin hinreichend groß sei: „...der dadurch entstehende komplexe Kommunikationsprozess erfordert dann eine Reflexion auf das ‚Allgemeine' dieser Kommunikation, und so ergibt sich zwanglos die Forderung nach einer ‚Allgemeinen Spezialpädagogik' (Niemeyer 1996, zitiert in Vogel 1998, S. 163). So entstünden Allgemeinpädagogiken bzw. Systematiken zweiter Ordnung (Vogel a.a.O.). Auch Ehrenspeck (1998, S. 187) weist auf diese Binnendifferenzierung hin: „So kann man beispielsweise in der Sozialpädagogik eine Allgemeine Sozialpädagogik, die sich dann objekttheoretisch auf die Teildisziplin Sozialpädagogik bezieht, von einer speziellen Sozialpädagogik, die sich auf eine bestimmte sozialpädagogische Wirklichkeit bezieht, unterscheiden."

Durch den Bezug primär sozialpädagogischer, umweltpädagogischer oder gesundheitspädagogischer etc. Kernprobleme auf bestimmte Handlungsbereiche oder Zielgruppen, können sich demnach Abgrenzungsprobleme ergeben. So erörtert Sailer (1994) die ‚Problembereiche beruflicher Umweltpädagogik' im ‚Gesamtspektrum der Berufs- und Wirtschaftspädagogik' und differenziert ebenfalls eine ‚Allgemeine Umweltpädagogik' und mindestens eine weitere spezielle - die berufliche - Umweltpädagogik. Stachelscheid/Schmidt (1996) haben eine Untersuchung zur ‚Körperpflege und Umwelt' vorgelegt, die ‚Umweltschutz und Umweltverträglichkeit im Unterricht der beruflichen Schulen des Berufsfeldes Körperpflege' thematisiert. Im Gegensatz zu Sailer wird hier jedoch nicht auf die Einordnung der Untersuchung in einen spezialpädagogischen Forschungszusammenhang eingegangen, womit offen bleibt, ob die Autoren ihre Arbeit als Beitrag zur Berufs- und Wirtschaftspädagogik oder zur Umweltpädagogik betrachtet sehen wollen. Da in der oben genannten Untersuchung neben dem Umweltschutzverhalten auch das Arbeitsschutzverhalten der Friseure thematisiert wird, ergeben sich desweiteren Bezüge zur Gesundheitspädagogik.

Als ein weiteres Beispiel für im Rahmen der Ausdifferenzierung immer neuer Teildisziplinen innerhalb der Pädagogik entstehender Abgrenzungsprobleme sei ein Beitrag von Manstetten/Bonse-Rohmann (1992) genannt, in dem die Autoren ‚Zur Problematik der Gesundheitsbildung als Teil der Berufsbildung' Stellung nehmen und die Bearbeitung des Themas als Aufforderung „an die Erziehungswissenschaften und somit auch an die Berufs- und Wirtschaftspädagogik" (Manstetten/Bonse-Rohmann a.o.a.O., S.71) verstehen. Venth (1987) wiederum legt eine Aufsatzsammlung mit dem Thema ‚Gesundheit und Krankheit als Bildungsproblem' in einer Reihe zur ‚Theorie und Praxis der Erwachsenenbildung' vor.

Die vielfältigen, bereits hier an wenigen Beispielen deutlich werdenden Interdependenzen von Gesundheitspädagogik zu anderen Spezialpädagogiken unterstreichen die Notwendigkeit der Etablierung einer erziehungswissenschaftlichen Teildisziplin ‚Gesundheitspädagogik', wenn nicht jede erziehungswissenschaftliche Teildisziplin, die sich bezüglich ihrer speziellen Zielgruppe, ihres speziellen Objektes oder ihrer speziellen Institution mit ‚Gesundheitserziehung' beschäftigt, jeweils immer wieder neu mit der ‚Erfindung des Rades' beginnen soll. Durch die Möglichkeit, zumindest auf allgemeine Erkenntnisse der Gesundheitspädagogik zurückgreifen zu können, wenn es um ihre Anwendung auf ein bestimmtes Handlungsfeld geht, könnte eine Steigerung der Effektivität und Effizienz erreicht werden. Auch umgekehrt könnten durch Berücksichtigung der in speziellen Handlungsfeldern gewonnenen Erkenntnisse Synergieeffekte erreicht werden. Auch für die Koordination von Forschungserkenntnissen, die in verschiedenen Teilbereichen der Pädagogik gewonnen werden, sollte eine zentrale Instanz, und zwar die Teildisziplin ‚Gesundheitspädagogik' zuständig sein.

2.3.1 Umweltpädagogik

Die größten Parallelen zur Situation der Gesundheitspädagogik finden sich in der Umweltpädagogik. Die Umweltpädagogik, für die - ganz analog zur Gesundheitspädagogik - auch diffus voneinander abgegrenzte Begriffe wie ‚Ökopädaogik', ‚Umwelterziehung', ‚Umweltbildung' etc. verwendet werden, ist zu einem etwas früheren Zeitpunkt aktuell geworden, als die mit der Ottawa-Charta 1986 angestoßene Diskussion um die ‚Gesundheitsförderung'. Für die Etablierung einer pädagogischen Teildisziplin Umweltpädagogik kann eine gesellschaftliche Protestbewegung bzw. ein gesellschaftskritischer Ansatz als bedeutender Impuls identifiziert werden. Ebenso wie in der Gesundheitspädagogik orientiert sich auch die Umweltpädagogik an einer politischen Programmatik, die ihren Ursprung in der 1972 in Stockholm stattgefundenen UNO-Konferenz „Umwelt des Menschen" hat. Hier wurden allgemeine Empfehlungen zur Einrichtung und Verwirklichung von internationalen Programmen im Bereich der Umweltpädagogik erarbeitet, die interdisziplinären Charakter haben und explizit alle Bildungsebenen einschließen sollten.

Die Parallelen zu den in der Ottawa-Charta zur Gesundheitsförderung genannten Voraussetzungen und Zielen (siehe Kap. 1.3 und 2.2.2) sollen an einem Zitat deutlich werden, das den von den UNESCO-Kommissionen der Bundesrepublik Deutschland, Österreichs und der Schweiz 1979 erstellten Empfehlungen zur Umwelterziehung entstammt. Als wichtigstes Ziel der umweltpädagogischen Bemühungen ist dort genannt, den einzelnen und die gesellschaftlichen Gruppen „das komplexe Wesen der natürlichen und künstlichen Umwelt, das sich aus dem Zusammenwirken ihrer biologischen, physischen, sozialen, wirtschaftlichen und kulturellen Aspekte ergibt, verstehen zu lehren und sie die erforderlichen Kenntnisse, Wertvorstellungen, Verhaltensweisen und praktischen Fertigkeiten erwerben zu lassen, die sie in die Lage versetzen, in verantwortungsbewusster und wirksamer Weise am Erkennen und Lösen von Umweltproblemen und an der Gestaltung der Umweltqualität teilzuhaben" (UNESCO-Kommissionen der Bundesrepublik Deutschland, Österreichs und der Schweiz 1979, S. 73ff, zitiert in Sailer 1994, S. 40-42). Angesichts dieser augenfälligen Analogien in den zugrunde liegenden Programmatiken verwundert es, dass die beiden Teildisziplinen bzw. Handlungsfelder nicht bereits besser ‚vernetzt' sind. Denn ‚Vermitteln und Vernetzen' ist eine der drei Handlungsstrategien der Ottawa-Charta von 1986. Hier wird ausgeführt, dass der Gesundheitssektor weder in der alleinigen Verantwortung noch für sich in der Lage sei, gesunde Lebensbedingungen und Wohlbefinden für die Menschen herzustellen (vgl. Trojan 1996). Bezüglich einer Vernetzung von Zielen, Inhalten und Methoden der Umwelt- und Gesundheitserziehung im gesamten Bildungsbereich lassen sich bereits aus der Gegenüberstellung der grundlegenden Programmatiken zahlreiche Ansatzpunkte identifizieren. Eine solche Abstimmung könnte zu Synergieeffekten führen und den ‚Bildungsabnehmern' Einblick in größere Zusammenhänge der für ihr eigenes und das Wohlbefinden folgender Generationen relevanten Faktoren ermöglichen.

Im Unterschied zu der Gesundheitspädagogik ist die Umweltpädagogik institutionell jedoch etabliert(er). An deutschen Universitäten bestehen zwar bisher auch nur Studienangebote zur Umweltpädagogik in Nebenfächern oder weiterbildenden Studiengängen, diskutiert wird jedoch bereits die Einrichtung grundständiger Studiengänge (vgl. Gärtner 1998).

Was die theoretische Fundierung verschiedener umweltpädagogischer Konzeptionen anbetrifft, so lässt sich eine wiederum in fast jeder Hinsicht mit der Gesundheitspädagogik vergleichbare Situation erkennen. So kommt Sailer (1994) nach der Aufarbeitung umweltpädagogischer Konzeptionen zu dem Schluss; dass es sich dabei nicht um abgeschlossene Theorien handelt, die jeweiligen Prämissen seien, soweit überhaupt zu identifizieren, zu ungenau herausgearbeitet und in sich widersprüchlich. Insbesondere weist er auch auf die häufig zu beobachtende ideologische Überfrachtung umweltpädagogischer Konzepte hin, für die hier ein ‚typisches' Zitat zur Verdeutlichung herangezogen wird:

„Wie aber soll eine verantwortungsvolle, gar eine liebende oder ehrfürchtige Beziehung zur Welt denn entstehen, wenn wir jene zunächst zum Gegenstand neutralisiert haben, der uns in kalter Gleichgültigkeit entgegenstarrt? Es ist die Aufgabe ökologischer Bildung, dieses Mensch-Natur-

Verhältnis wieder ernsthaft in den Blick zu nehmen und neu zu gestalten." (Mikelskis 1988, S.108)

De Haan (vgl. 1998) formuliert seine Kritik an bisherigen Konzepten der Umweltpädagogik noch schärfer, auf seine Einschätzung zu diesem Bereich ist bereits im Rahmen des Kapitels zur Etablierung der Gesundheitspädagogik als erziehungswissenschaftliche Teildisziplin (siehe 2.2.3.3) bezug genommen worden. Zusammenfassend bezeichnet er die Umweltbildung als Gesinnungserziehung in der Regel, die auf Indoktrination angelegt sei. Weiter führt er aus, dass Umweltbildung auf unhinterfragten Prämissen wie spezifischen Gerechtigkeitsvorstellungen und allgemeinen Weltuntergangsszenarien basiere, wobei Legitimationsfragen ungeklärt blieben bzw. als sich selbst verstehende Basis nicht mehr zur Disposition gestellt würden. Zudem zeige sich, dass Umweltbildung nicht in der Lage sei, ihre Methoden und große Bereiche ihrer Ziele von anderen pädagogischen Aufgabenfeldern wie etwa Religion oder Politische Bildung abzugrenzen. So könne man die ökologische Frage auch als bloße Frage der Politik und die Frage nach der gerechten Welt als Frage des Religions- und Philosophieunterrichts betrachten. Tatsächlich ist es zum Teil schwierig, den geradezu euphorischen Ausführungen zu neuen Ansätzen in der Umwelterziehung/Ökopädagogik, wie sie beispielsweise bei Paffrath (vgl. 1997, S.1469ff.) in einem Übersichtswerk zur Pädagogik zu finden sind, den spezifisch umweltpädagogischen Charakter zu entnehmen. So führt dieser aus, dass Umwelterziehung „...aus dem Ghetto des Schulzimmers (...)" heraustreten müsse, da hier nur die Entfremdung des Menschen von seiner Umwelt verstärkt werde. Stattdessen sei „die verkümmerte Sensibilität wieder zu wecken und zu fördern durch unmittelbare Sinneseindrücke und ganzheitliche Wahrnehmung. Richtungweisende Versuche mit konkreten Vorschlägen stünden im Zusammenhang mit dem großen Konzept der „outdoor-education" und ihren Grundprinzipien. So seien Exkursionen, Wanderungen, Expeditionen, Zeltlager, Jugendwald- und Schullandheime, ökologische Lehrpfade, Schulgärten oder etwa Besuch von ‚Tierfarmen' Voraussetzungen für elementare, sinnliche Natur- und Umwelterfahrungen. Hierbei ginge es weiter um die Berücksichtigung aller Sinne, wie auch um die Einbeziehung bildnerischer und gestaltender Möglichkeiten, z.B. von Malen, Zeichnen, Bauen, Spielen, Fotografieren, das Anfertigen von Kollagen...etc. Auch dieses Zitat verweist auf deutliche Parallelen zu den in der Bestandsaufnahme zur Gesundheitspädagogik (siehe Kapitel 2.2.3) dargestellten Ansätzen.

Festzuhalten bleibt, dass sowohl für eine wissenschaftlich fundierte Umwelt- als auch für die Gesundheitspädagogik ein Theoriedefizit bezüglich zugrunde liegender Begriffe und Konzeptionen besteht. Dies ist umso bedauerlicher, als anzunehmen ist, dass dessen Aufarbeitung vielleicht konkrete Möglichkeiten der Integration von umwelt- und gesundheitspädagogischen Zielen, Inhalten und Methoden aufzeigen könnte, die dann auch der pädagogischen Praxis eine konsistentere Umsetzung derselben ermöglichte.

2.3.2 Berufs- und Wirtschaftspädagogik

In ihrem Standardlehrbuch zur Berufs- und Wirtschaftspädagogik werden von Schmiel und Sommer (1992) die drei folgenden Forschungskreise als von vorrangiger Bedeutung für diese erziehungswissenschaftliche Teildisziplin genannt:

„1. Bereitsstellung von Befunden zur Frage der Ziele, Inhalte, Vorgehensweisen und der lernerfolgstützenden Rahmenbedingungen berufs- und wirtschaftsbezogener Vor-, Aus- und Weiterbildungsmaßnahmen. Dazu zählen auch die Untersuchungen zum quantitativen und qualitativen Bildungsbedarf in definierten Anforderungsbereichen, jetzt und in absehbarer Zukunft.

2. Bereitstellung von Befunden für eine im Hinblick auf die späteren Anforderungen im Berufs- und Wirtschaftsleben optimale Gestaltung der Umweltbedingungen im Kindes- und Jugendalter und die Ziele und Inhalte der vorberuflichen Schulen.

3. Bereitstellung von Befunden, aus denen Hinweise für eine der Persönlichkeitsentfaltung förderliche und humanen Bedürfnissen entsprechende Gestaltung der Verhältnisse in Beruf und Wirtschaft gewonnen werden können" (Schmiel/Sommer 1992, S. 18).

Aus allen drei als vorrangig herausgestellten Forschungsgebieten der Berufs- und Wirtschaftspädagogik lassen sich Bezüge zu Fragen der Gesundheitspädagogik ableiten.

Die Frage nach Zielen, Inhalten, Vorgehensweisen und lernerfolgstützenden Rahmenbedingungen schließen gesundheitsbezogene Ziele, Inhalte, Methoden und Rahmenbedingungen mit ein. Im zweiten Punkt wird die optimale Gestaltung von Umweltbedingungen im Hinblick auf die späteren Anforderungen im Berufsleben schon für Kinder und Jugendliche thematisiert, was eine Ausweitung auch der gesundheitsbezogenen Fragestellungen mit Blick auf das spätere Arbeitsleben bereits auf den vorberuflichen Bereich verdeutlicht. In Punkt drei werden die für die Persönlichkeitsentfaltung förderlichen und humanen Bedürfnissen entsprechende relevante Gestaltung der Verhältnisse in Beruf und Wirtschaft thematisiert, aus der sich zwangsläufig auch die Frage nach einer gesundheitsheitsförderlichen Gestaltung der Arbeitsbedingungen sowie nach einem gesundheitsförderlichen Verhalten der arbeitenden Bevölkerung ableitenden lässt.

Die Gesundheitserziehung/-bildung ist für die Berufs- und Wirtschaftspädagogik, wie oben bereits dargestellt, ein zwar relevantes, aber bisher vernachlässigtes Thema (vgl. Manstetten/Bonse-Rohmann 1992). Lediglich in ganz wenigen vereinzelten Untersuchungen wird das Thema, zumeist eingeschränkt auf den Begriff des ‚Arbeitsschutzes’, aus berufs- und wirtschaftspädagogischer Perspektive beleuchtet. So legt Krüger (1983) eine solche umfassende Untersuchung zum Thema ‚Arbeitssicherheit als berufspädagogisches Problem’ vor. Auch er stellt dabei heraus, dass Arbeitssicherheit bislang nur selten (und dann auch nur in relativ schmalen Ausschnitten) in das Blickfeld der Berufs- und Berufsbildungsforschung geraten sei. Dieses Forschungsdefizit sei umso erstaunlicher, weil schon aufgrund bestehender gesetzlicher Regelungen in erheblichem Umfang sicherheitsbezogener Unterricht durchgeführt werden müsse. Neben dem öffentlichen Schulwesen würden in keinem größerem Umfang organisierte Bildungsmaßnahmen abgehalten, als im Bereich der Arbeitssicherheit. Dieser Unterricht spiele sich an verschiedenen Lernorten völlig unter Ausschluss der (pädagogischen) Öffentlichkeit ab. Allein dieser Sachverhalt müsste den Berufspädagogen unter der Fragestellung interessieren, was dort getan werde, wer es tue und wie sich die Qualifikation und die Sicherheit der Beschäftigten auswirke (vgl. Krüger 1983, S.2). Auch Weißgerber (1981, S. 8) weist darauf hin, dass ein Widerspruch bestünde bezüglich der einerseits u.a. von den Kultusverwaltungen betonten Notwendigkeit von Maßnahmen zur Verbesserung der Unfallverhütung und der so gut wie gar nicht erfolgenden Berücksichtigung dieser Thematik in den Bildungsgängen. Dabei sei die Berücksichtigung dieser Thematik bereits in allgemein bildenden Schulen von Bedeutung, da bereits dort Leitbilder und Verhaltensweisen vermittelt würden, die je nach Inhalt positive oder negative Wirkungen auf das tatsächliche Verhalten am Arbeitsplatz auslösen könnten (vgl. Weißgerber a.a.O., S.9).

In jüngster Zeit wird die Berücksichtigung des Arbeitsschutzes in der beruflichen Bildung, insbesondere in der beruflichen Erstausbildung verstärkt diskutiert. So fordert z.B. Lennartz (1996) eine Erweiterung der in Rahmenlehrplänen für berufliche Schulen heute zumeist genannten Kompetenzbereiche ‚Handlungskompetenz’, ‚Fachkompetenz’, ‚Humankompetenz’, ‚Sozialkompetenz’ sowie ‚Methoden- und Lernkompetenz’ um die ‚Präventionskompetenz’. Wenn dieser Begriff auch nicht zwangsläufig als eigener Kompetenzbereich angesehen werden muss, sondern durchaus unter dem Begriff der ‚Handlungskompetenz’ zu subsumieren wäre, ist die Begründung für die Etablierung des Begriffes insofern schlüssig, wenn der Begriff als Mittel zum Zweck gesehen wird. Lennartz (a.a.O.) weist diesbezüglich darauf hin, dass die Präventionskompetenz kein neues Ausbildungsziel sei, es jedoch stärker in das gesellschaftliche Bewusstsein gerückt werden müsse, dass es zur Berufsqualifikation gehöre, am Arbeitsplatz und im Arbeitsumfeld selbständige Risikopotentiale für die Sicherheit, Gesundheit und Umwelt zu erkennen und ihnen entgegenwirken zu können. Die Befähigung zum selbständigen Planen, Durchführen und Kontrollieren beschränke sich nicht nur auf die fachlichen und methodischen Anforderungen, sondern beziehe sich auch auf die Arbeitssicherheit und den Gesundheitsschutz.

Dass sich die Berücksichtigung von gesundheitspädagogischen Inhalten und Maßnahmen in der beruflichen Bildung nicht auf das Thema ‚Arbeitsschutz' beschränken kann, ist selbstverständlich. Es kann jedoch als ein zentrales Thema angesehen werden, mittels dessen exemplarisch gewonnene Erkenntnisse auch auf andere Lebensbereiche übertragen werden können (siehe Kap. 2.2.3.3). Festzuhalten bleibt, dass die Gesundheitserziehung und auch der spezielle Aspekt des Arbeitsschutzes bisher im gesamten beruflichen Bildungsbereich stark vernachlässigt sind. So lassen sich für den Bereich der berufsbildenden Schulen und der beruflichen Weiterbildung beispielsweise keine allgemeinen Empfehlungen zur Gesundheitserziehung nachweisen, wie dies z.b. für die Allgemeinbildenden Schulen (Bundesministerium für Bildung und Wissenschaft 1994) oder auch den Bereich der allgemeinen Weiterbildung (Bundesministerium für Bildung, Wissenschaft, Forschung und Technologie 1997) der Fall ist (siehe auch Teil II dieser Arbeit).

Vor diesem Hintergrund ist eine zukünftig stärkere Berücksichtigung dieses Bildungsbereiches zu fordern, wobei sich bezüglich verschiedener Lernorte, Implementationsstrukturen, der Verknüpfung bisheriger und neuer Inhalte in Curricula etc. unter anderem eine berufs- und wirtschaftspädagogische Perspektive anbietet. Dennoch sollten sich alle diesbezüglichen Maßnahmen auch auf ein gesundheitspädagogisches Gesamtkonzept stützen können, das alle Bildungsbereiche und Institutionen umfasst. Gerade unter der Prämisse, dass Gesundheitspädagogik in allen Bildungsgängen im Sinne des ‚Lebenslangen Lernens' berücksichtigt werden muss, ist eine konsistente Vermittlung und Orientierung an übergeordneten Grundsätzen notwendig, damit keine Fragmentierung entsteht und für Lernende ein Kontinuum erkennbar wird.

2.3.3 Pädagogik der Erwachsenenbildung

Wenn es im Bereich der Erwachsenenbildung um die Berücksichtigung gesundheitsrelevanter Inhalte geht, wird in der Regel der Begriff ‚Gesundheitsbildung' verwendet (siehe Kap. 1.3). Im weitesten Sinne wird unter Erwachsenenbildung die Fortsetzung oder Wiederaufnahme organisierten Lernens nach Abschluss einer unterschiedlich ausgedehnten ersten Bildungsphase verstanden, häufig wird der Begriff ‚Erwachsenenbildung' auch synonym zu ‚Weiterbilung' verwendet. Letzterer schließt nach dem ‚Strukturplan für das Bildungswesen' (Deutscher Bildungsrat 1970, zit. in Schratz 1997, S.1530ff.) sowohl die allgemeine (inklusive politische) und beruflich orientierte Erwachsenenbildung (inklusive Umschulung) mit ein. Der Deutsche Bildungsrat (a.a.O.) erklärt in diesem ‚Strukturplan' den quartären Sektor neben dem Primarbereich (Kindergarten und Grundschule), dem Sekundarbereich (weiterführende Schulen und berufliche Ausbildung) und dem tertiären Bereich (Hochschule) zum gleichwertigen Bereich des Bildungswesens. Dieses umfassende Verständnis des Handlungsbereiches der Erwachsenenbildung - einschließlich beruflicher Weiterbildung - verdeutlicht noch einmal die zwischen verschiedenen pädagogischen Teildisziplinen bestehenden Interdependenzen, hier der Wissenschaft von der Erwachsenenbildung z.B. zur Berufs- und Wirtschaftspädagogik.

Anknüpfend an die Ausführungen zur Beteiligung der Berufs- und Wirtschaftspädagogik an der stärkeren Berücksichtigung gesundheitsrelevanter Themen, kann hier bezüglich des Bereiches ‚Arbeitssicherheit' und ‚Prävention von berufsbedingten Erkrankungen' ebenfalls ein Ansatzpunkt für die Erwachsenenbildungswissenschaft gesehen werden.

Allgemein gilt, dass wenn z.B. gesundheitspädagogische Maßnahmen unter Berücksichtigung der von einer Teildisziplin ‚Gesundheitspädagogik' zur Verfügung gestellten allgemeinen Erkenntnisse zur Beeinflussung gesundheitsrelevanten Verhaltens für Erwachsene konzipiert werden, auf die Erkenntnisse der Erwachsenenbildung z.B. zu Lernvoraussetzungen und Lernbedingungen von Erwachsenen, zu didaktischen und pädagogischen Vorgehensweisen in der Erwachsenenbildung, zu Motivation und Problemen unterschiedlicher Zielgruppen, zur Antizipation, zur Organisation von Lerngruppen und Gruppenprozessen von Erwachsenen zurückgegriffen werden kann und muss (vgl. Schwalfenberg 1989). Im Zusammenhang mit Ausführungen zu gesundheitspädagogischen Konzeptionen und Modellen sind bereits einige Ansätze der Gesundheitsbildung in der Erwachsenenbildung referiert und kommentiert worden (siehe Kapitel 2.2.3.1).

Für den Bereich der Volkshochschulen ist vom Deutschen Volkshochschulverband in Kooperation mit den entsprechenden Landesverbänden und der Bundesvereinigung für Gesundheit 1985 der heute noch gültige ‚Rahmenplan Gesundheitsbildung an Volkshochschulen' veröffentlicht worden (vgl. Sabo 1996a). Er sollte zu einem Gesamtkonzept für das Angebot der Volkshochschulen im Bereich der Gesundheitsbildung führen. Als zentrale Bereiche der Gesundheitsbildung an der Volkshochschule gelten:

1. Gesunde Ernährung (z.B. Vollwertkost, alternative Ernährungsweisen, Gewichtsreduktion)
2. Entspannung (z.B. Yoga, autogenes Training, Stressbewältigung, Atemschulen)
3. Bewegung und Körpererfahrung (Bewegungstraining, Zielgruppengymnastik z.B. für Ältere, Schwangere etc.)
4. Abhängigkeit (z.B. von Drogen, Nikotin, Alkohol, Essen)
5. Psychische Stabilität und soziale Kompetenz (z.B. Selbsterfahrung)
6. Gesellschaft und Umwelt (z.B. Klima und Wetter, Arbeit und Gesundheit, Umweltbelastung)
7. Gesundheitspolitik und Gesundheitswesen

8. Gesundheitspflege (z.B. Körperpflege, Naturkosmetik, Geburtsvorbereitung, Unfallverhütung, häusliche Krankenpflege)
9. Erkrankungen und Heilmethoden (z.B. ärztliche Behandlungsmethoden, Homöopathie, Naturheilkunde, Heilkräuter, Hausmittel)
(vgl. Deutscher Volkshochschulverband: Rahmenlehrplan Gesundheitsbildung an Volkshochschulen, 1985, zit. in Sabo 1996a).

Sabo (1996a) führt zu dem oben grob skizzierten Rahmenplan aus, dass die Palette der Angebote in der Gesundheitsbildung der Volkshochschule eine Hinwendung zu mehr gesundheitsorientierten statt krankheits- bzw. risikoorientierten Inhalten im Sinne der salutogentischen Perspektive deutlich mache. Aus Sicht der Verfasserin dieser Untersuchung ist diese Hinwendung zu einer salutogenetisch orientierten Perspektive jedoch nicht ohne weiteres nachzuvollziehen, in weiten Teilen dieses Papiers sind nämlich durchaus Risikofaktoren und Krankheiten als Bezugspunkt der Angebote auszumachen.

Bezüglich der Situation der (ganzheitlichen) Gesundheits(erwachsenen)bildung soll noch einmal auf Knörzer (vgl. 1994a) hingewiesen werden, der „ein erstaunliches Defizit an theoretischen Konzeptionen" konstatiert, dem eine Fülle an Aktionen im Bereich der Gesundheitsbildung gegenüberstehe (vgl. Knörzer 1994a, S.11). Diese Theoriedefizit abzubauen, kann als eine gemeinsame Aufgabe der wissenschaftlich fundierten Erwachsenenbildung und Gesundheitspädagogik bezeichnet werden.

3 Interdependenzen zu anderen wissenschaftlichen Disziplinen

Bei der im Folgenden grob skizzierten Diskussion ausgewählter Disziplinen, die aus Sicht der Verfasserin dieser Untersuchung in einer besonderen
Interdependenz zur Gesundheitspädagogik stehen, wird u.a. deutlich, dass
nicht nur die Pädagogik für sich in Anspruch nimmt, Konzeptionen von Gesundheitserziehung, -bildung, -aufklärung oder -förderung zu entwickeln,
sondern in mindestens gleichem Maße von anderen Disziplinen konkrete
Entwürfe zur Gesundheitserziehung (o. Ä..) vorgelegt und als ein Handlungsfeld der jeweiligen Disziplin benannt werden.

Im Rahmen der Ermittlung von Bezügen oder Abgrenzungen zu anderen
wissenschaftlichen Disziplinen außerhalb der Pädagogik ist dabei vor allem
zu fragen, ob die Profession der in den Praxisfeldern - aber auch auf wissenschaftlicher Ebene - Tätigen als hinreichendes Kriterium zur Charakterisierung einer Theorie, eines Forschungsansatzes oder auch einer praktischen
Tätigkeit als „gesundheits"-psychologisch, -soziologisch oder -pädagogisch
angesehen werden kann. So sind, um ein Beispiel zu geben, im primär ökonomischen Tätigkeitsfeld ‚Organisationsentwicklung' neben Betriebswirten
sowohl Pädagogen als auch Soziologen und Psychologen tätig, die aus ihrer
jeweiligen Profession heraus am gleichen Gegenstand arbeiten. Aus diesem
Grunde soll in dieser Untersuchung vor allen Dingen auf das originäre
Erkenntnisinteresse der jeweiligen Disziplin rekurriert werden, um eine
Theorie, einen Forschungsansatz oder eine Maßnahme disziplinär zu verorten.

3.1 Gesundheitswissenschaften/Public Health

In den 80er Jahren setzte auch in Deutschland - ihre Ursprünge hat diese
Entwicklung in Nordamerika - eine verstärkte Diskussion um die veränder-
ten Gesundheits- und Krankheitsprobleme ein, die grob als eine Entwicklung von epidemischen Infektionskrankheiten zu chronischen Zivilisationskrankheiten skizziert werden können. Zudem führte die sog. ‚Kostenexplo-
sion' im Gesundheitswesen zu einer Debatte um dessen Neuorientierung.
Diese ‚Krise der Gesundheitssysteme' (vgl. Noack & Noack 1995) westlicher Industrienationen wird allgemein als Grund für die Wiederentdeckung
und wachsende Unterstützung des Public-Health Ansatzes gewertet. Damit
einhergehend wurden internationale Kommissionen gebildet, die die Entwicklung und wissenschaftliche Fundierung von neuen Konzepten zur Ge-

sundheitsförderung vorantreiben sollten. Die einschlägigen Stellungnahmen in diesem Zusammenhang zielten auf die stärkere Einbeziehung der Sozialwissenschaften und eine Orientierung an Maßnahmen zur allgemeinen Gesundheitsförderung und nicht nur wie bis dahin an Maßnahmen zur Krankheitsverhütung.

Außerdem setzte eine Förderung (z.B. durch das Bundesministerium für Forschung und Technologie) zur Entwicklung von Konzepten zur Einrichtung von Aufbaustudiengängen zwecks Qualifikation von Experten für verschiedene Organisationen des Gesundheitswesens ein. Zunächst wurden dabei drei Forschungsverbünde ausgewählt und unterstützt (Berlin, Nordrhein-Westfalen, Norddeutschland), später kamen weitere (München, Sachsen) hinzu. Seit Ende der 80er Jahre sind im Zuge dieser Entwicklung in Deutschland verschiedene Public-Health/Gesundheitswissenschaften-Aufbaustudiengänge eingerichtet worden. Die Studienangebote an den verschiedenen Standorten sind unterschiedlich akzentuiert; in einer Konsenskonferenz im Herbst 1989 wurden jedoch einige Empfehlungen bezüglich gemeinsamer Zielsetzungen, curricularer Ansätze, der Studiendauer (4 Semester), der Zulassungsvoraussetzungen, Organisationsformen und Praxisfelder erarbeitet. Die verabschiedete Zielformulierung lässt im Ergebnis verschiedene Schwerpunktsetzungen zu:

„Vorrangiges Ziel ist die Ausbildung von graduiertem Personal und Übernahme folgender Funktionen im Gesundheitswesen:
1. Forschung (Epidemiologie, Gesundheitssystemforschung, Evaluation),
2. Management im Gesundheitswesen,
3. Beratung im Bereich der Gesundheitsplanung und Politik" (Schwartz/Badura 1992, S. 45).

Zugleich erfolgte eine Einigung aller beteiligten Universitäten (mit Ausnahme der Universität Düsseldorf) auf vergleichbare Ausbildungsinhalte im Grundstudium. So wurden folgende Kerninhalte für das erste Studienjahr festgelegt:

-   Grundlagen der Gesundheitswissenschaften und der Public-Health-Praxis (sozial- und verhaltenswissenschaftliche Grundlagen, medizinische Grundlagen),
-   Epidemiologie,
-   Management im Gesundheitswesen,
-   Gesundheitsökonomie,
-   Geschichte des Gesundheitswesens.

Im zweiten Studienjahr ergeben sich dann je nach Universität unterschiedliche Schwerpunkte.

Es wird deutlich, dass bezüglich der übereinstimmend als bedeutsam befundenen Grundlagen die Gesundheitspädagogik nicht genannt ist. Auch die Definiton der WHO von Public Health (zit. in Psychrembel 1994) enthält keinen eindeutigen Hinweis darauf, dass sich Gesundheitspädagogik in den geforderten interdisziplinären Forschungsverbund einreihen sollte:

„Public Health (engl. ‚public' öffentl.; ‚health' Gesundheit) dt. Bezeichnung Gesundheitswissenschaften; nach der WHO (1975) die Wissenschaft und Praxis von Krankheitsverhütung, Lebensverlängerung und Förderung physischen und psychischen Wohlbefindens durch bevölkerungsbezogene Maßnahmen; im multidisziplinären Forschungsverbund bezieht sich P.H. auf die Erforschung des gesundheitlichen Versorgungssystems (einschließlich dessen Steuerungs- und Finanzierungselemente) und der Lebens- und Umweltbedingungen unter denen Gesundheit und Krankheit entstehen; damit ist P.H. eine Ergänzung des biomedizinischen Modells der Krankheitsentstehung und -behandlung um ein sozioökologisches Konzept der Gesundheitsförderung. Mit der Bewertung von Umwelteinflüssen und sozialen Verhaltensmustern können Risikofaktoren und gesundheitsfördernde Bedingungen erkannt und in die Versorgung der Bevölkerung einbezogen werden."

Die Betonung in dieser Definition liegt auf der Bewertung von Umwelteinflüssen, sozialen Verhaltensmustern und der Erforschung von Lebens- und Umweltbedingungen, unter denen Gesundheit und Krankheit entstehen. Von besonderer Bedeutung scheint die Zielsetzung zu sein, durch bevölkerungsbezogene Maßnahmen zur Krankheitsverhütung, Lebensverlängerung und Förderung physischen und psychischen Wohlbefindens beizutragen. Diese bevölkerungsbezogenen Strategien, die eine administrative Orientierung aufweisen und von einer primär systematisch ausgerichteten Disziplin angegangen werden, können nach Haisch, Kessler und Weitkunat (1997) als ‚Old Public Health' bezeichnet werden. Hierbei ginge es z.B. um Gesundheitsförderung durch die Koordinierung und Mobilisierung lokaler, regionaler, staatlicher und internationaler Aktivitäten, meist in Form mehr oder weniger regulativer und bevölkerungsbezogener Strategien mit der Tendenz, Gesundheitsprobleme durch Vorschriften zu reglementieren. Mit der Prägung des Begriffs ‚New Public Health' sei die Berücksichtigung (auch) des Individuums und seiner Gefühle und Kognitionen sowie sozialen Verhaltensweisen, Gewohnheiten, Persönlichkeitsmerkmale und Lebensstile wieder mehr in den Vordergrund getreten. Die Berücksichtigung des Individuums sei die Endstrecke jedweder Intervention, denn „wenn der Rezipient in seiner Komplexität nicht berücksichtigt wird, so laufen Public Health-Maßnahmen Gefahr, zu verpuffen, unabhängig davon, wie gut sie gemeint sind" (Haisch/Kessler/Weitkunat 1997, S.16).

Im Hinblick auf die Gesundheitspädagogik ist hier von Interesse, dass selbst unter der bevölkerungsbezogenen Strategie der ‚Old Public Health' gesundheitspädagogische Forschungen und Maßnahmen als sinnvoller und notwendiger Bestandteil zur Umsetzung dieser Strategien anzusehen sind.

So gelten z.B. rechtliche Regelungen als Beispiel für verhältnispräventive Maßnahmen. Voraussetzung für die erfolgreiche Umsetzung solcher Ansätze sind jedoch flankierende pädagogische Maßnahmen, die zum Ziel haben, dass administrative Vorschriften aus Einsicht in ihre Notwendigkeit und nicht nur aus Angst vor Restriktionen umgesetzt bzw. dann häufig umgangen werden (vgl. Wulfhorst 1996). Die Integration von Gesundheitspädagogik in den Forschungszusammenhang der ‚New Public' Health mit einer ausgeprägteren Individuumsorientierung bedarf vor diesem Hintergrund nicht noch einer weiteren Begründung.

Dennoch vermisst man in den Aufzählungen verschiedener Public-Health-Fachvertreter von interdisziplinären Fächerzusammensetzungen in der Regel die Pädagogik als Grundlagendisziplin. So betonen Hurrelmann/Laaser (1993, S.9) die Notwendigkeit, in einer gleichberechtigten Kooperation zwischen Medizin, Biologie, Psychologie, Soziologie, Ökonomie und möglicherweise noch weiteren Grundlagenwissenschaften ein „interdisziplinäres, organisatorisch eigenständiges Gebiet der ‚Gesundheitswissenschaften' aufzubauen". Der hierzu geeignete grundlagentheoretische Orientierungspunkt liege in einem ‚bio-öko-psycho-sozialen-Modell' der Gesundheits- und Krankheitsentwicklung, das die Konstituierung eines „transparadigmatischen" Lehr- und Forschungsgebietes ermögliche. Schwartz (vgl. 1998, S.4) benennt die Epidemiologie, die Genetik, die Umweltmedizin, die Sozialwissenschaften einschließlich der Medizinsoziologie, die Psychologie, die Demographie, die Gerontoepidemiologie, die Politikwissenschaften, die Versorgungsforschung einschließlich Pflegewissenschaft und Sozialpharmakologie, die Sozialmedizin, die Gesundheitsökonomie, die Management- und Qualitätsforschung, die Informatik und die Statistik als Forschungsgebiete und wissenschaftliche Disziplinen von Public Health. Franzkowiak (vgl. 1996b, S. 57) hingegen zählt - deutlich übersichtlicher - als Teildisziplinen, die die Gesundheitswissenschaften, die ihrem Anspruch nach eine interdisziplinäre, gegenstandsbezogene Querschnittsdisziplin sei, repräsentierten auf: Die Sozial- und Humanmedizin, die Sozial- und Verhaltenswissenschaften, die Systemtheorie, die Ökonomie, Sozialarbeit und Sozialpädagogik. Nur bei Waller (1995, S.7) findet sich eine explizite Erwähnung der Gesundheitspädagogik:

„Mit dem Begriff Gesundheitswissenschaften (engl. Health Sciences) werden diejenigen Wissenschaften bezeichnet, die sich - aus jeweils unterschiedlicher Perspektive - mit Gesundheit beschäftigen, wie insbesondere die Gesundheitssoziologie, Gesundheitspsychologie, Gesundheitspädagogik, Gesundheitsökonomie, aber auch Sozial- und Umweltmedizin."

Diese Berücksichtigung der Gesundheitspädagogik seitens Wallers (a.a.O.) kann jedoch als Ausnahme bezeichnet werden. Eher ist die Einschätzung von Aries (vgl. 1989) als auch heute noch zutreffend zu bezeichnen, der ausführt, dass beim Aufbau des Faches Public Health die Gesundheitserziehung bisher wenig Beachtung gefunden habe, obwohl die Protagonisten der Public Health ständig auf die nordamerikanischen Schools of Public Health verwiesen, in denen die health-education selbstverständlich vertreten sei. Es bestreite auch niemand der Pädagogik das Recht auf einen eigenen Standpunkt und eine eigene Perspektive, nur die laufende Diskussion werde von ihr nicht mitgestaltet.

Als kennzeichnend für die Situation der Gesundheitspädagogik innerhalb der Gesundheitswissenschaften kann ein Beitrag von Brößkamp-Stone/Kickbusch/Walter (vgl. 1998, S.145) herangezogen werden (siehe Tab.2). Die genannten Autorinnen geben eine Übersicht über Funktionen und erforderliche Qualifikationen in der Gesundheitsförderung. Hier werden Organisationen, Tätigkeiten und Qualifikationen den Funktionen ‚wissenschaftlicher Experte gesundheitsrelevanter Disziplinen’, ‚öffentliche Bewusstseinsarbeit und Interessenvertretung’, ‚Gesundheitstraining und -beratung’ und ‚Projekt- und Organisationsentwicklung’ zugeordnet. Dem wissenschaftlichen Experten in Universitäten sowie nationalen und internationalen wissenschaftlichen Netzwerken kommen Tätigkeiten wie die Erhebung, Auswertung und Publikation gesundheitsrelevanter Daten und Zusammenhänge sowie die Evaluation von Gesundheitsförderungsprojekten zu, die mit Qualifikationen wie der wissenschaftlichen Expertise auf den Gebieten der Epidemiologie, der Medizin, der Ernährung, der Sozialwissenschaften und der Psychologie verbunden werden. Pädagogische Fähigkeiten werden auf der Ebene der ‚enabler’, d.h. des Gesundheitstrainings und der Gesundheitsberatung, angesiedelt, die an Volkshochschulen, Schulen, Verbraucherberatungsstellen und Krankenkassen für die Aus-, Fort- und Weiterbildung in Gesundheitsthemen sowie Multiplikatorenschulungen zuständig sind.

Bezüglich dieser kategorialen Einordnung pädagogischer Fähigkeiten und Maßnahmen besteht eine Analogie zu der im Zusammenhang mit der fachsystematischen Darstellung der Pädagogik und ihrer Bedeutung für die Gesundheitspädagogik dargestellten Fachstruktur der Erziehungswissenschaften nach Lenzen (1997), in der die Gesundheitserziehung als pädagogisches Praxisfeld charakterisiert wird, zu dem kein einschlägiges Fachgebiet bzw. keine Subdisziplin auf wissenschaftlicher Ebene auszumachen ist (siehe Kapitel 2.1.1).

Im Folgenden soll nun kurz auf zwei Teildisziplinen der Gesundheitswissenschaften eingegangen werden, die von besonderer Bedeutung für die Gesundheitspädagogik sind, nämlich die Gesundheitssoziologie und die Gesundheitspsychologie. Die Grundlagenwissenschaften dieser beiden genannten Teildisziplinen stellen ‚die’ traditionellen Nachbarwissenschaften der Pädagogik dar, auf die in nahezu jeder Einführung in die Pädgogik hingewiesen wird (siehe z.B. Lassahn 1995).

Funktion	Organisationen (Beispiele)	Tätigkeiten (Beispiele)	Qualifikationen (Beispiele)
Expert (wissenschaftlicher Experte gesundheitsrelevanter Disziplinen)	Universitäten Nationale und internationale (wissenschaftliche) Netzwerke	Erhebung, Auswertung und Publikation gesundheitsrelevanter Daten und Zusammenhänge Evaluation von Gesundheitsförderungsprojekten	Wissenschaftliche Expertise auf den Gebieten der Epidemiologie, Medizin, Ernährung, Sozialwissenschaften, Psychologie usw.
Advocate (öffentliche Bewusstseinsarbeit und Interessenvertretung)	Verbände Selbsthilfegruppen Nicht-staatliche Organisationen	Öffentlichkeitswirksame Aktionen (Medien, Ausstellungen) Überzeugung von Entscheidungsträgern Bewusstseinsbildung	Fachliche Kompetenz Rhetorik Journalistische Kompetenzen Wirksame Vertretung von Interessen
Enabler (Gesundheitstraining und -beratung)	Volkshochschulen Schulen Verbraucherberatung Krankenkassen	Aus-, Fort- und Weiterbildung in Gesundheitsthemen Multiplikatorenschulungen	Sachkompetenz Pädagogische Fähigkeiten Psychologische Kompetenz
Change facilitator (Projekt- und Organisationsentwicklung)	Koordinationsstellen in Gesundheitsförderungsprojekten verschiedener Träger, z.b. Betriebe, Ministerien, Krankenkassen	Organisationsentwicklungsarbeit Aufbau intersektoraler Kooperationen Verhandeln Schaffen von Infrastrukturen	Soziale Kompetenz Leiten von Gruppen Organisationskompetenz Projektmanagement

Tab. 2: Funktionen und Qualifikationen in der Gesundheitsförderung, nach Brößkamp-Stone/Kickbusch/Walter (1998, S.145)

3.1.1 Gesundheitssoziologie

Hurrelmann hat zur Gesundheitssoziologie bereits 1988 ein grundlegendes Werk über den Zusammenhang von ‚Sozialisation und Gesundheit' vorgelegt. Hier werden, ausgehend von dem Postulat, dass moderne Industriegesellschaften Gefahr liefen, Lebensbedingungen zu konstituieren, die immer größer werdende Minderheiten der Bevölkerung tendenziell desintegrieren und in Randpositionen drängen, zunächst Symptome für soziale, psychische und somatische Auffälligkeiten und ihre Querverbindungen dargelegt. Im weiteren Gang der Studie werden deren Auslöser bzw. Risikofaktoren im Lebenslauf auf sozialer, psychischer und somatischer Ebene den personalen und sozialen Ressourcen der Lebensbewältigung gegenübergestellt. Ausführlich werden hier u.a. soziologische Erklärungsansätze - von soziologischen Stresstheorien über sozialisationstheoretische Ansätze bis zu gesundheitssoziologischen Ansätzen referiert, um Inderdependenzen zwischen Lebensbedingungen, Belastungen, Ressourcen und Symptomen zu verdeutlichen. Letztlich erfolgt aus diesen Darstellungen eine Ableitung von Interventionsansätzen zur Stärkung personaler und sozialer Ressourcen. In diesem Zusammenhang betont Hurrelmann (a.a.O., S.198), dass es im wesentlichen um eine vorbeugende Komponente in der Gesundheitsförderung gehen müsse, und zwar um Sozialisationshilfen sowie Erziehungs- und Bildungsmaßnahmen, die allesamt gezielt auf eine verantwortungsbewusste gesunde Lebens- und Arbeitsweise ausgerichtet sein müssten.

Aus dieser Umschreibung von Komponenten der Gesundheitsförderung können direkte Zusammenhänge zwischen Gesundheitspädagogik und Gesundheitssoziologie abgeleitet werden, denn die Konzeption von Erziehungs- und Bildungsmaßnahmen muss die Bereitstellung der von Hurrelmann geforderten Sozialisationshilfen berücksichtigen. Hierbei kommt die (Gesundheits-)Pädagogik nicht umhin, auf Forschungsergebnisse der (Gesundheits-)soziologie zurückzugreifen.

Badura (vgl. 1993, S.69ff.), der hier als zweiter Repräsentant der Gesundheitssoziologie genannt werden soll, gliedert den Gegenstand der soziologischen Gesundheitsforschung in drei Abschnitte: Die Sozialepidemiologie, die Gesundheitssystemanalyse und die Gesundheitsförderung. Die Sozialepidemiologie suche nach Zusammenhängen zwischen Gesellschaft, Krankheit und Gesundheit. Ihr Hauptinteresse habe ursprünglich dem Zusammenhang zwischen sozialer Ungleichheit und seelischen Erkrankungen gegolten, heute stehe die kritische Auseinandersetzung mit dem biomedizinischen Modell der Krankheitsentstehung im Vordergrund. Er führt dazu sich häufende Befunde an, die auf die Existenz unspezifisch wirkender Sozialfaktoren hinwiesen, deren Einfluss die allgemeine Anfälligkeit des Menschen für somatische und psychische Krankheiten erhöhten, Schutzfaktoren gegenüber diesen Krankheiten bildeten oder sich positiv auf die Gesundheit auswirkten. Insbesondere hätten die Stressforschung und die Soziale Unterstützungsforschung Erkenntnisse zu oben genannten sozialen Einflussfaktoren geliefert. Darüberhinaus sei die Bewältigung von Krankheit für die sozialepidemiologische Forschung von vorrangigem Interesse.

Zum Forschungsgegenstand ‚Gesundheitssystemanalyse' führt Badura (a.a.O.) aus, dass diese u.a. die Gesundheitsberichterstattung und die Qualitätssicherung einschließe. Diese hätten erst in jüngster Zeit Eingang in die einschlägige Gesetzgebung gefunden, mit dem Ziel, Absicht, Angemessenheit, Qualität, Effektivität und Effizienz des Gesundheitswesens transparenter zu machen und an objektiven Kriterien zu orientieren. Zum Forschungsgegenstand der Gesundheitsperspektive führt Badura (vgl. 1993, S.78) aus: „Der Blick des Soziologen richtet sich in erster Linie auf Risiken und Gesundheitspotentiale der Sozialstruktur, einzelner Organisationen und Institutionen sowie auf die Entwicklung sozialer Beziehungen (insbesondere des

Familien- und Verwandtschaftsverbandes), den Wandel von Werten und Leitbildern und erst zuletzt auf das Verhalten einzelner Individuen."

Bezüglich der ‚Verwertung' bzw. Anwendung der aus den o.g. Fragestellungen der Gesundheitssoziologie gewonnen Erkenntnisse ist dann die Gesundheitspädagogik gefragt, da sie sich in erster Linie mit der Beeinflussung gesundheitsrelevanten Verhaltens befasst. Ihre Möglichkeiten hängen jedoch entscheidend von der Qualität der Forschungen zu Determinanten des gesundheitsrelevanten Verhaltens sowohl auf gesellschaftlicher als auch individueller Ebene ab (siehe Kap. 3.1.2).

3.1.2 Gesundheitspsychologie

Von Haisch, Kessler und Weitkunat (vgl. 1997) wird die Integration von Gesundheitspsychologie in den Forschungszusammenhang der Gesundheitswissenschaften damit begründet, dass ein erheblicher Teil der Morbidität und Mortalität westlicher Nationen lebensstilbezogen oder gar -bedingt sei. Die Psychologie selbst wird als Wissenschaft vom Verhalten und Erleben charakterisiert, die Gesundheitspsychologie speziell befasse sich mit dem Studium und der Anwendung der Theorien und Modelle der Psychologie auf Fragen der Gesundheit, einschließlich der Bereiche Prävention, Diagnostik, Therapie und Ätiologie, vor allem unter dem Aspekt gesundheitsrelevanten Verhaltens. Die Gesundheitspsychologie sei eine auf den ‚Gesundheitsbereich' spezialisierte Verhaltenswissenschaft. Weiter wird von den Autoren mit Blick auf den bevölkerungsbezogenen Aspekt der Definiton von Public Health ausgeführt, dass es sich um ein Missverständnis handele, wenn davon ausgegangen würde, dass sich die Psychologie und insbesondere die Gesundheitspsychologie nur um das Individuum oder bestenfalls um Kleingruppen kümmern würde und ihr ein bevölkerungsbezogener Ansatz verwehrt bliebe. Zur Begründung wird darauf hingewiesen, dass die Wurzeln z.B. einer Verhaltenstherapie in der Allgemeinen Psychologie lägen, die z.B. allgemeine Lerngesetze formuliere.

Schwenkmezger und Schmidt (1994) diskutieren verschiedene Definitionen von ‚Gesundheitspsychologie', wobei den Autoren zufolge die meisten Definitionsversuche sich auf Matrazzo bezögen: „Gesundheitspsycholgie ist die Zusammenfassung der spezifischen pädagogischen, wissenschaftlichen und anwendungsbezogenen Beiträge der Psychologie zur Förderung und Erhaltung der Gesundheit, zur Prävention und Behandlung von Krankheit sowie zur Erforschung der ätiologischen und diagnostischen Korrelate von Gesundheit, Krankheit und damit verbundenen Dysfunktionen." (Matrazzo 1980, S. 815, zit. in Schwenkmezger/Schmidt 1994, S.2).

Im Zusammenhang dieser Untersuchung ist vor allem die Berücksichtigung der Pädagogik auffällig, die jedoch der Definiton zufolge weder wissenschaftlichen noch anwendungsbezogenen Charakter hat, sondern hier als

Beitrag der Psychologie zur Förderung und Erhaltung der Gesundheit etc. rubriziert wird. Als Ergänzung zu der dargestellten Definition Matrazzos sei noch auf eine weit gefasste Definition Schwarzers (1990, S.3) hingewiesen, wonach Gesundheitspsychologie als ein wissenschaftlicher Beitrag der Psychologie beiträgt zur:

1. Förderung und Erhaltung von Gesundheit,
2. Verhütung und Behandlung von Krankheit,
3. Bestimmung von Risikoverhaltensweisen,
4. Diagnose und Ursachenbestimmung von gesundheitlichen Störungen,
5. Rehabilitation und
6. Verbesserung des Systems gesundheitlicher Versorgung."

Vogt (1993) stellt bezüglich des speziellen Erkenntnisinteresses der Gesundheitspsychologie heraus, dass diese anders als die klinische Psychologie, von der die Gesundheitspsychologie (neben Anleihen bei anderen Zweigen der Psychologie und der Medizinsoziologie) eine Reihe von Methoden und Forschungsergebnissen übernommen habe, nicht in erster Linie nach den Ursachen von psychischen Leiden und Erkrankungen frage, sondern nach den Bedingungen für Gesundheit und den Ansätzen für Gesundheitsförderung sowohl für Gesundheit als auch für Krankheit.

Die Kenntnis und Berücksichtigung gesundheitspsychologischer Erkenntnisse und auch Methoden - so kann hier festgehalten werden - ist für die Entwicklung gesundheitspädagogischer Theorien und Maßnahmen von Bedeutung. Wer heute noch davon ausgeht, Gesundheitsverhalten sei durch Anwendung der sog. KAP-Formel zu beeinflussen, wonach über die Wissensvermittlung (Knowledge) eine Einstellungsänderung (Attitude) erreicht wird, die dann zur Verhaltensänderung führt (Practice), lässt neuere Erkenntnisse der Gesundheitspsychologie ungenutzt, die belegen, dass eine Einflussnahme auf das Gesundheitsverhalten nur zu einem geringen Teil über die Wissensvermittlung zu erreichen ist (vgl. Staeck 1989).

So stellt die Gesundheitspsychologie z.B. Modelle des Zusammenhangs zwischen Persönlichkeit, Krankheit und Gesundheit bereit, die die Bedeutung von Kontrollüberzeugungen, Selbstwirksamkeitskonzepten oder Kompetenzerwartungen für intendierte Verhaltensänderungen herausstellen (vgl. Schwenkmezger 1994, S.46ff.). Weiter sind hier sozialpsychologische Konzepte zu nennen, die z.B. die Bedeutung sozialer Repräsentationen in Bezug auf die Bewertung von Gesundheit- und Krankheit, Attributionen (im Sinne einer Erklärung und Ursachenzuschreibung für Erkrankungen) oder Fragen nach Prinzipien der Organisation und Stabilisierung von Informationen thematisieren, die die Person über sich selbst und ihre Umwelt hat (z.B. Theorie der kognitiven Dissonanz) (vgl. Hornung/Gutscher 1994). Desweiteren analysiert z.B. Dlugosch (1994) verschiedene Modelle der Analyse und Vorhersage sowie der Veränderung des Gesundheitsverhaltens, die hier aber nicht im Einzelnen referiert werden können. Die Autorin (a.a.O.)

resümiert jedoch auch - was hier von größerem Interesse ist - die Gemeinsamkeiten des Health-Belief-Modells (Becker et al. 1982), der Protection Motivation Theory (Rogers 1975), der Theory of reasend Action (Aijzen/Timko 1986) sowie der Subjective Expected Utility Theory (Ronis 1992). Alle Modelle gingen davon aus, dass die Antizipation gesundheitlicher Beeinträchtigungen und der Wunsch, diese zu vermeiden, die Motivation für die Ausübung von Gesundheitsverhalten erhöht. Ferner werde die Beeinflussung der Handlungsmotivation durch Einstellungen hinsichtlich der Wahrscheinlichkeit, mit der die gesundheitlichen Beeinträchtigungen eintreten werden, und auch die Bedeutung der Erwartung, dass eine bestimmte Handlung die Wahrscheinlichkeit und Schwere der Beeinträchtigung beeinflussen könne, in allen Modellen herausgestellt. Nicht zuletzt gingen alle genannten Modelle davon aus, dass der subjektiv eingeschätzte Nutzen des gesundheitsförderlichen Verhaltens abgewogen werde gegenüber den zu erwartenden Kosten, die mit diesem Verhalten verbunden seien.

Die Unterschiede zwischen den genannten Modellen bestünden insbesondere in der Kombination der unabhängigen Variablen sowie in der Spezifikation bzw. der Operationalisierung einzelner Modellkomponenten.

Neben diesen Erkenntnissen ist für die hier vorgelegte Untersuchung weiter von Interesse, dass Dlugosch (a.a.O.) Modelle der Planung von Gesundheitserziehung und -förderung darstellt, worauf im weiteren Verlauf noch ausführlich eingegangen wird (siehe Teil II, Kap. 2).

3.2 Medizin

Neben den oben diskutierten Gesundheitswissenschaften ist die Medizin als elementare ‚Hilfswissenschaft' der Gesundheitspädagogik zu bezeichnen. Von besonderer Bedeutung sind dabei zunächst die Fächer, die sich mit stark verhaltens- und verhältnisabhängigen Erkrankungen und Krankheitsverläufen beschäftigen, da sie einen wichtigen Ansatzpunkt für gesundheitspädagogische Forschungen und Interventionen darstellen. Da es im Rahmen dieser Untersuchung jedoch nicht möglich ist, das Gesamtspektrum solcher Erkrankungen und der an ihrer Ursachenklärung, Prävention, Diagnostik und Therapie beteiligten medizinischen Teildisziplinen darzustellen, erfolgt hier eine exemplarische Besprechung von im Zusammenhang dieser Arbeit besonders relevanten Fächern bezüglich ihrer Einflüsse auf die Gesundheitspädagogik.

Zunächst aber sollen noch einige allgemeine Anmerkungen zum Verhältnis von Medizin und (Gesundheits-)pädagogik vorausgeschickt werden[1].

---

1 Zur Kritik an der ‚traditionellen' Gesundheitserziehung siehe auch Teil I, Kap. 2.2.3.3.

Nicht selten wird Gesundheitserziehung ausschließlich als Domäne der Medizin betrachtet. So liest man bei Schipperges (1977, S.556) als Zusammenfassung seiner Darstellung zur ‚Geschichte der Gesundheitserziehung': „Gesundheitserziehung steht ... als ein Auftrag vor uns, der ein ganzes Netz von Hilfswissenschaften in Beziehung zu setzen hätte zum Bezugssystem Mensch. Es spricht vieles dafür, dass es das Verbundsystem der ökologischen Fächer sein wird, das sich diese Thematik zum Gegenstand machen könnte. Hierzu zählt in erster Linie die Sozialmedizin samt Sozialpsychologie und Sozialpsychiatrie, Arbeitsmedizin und Präventivmedizin, daran angeschlossen die Versicherungsmedizin, eine Rechtsmedizin und die ärztliche Berufskunde, ferner die klassische Hygiene mit ihren Traditionen der Sozialhygiene und einer Kulturhygiene, nicht zuletzt auch jene moderne Geschichte der Medizin, der man die Verwurzelung ärztlichen Denkens, Wissens und Handelns kritisch zu bedenken anvertraut hat."

Ergänzend zu den Ausführungen von Schipperges (s.o.) ist anzumerken, dass inzwischen auch die Medizin das WHO-Konzept der Gesundheitsförderung (WHO 1986) für sich entdeckt hat und nun selbstbewusst „die Führungsrolle"[2] auf diesem Gebiet beansprucht[3]. Während die Pädagogik bisher nicht über die grundsätzliche Diskussion zu verfolgender Ziele, zugrunde liegender Werte oder auf der anderen Seite rezeptologische Handlungsanweisungen hinauskommt, fehlt es in der Medizin nicht an ad hoq entwickelten Curricula zur Gesundheitsförderung und „einschlägigen" Fortbildungsmaßnahmen, die innerhalb kürzester Zeit gesundheitsfördernde Kompetenzen vermitteln sollen (siehe unten).

Haug (1991, S.46ff.) stellt in diesem Zusammenhang die Kompatibilität von medizinisch-therapeutischem und pädagogischem Handeln generell in Frage. Er führt dazu aus, dass pädagogische Methoden bisher meist in den Dienst der biomedizinischen Wissensvermittlung gestellt worden seien, ohne dass man sich grundlegende Gedanken zur Kompatibilität dieser z.T. sehr konträren Wissensgebiete gemacht hat. Auf die Möglichkeit, dass das heutige naturwissenschaftliche Grundverständnis bzw. die Erscheinungsformen von naturwissenschaftlich orientierter Medizin und Gesundheitsversorgung ein genuin pädagogisches Verständnis von Bildung, Erziehung und Lernen ganz oder teilweise ausschließen könne, würde erst in jüngster Zeit von einzelnen Wissenschaftlern hingewiesen. Als Beispiel und Beleg wird dabei angeführt, dass die in der täglichen ärztlichen Praxis vorzufindende „temporäre" Entpflichtung des einzelnen von seinen sonstigen Rollen und Aufgaben aufgrund des vorherrschenden patronalen und infantilisierenden Verhaltensmuster seitens der Ärzte dazu animiere, die Verantwortung für

---

2 Vgl. Anonymus (1995): Bericht über die ‚Ärztliche Präventionswoche ‚95 im Deutschen Ärzteblatt 92, S. A-2957 mit dem Titel: Anspruch auf die Führungsrolle
3 Welche Rolle die schlechten Arbeitsmarktbedingungen für Ärzte dabei spielt, muß hier offen bleiben.

sich und andere in die Hände der Experten zu legen. Was eine Zeit lang durchaus notwendig sein könne, werde dann schädlich, wenn es um die eigenverantwortliche und selbstbestimmte Regulierung des Krankheitsgeschehens durch den Betroffenen gehe. Darüber hinaus fördere die asymmetrische Kommunikationsweise von Arzt und Patient, die sich zumeist auch in der Sprache (‚Fachchinesisch') und der Organisationsform (‚Halbgott in Weiß') widerspiegele, weder eine unterstützende noch ermutigende Aufklärung bzw. Patientenbildung.

Raspe (1998) betont in ähnlichem Zusammenhang den engen, wenn auch nicht spannungsfreien Zusammenhang zwischen klinischer Medizin und Public Health, der auch auf die Gesundheitspädagogik übertragen werden kann. Soweit nämlich Public Health auf bestimmte Krankheitsbilder blicke, bedürfe es einer klinischen Sehhilfe. So könnten beispielsweise für bestimmte Risikofaktoren in Kenntnis ihrer pathophysiologischen Interpretation sehr gezielte Präventionsansätze entwickelt werden. Auch sollten die Zugangsmöglichkeiten der ‚klinischen Prävention' nicht unterschätzt werden, die alle denkbaren klinischen Kontakte über den jeweiligen Konsultationsanlass hinaus für präventive Interventionen nutzen könne. Angesichts dieser Gegebenheiten kann die Zusammenarbeit der Gesundheitspädagogik mit der klinischen Medizin z.B. unter anderem darin bestehen, über das Angebot von Fort- und Weiterbildungsmaßnahmen die Effektivität solcher medizinischen Interventionen[4] zu steigern.

Als Bezugspunkt bietet sich hier auch das gesundheitspolitische Programm der deutschen Ärzteschaft an (Bundesärztekammer 1994), das die Integration der Gesundheitsförderung in die ärztliche Aus-, Fort- und Weiterbildung fordert, da Gesundheitsberatung und gesundheitsbezogene Gruppenarbeit zukünftig stärker als bisher Bestandteil des ärztlichen Handelns sein würden. Ein entsprechendes Fortbildungsprogramm ist inzwischen entwickelt, es werden z.B. regelmäßig Kursfortbildungen zur ‚Gesundheitsförderung' von der Bundesärztekammer angeboten; außerdem liegt ein Curriculum ‚Gesundheitsförderung' der Bundesärztekammer (1997) vor, das die Vermittlung von Strategien und Techniken der ärztlichen Gesundheitsförderung zunächst in einem Grundkurs von 24 Stunden vorsieht. Als Grundlage dafür dient der eingängige ‚3-Stufen-Plan zur Gesundheitsförderung durch die Heilberufe':

---

4 Hörmann und Nestmann (1988) weisen zum Begriff ‚Intervention' kritisch darauf hin, dass diese den Patienten (hier: im Rahmen der psychosozialen Intervention) in ein Objektverhältnis bringe, der Eingreifende sei der aktive Teil. Sie merken weiter an: „Was sich zunächst nur als Beispiel eines modischen Trendsetters anheimelnd einzuschleichen anschickte, entpuppte sich unter der Hand als ungestümer Drang um Teilhabe an der Macht. Doch kaum dass dieser Kontext in das Blickfeld gerät, gibt sich Intervention in der Pose des Biedermanns als harmlose Alltagshandlung, die die Bereiche des Lebens ubiquitär durchdringt und deshalb vorgibt, etwas von ihrem Schrecken verloren zu haben." (Hörmann/Nestmann 1988, S. 10)

„1. Individuelle Gesundheitsberatung,
   d.h. Information und Motivation des Einzelnen zur gesunden Lebensweise

2. *Gruppenarbeit mit Risikopersonen oder Kranken*
   d.h. Planung, Anleitung, Supervision der Arbeit mit Gruppen gleich-
   betroffener Risikopersonen und Patienten, Unterstützung von Selbsthilfegruppen

3. *Mitwirkung an öffentlichen Gesundheitsprogrammen*
   d.h. anwaltschaftliches Eintreten für gesundheitliche Belange des Bür-
   gers und der Gemeinschaft in der Öffentlichkeit" (Anonymus 1993).

In dem bereits erwähnten gesundheitspolitischen Programm der deutschen
Ärzteschaft (Bundesärztekammer 1994, S.31) heißt es zu dem Punkt ‚Ge-
sundheitsförderung durch Gesundheitserziehung': „Verhaltensweisen bil-
den sich in der Kindheit und gerade in der Schulzeit heraus. Frühzeitige
Gesundheitserziehung kann daher lebenslang wirken und sollte deshalb
Grundlage aller gesundheitsfördernden Strategien werden. Dennoch ist die
Gesundheitserziehung in Gemeinschaftseinrichtungen für Kinder und besonders in der Schule immer noch unzureichend. Die Ärzteschaft fordert,
Gesundheitserziehung in Kooperation mit Ärzten als Pflichtfach in die Leh-
rer- und Erzieherausbildung und als Unterrichtsstoff lehrfachübergreifend
in den schulischen Alltag aufzunehmen. Im Hinblick auf praktische Präven-
tionsbemühungen ist es eine besondere Aufgabe der Ärzteschaft, sich aktiv
an Gesundheitserziehungsmaßnahmen in Kindergarten, Schule, Ausbil-
dungsstätten und Sportvereinen zu beteiligen."

Auch Hurrelmann (1995) plädoyiert - allerdings mit anderen Akzenten in
der Diktion - für eine Kooperation von Lehrern und Ärzten und weist auf
Modellversuche hin, die erste Ergebnisse lieferten, dass ein gemeinsamer
Gesundheitsunterricht im Team die Aufmerksamkeit der Schüler auf gesundheitliche Themen stark fördere.

Diese allgemeinen Ausführungen zum Verhältnis von Medizin und Gesundheitspädagogik führen zu dem Schluss, dass beide Seiten von dem jeweiligen Spezialwissen profitieren könnten und eine stärkere Integration
der jeweils anderen Disziplin in die Aus-, Fort- und Weiterbildung von Pädagogen bzw. Ärzten entscheidend zur Steigerung der Wirksamkeit von gesundheitsfördernden und präventiven Maßnahmen beitragen könnte.

3.2.1 Präventiv- und Sozialmedizin

Die Präventiv- und Sozialmedizin können als eng verbundene Teilgebiete
der Medizin bezeichnet werden. Erstere wird auch als Vorsorgemedizin bezeichnet und befasst sich zum einen mit der Verhütung von Krankheiten
durch vorbeugende Maßnahmen und zum anderen der Krankheitsfrüher-

kennung. In diesen Zusammenhang gehören z.B. die Vorsorgeuntersuchungen, allgemeine Früherkennungsuntersuchungen, Kinderfrüherkennungsuntersuchungen sowie Krebsfrüherkennungsuntersuchungen. Letztere befasst sich mit den durch die soziale und physische Umwelt verursachten Gesundheitsstörungen (vgl. Pschyrembel 1994).

Waller (1995) betont, dass präventivmedizinische Maßnahmen sowohl die primäre, sekundäre und tertiäre Prävention betreffen können. Als Beispiele für primärpräventive Maßnahmen nennt er die Schutzimpfungen sowie Maßnahmen der Vitamin-D- und Jodprophylaxe. Er ordnet die Impfprophylaxe als verhältnispräventive Maßnahme ein, weist jedoch zugleich auf die allerorten konstatierte ‚Impfmüdigkeit' hin. Wenn tatsächlich epidemiologisch abgesichert wäre, dass durch eine verstärkte Inanspruchnahme von Schutzimpfungen die Mortalität und Morbidität bedeutend gesenkt werden könnte, wäre eine Motivation der Bevölkerung zur Inanspruchnahme der Schutzimpfungen eine adäquate Aufgabe der Gesundheitspädagogik, womit eine enge Verknüpfung zur Präventivmedizin hergestellt wäre.

Erkenntnisse der Sozialmedizin wiederum belegen, dass z.B. bezüglich der Tuberkuloseschutzimpfung die Einflüsse auf den Rückgang der Tuberkulosesterblichkeit in erster Linie in der Verbesserung der Arbeits- und Lebensbedingungen zu sehen sind (Waller a.a.O.).

Als Haupttätigkeitsfeld der Präventivmedizin sind nach Waller (1995) die Maßnahmen der Sekundärprävention anzusehen. Hier ginge es in erster Linie um die frühzeitige Erfassung von Krankheiten oder ersten Krankheitsanzeichen, um rechtzeitig medizinisch intervenieren zu können. In diesen Bereich fallen die Vorsorgeuntersuchungen, wobei sich auch hier eine Verbindung zur Gesundheitspädagogik ergibt, wenn es darum geht, zu der Inanspruchnahme dieser Untersuchungen zu motivieren, was jedoch eine gesicherte Datenbasis bezüglich der Effektivität dieser Untersuchungen voraussetzt.

Die Maßnahmen der tertiären Rehabilitation sind nach Waller (1995) weitgehend mit der Rehabilitationsmedizin identisch und stünden in einem gesundheitswissenschaftlichen Kontext nicht im Vordergrund. Diese Einschätzung kann hier nicht nachvollzogen werden, denn die Vermeidung von Krankheitsspätfolgen, des Wiederauflebens der Krankheiten und die Befähigung von Erkrankten, mit möglicherweise dauerhaften Beeinträchtigungen oder Behinderungen umzugehen, kann durchaus als Prävention betrachtet werden.

Schwanitz (1996, S.226ff.) formuliert - mit Blick auf berufsbedingte Erkrankungen - drei Thesen bezüglich des Verhältnisses von Gesundheitspädagogik und Medizin in den Bereichen der primären, sekundären und tertiären Prävention mit Blick auf berufsbedingte Erkrankungen und stellt hiermit ein ‚Paradigma einer integrativen pädagogisch-medizinischen Gesundheitsförderung' dar:

„1. These: Primäre Prävention ist vorzugsweise ein Aufgabengebiet der angewandten Gesundheitspädagogik.

2. These: Sekundäre Prävention erfordert eine exakte medizinische Diagnostik, psychologisches Verständnis und eine Verbesserung der Arbeitsbedingungen."

3. These: Tertiäre Prävention erfordert eine optimierte medizinische Therapie, intensive (gesundheitspädagogische) Motivation und eine grundlegende Änderung der Arbeitsbedingungen."

Interessant für diese Untersuchung ist zudem Schipperges' (1993) Konzept der präventiven Medizin, das an die klassische Diätetik anknüpft. Die Aufgabenbereiche einer solchen Präventivmedizin betreffen die ‚Lebenskreise' Umwelt (kultivierter Umgang mit Licht und Luft, Wasser und Wärme, Klima und Boden, Landschaft und Wohnräumen), Ernährung (Essen und Trinken als soziales Geschehen und Grundproblem aller Kultur), Arbeitswelt und Freizeit (Humanisierung von Arbeit und Freizeit) und die Affekte (Grundrisiken Angst, Zwang, Frustration, Aggression, Neid, Hoffnung). Schipperges (a.a.O.) fordert zugleich, diese, das „Individuum durchformende Diätetik" in eine anthropologisch zu begründende allgemeine Gesundheitsbildung einzubauen, womit eine weitere Verbindung von Präventivmedizin und Gesundheitspädagogik hergestellt werden kann. Hier muss jedoch wieder gefragt werden, ob die von Schipperges genannten ‚Lebenskreise' tatsächlich in erster Linie von der Medizin aufzugreifen sind. So kann die Frage nach einer Humanisierung der Arbeitswelt oder auch nur nach einer ‚gesunden Ernährung' sicher in erster Linie auch anderen wissenschaftlichen Disziplinen als ‚ihre' Fragestellung zugeordnet werden.

3.2.2 Verhaltensmedizin

Die Verhaltensmedizin betont nach Schwenkmezger und Schmidt (1994) die interdisziplinäre Integration verschiedener Professionen und sei in der Praxis vor allem der Verhaltensmodifikation beim Individuum verpflichtet. Ähnliches führt Zielke (vgl. 1994, S.8) aus, der die Verhaltensmedizin weniger als eindeutige Eingrenzung eines neuen Fachgebietes verstanden wissen will, sondern vielmehr als eine ‚Arbeitsplattform zur Sammlung und Integration des klinischen Grundlagen- und Anwendungswissens aus den Bereichen der experimentellen Psychologie, der biologischen Verhaltenswissenschaften und der traditionellen naturwissenschaftlichen Medizin. Nach Spörkel (vgl. 1994, S.265) setzen verhaltensmedizinische Interventionen bei Krankheiten an, die durch subjektive Einflussnahme (Verhalten) entstanden sind bzw. modifiziert werden können. Zweck einer verhaltensmedizinischen Klinik ist nach Spörke (a.a.O.) die Förderung von Gesundheits-

116

und die Bewältigung von Krankheitsverhalten. Allerdings stellt Broda (vgl. 1994, S. 61) für die Verhaltensmedizin „ein nicht zu übersehendes Theoriedefizit" fest und bezeichnet sie als Sammelbecken von Programmen zur Veränderung von so genannten Risikoverhaltensweisen.

Bezüglich der psychologischen Interventionen ist die Verhaltensmedizin als Verhaltenstherapie ausgelegt. Neben der interaktionellen Problemlösungsgruppe ist das prominente Charakteristikum verhaltenstherapeutischer Gruppenarbeit Zielke zufolge (vgl. 1994, S.335) die störungsspezifische Gruppentherapie. Die theoretischen und praktischen Bezeichnungen solcher Formen der Gruppentherapie sind uneinheitlich. Fiedler (1987) spricht z.b. von der ‚problemorientierten Arbeitsgruppe' als ‚psychagogischer Verhaltenstherapie' in Gruppen. In den klinischen Therapiekonzepten werden sie als ‚indikative Gruppen', als ‚problemorientierte Gruppen' oder nach Maßgabe der Kennzeichnung der Haupterkrankung benannt (Angstbewältigung, Sexualtherapie usw.). Zielke (1994, S.334) hält „die von Fiedler (1987) gewählte Bezeichnung solcher Konzepte als ‚psychopädagogische Gruppenarbeit' für äußerst unglücklich." Sie beruhe auf einem eher engen Psychotherapieverständnis, in dem Aufklärung, Information, Arbeitsmaterialien und Anleitungen keinen originären Platz hätten und deshalb als pädagogisch ausgegrenzt würden, womit den Antagonisten der Verhaltensmedizin und Verhaltenstherapie willkommenes Argumentationsmaterial dafür geliefert würde, dass solche Gruppentherapiekonzepte demzufolge auch keine ‚eigentliche' Gruppenpsychotherapie seien. Der pädagogische, anleitende und übende Teil qualifiziere sie allenfalls als ‚übende' Verfahren mit entsprechenden Minderbewertungen bis hinein in die ambulanten Abrechnungsziffern.

Aus dieser Stellungnahme wird a) zum einen die bereits einleitend zu diesem Kapitel thematisierte Frage deutlich, ob die Ausübung einer bestimmten Tätigkeit durch eine bestimmte Profession sie damit zu einer psychologischen, pädagogischen oder medizinischen Tätigkeit macht und b) zum anderen die (relativ geringe) Wertschätzung von Pädagogik von Seiten anderer Disziplinen (hier: Psychologie) deutlich. Festzustellen bleibt, dass das Konzept der Verhaltenstherapie durchaus originär pädagogische Anteile enthält, die auch als solche bezeichnet und von Pädagogen konzipiert und durchgeführt werden könnten.

3.3 Interdisziplinäre Zusammenarbeit

Gesundheitserziehung (einschließlich präventiver Maßnahmen) als Praxisfeld der Gesundheitspädagogik kann als interdisziplinäre Aufgabe betrachtet werden, an deren Umsetzung verschiedene Professionen beteiligt sind. Aber auch auf der wissenschaftlichen Ebene ergibt sich aus den bisherigen Ausführungen ein ‚interdisziplinärer Anspruch' der Gesundheitspädagogik, da wie allgemein in der Pädagogik üblich, auf die Erkenntnisse und Methoden anderer wissenschaftlicher Disziplinen, allen anderen voran die der Psychologie und Sozialwissenschaften, zurückgegriffen wird. Für die Gesundheitspädagogik sind zudem zahlreiche Interdependenzen zu den Public-Health-Fächern und der Medizin festzustellen.

Hoebel-Mävers et al. (vgl. 1998, S.69) bezeichnen die Realisierung einer Zusammenarbeit zwischen verschiedenen Fachdisziplinen, ohne dass die je eigenen Voraussetzungen und Kompetenzen aufgegeben werden müssten, als spezifisch erziehungswissenschaftliche Herausforderung. Hierbei müssten die Spezifika und Grenzen der eigenen wie fremden Einstellungshorizonte und Entscheidungsräume erkannt, Vernetzungen und Prozesse genauer verstanden und kooperative Arbeitsweisen entwickelt werden.

Gerade die gleichberechtigte Zusammenarbeit insbesondere auf praktischer Ebene erscheint jedoch derzeit noch mit Schwierigkeiten verbunden zu sein. Bachmeier (vgl. 1994, S.132) thematisiert vor allen Dingen die ideologische Überhöhung der ärztlichen Profession, die eine gleichberechtigte Zusammenarbeit mit anderen Professionen erschwere und hierarchisiere. Sie stellt für „die Mediziner" bzw. „die Ärzteschaft" eine Tendenz zur Kompetenzüberschreitung und eine Neigung zur Usurpation anderer Fachdisziplinen fest. Die mangelnde Kooperationsfähigkeit der Ärzte in der Gesundheitserziehung wird von Wilm und Jork (1987) als Resultat ihrer Ausbildung bezeichnet. Auch Haux (vgl. 1987, S.451) thematisiert solche Probleme der interdisziplinären Zusammenarbeit auf praktischer Ebene. Am Beispiel einer stationären und ambulanten Präventions- und Rehabilitationsmaßnahme, an deren Umsetzung u.a. Ärzte, Psychologen, Sozialarbeiter, Diätassistenten, Bewegungstherapeuten und Pflegekräfte mit dem Anspruch einer „interdisziplinären Teamarbeit" beteiligt waren, wurden Vorbehalte von Seiten des Personals thematisiert, die auf unklaren Definitionen der Funktionsbereiche und des Positionsstatus sowie mangelnden Vorstellungen über Möglichkeiten der Zusammenarbeit sowie einer nicht einschätzbaren Konkurrenz bei der gemeinsamen Durchführung therapeutischer Angebote beruhten. Göpel (1995) verweist bezüglich einer Lösung dieses Problems auf die bereits seitens der WHO in den siebziger Jahren veröffentlichten Überlegungen zu ‚Regionalen Hochschulen für Gesundheitswissenschaften', die die Aus-, Fort- und Weiterbildung und die Versorgungsforschung für eine Region übernehmen und dabei eine gemeinsame Grundausbildung für die Gesundheitsberufe als Vorbereitung auf eine Tätigkeit im multiprofessionellen Team organisieren sollten.

Eine mangelnde Kooperationsfähigkeit nur als Resultat der Sozialisation von Medizinern durch ihre Ausbildung auf die Gruppe der Ärzte zu beziehen, griffe sicher zu kurz. Ein gewisses Maß an Separierungstendenzen können jeder wissenschaftlichen Disziplin und den daraus hervorgehenden ‚Professionellen' unterstellt werden. Verwiesen sei hierzu z.B. auf die im Zusammenhang mit der Verhaltensmedizin im vorigen Abschnitt thematisierte Bewertung pädagogischer Ansätze zur Verhaltensbeeinflussung, die durch Erweiterung des Verständnisses von ‚Psychotherapie' kurzerhand als Bestandteile derselben vereinnahmt werden (vgl. Zielke 1994, S.334). Auch in der gesundheitswissenschaftlichen Literatur werden häufig dieselben Ansätze zur Beeinflussung gesundheitsrelvanten Verhaltens einmal als sozialwissenschaftlich und einmal als gesundheitspsychologisch - je nach Disziplinzugehörigkeit des Autors - bezeichnet (vgl. Dlugosch 1994, Siegrist 1998).

Demnach kann auch auf wissenschaftlicher Ebene die Integration verschiedener disziplinärer Ansätze noch nicht als gelungen bezeichnet werden. Heid (1995, S.177) resümiert diesen Sachverhalt bezüglich des Faches Pädagogik: „Interdisziplinarität pädagogischer Fragestellung kann unter erkenntnisanthropologischen Gesichtspunkten und auf hoher Abstraktionsstufe als ein unterschiedlich bestimmbares Korrelat einzelwissenschaftlicher Differenzierung, Spezialisierung und Isolierung wissenschaftlicher Aktivitäten interpretiert werden. Zugleich indiziert und intendiert sie ein kritisches Argument gegen die Fragmentarisierung einzelwissenschaftlicher Zuständigkeit. Noch so gute Gründe und zahlreiche Vorhaben, Interdisziplinariät zu verwirklichen, haben in Wahrheit jedoch kaum etwas daran geändert, dass einzelwissenschaftliche Separierung nicht nur alle Anfechtungen glänzend überlebt, sondern - nicht selten sogar in den Überwindungsversuchen selbst - eine Weiterentwicklung erfahren hat, die auf soziostrukturelle Konstitutionsbedingungen dieses Befundes verweist."

Diese Skepsis muss zwar nicht zwingend auf die Gesundheitspädagogik übertragen werden, doch gilt es vor diesem Hintergrund, zunächst das originäre wissenschaftliche Profil dieser erziehungwissenschaftlichen Teildisziplin herauszuarbeiten und sich erst aus dieser Position heraus gegebenenfalls um Interdisziplinarität zu bemühen.

Teil II
Grundlagen der Konzeption, Implementation und Evaluation gesundheitspädagogischer Maßnahmen

1 Qualitätssicherung

Qualitätssicherung ist der Leitbegriff, unter den die folgenden Ausführungen zur Konzeption, Implementation und Evaluation gesundheitspädagogischer Maßnahmen gestellt werden. Eine Qualitätssicherung kann mit dem Ziel durchgeführt werden, die Qualität schlechter Maßnahmen oder Angebote zu verbessern, bereits qualitativ anerkannte Maßnahmen weiter zu entwickeln oder eine neue Maßnahme zu erarbeiten. Im Rahmen der Qualitätssicherung von Angeboten und Maßnahmen zur Prävention sollen auch Kriterien erarbeitet werden, die eine Vergleichbarkeit der Maßnahmen untereinander ermöglichen (Schmidt 1998).

Das Thema Qualitätssicherung einschließlich Evaluation von Präventions- und Gesundheitsförderungsprojekten und von Institutionen, die Dienstleistungen auf diesem Gebiet anbieten, findet in Deutschland erst seit wenigen Jahren größere Aufmerksamkeit (Bundesvereinigung für Gesundheit 1997, Schmidt 1998). Dieses resultiert aus der zum Teil scharfen Kritik führender Gesundheitswissenschaftler an bisher durchgeführten Programmen und Projekten. So kommt Schipperges 1981 (zit. in Troschke1993, S.5) nach einer Auswertung von ca. 3.000 in Deutschland angebotenen Präventionsmaßnahmen zu folgendem Schluss; der auch heute zum Teil noch Geltung haben dürfte: „...dass alles abläuft ohne Gesamtkonzept und ohne jede Kooperation, ohne Kenntnis von Zielgruppen, ohne Bindung an Motivationen oder auch Tradition, alles nur in den Tag gewurstelt und in die Luft gesponnen; isoliert und kleinkariert und sektiererisch und eben ohne jeden Zusammenhang der Erscheinungen, den Goethe Theorie nannte".

Altgeld et al. (Bundesvereinigung für Gesundheit 1997) führen die aktuelle Diskussion um Qualitätssicherung in der Gesundheitsförderung u.a. darauf zurück, dass die ursprünglich im Produktionsbereich geführte Qualitätsdiskussion von dem Dienstleistungssektor, und damit auch im Gesundheitsbereich aufgegriffen worden ist. Hierbei ist nach Schmidt (1998) der entscheidende Anstoß zur Qualitätsprüfung von Gesundheitsförderungsmaßnahmen vielfach von Seiten der Geldgeber ausgegangen. Zudem sei mit der umfassenden europäischen Öffnung seit 1997 auch im Gesundheitsbereich die Forderung nach ‚Gütesiegeln' zu erwarten, da die Vergabe von EU-Geldern zunehmend an das Vorhandensein von Qualitätszertifikaten gebunden sein werde.

Bezüglich der Zertifizierung von Maßnahmen und Institutionen wird häufig die DIN-ISO 9000ff-Normenreihe als Vorbild vor allem für die interne Qualitätssicherung in der Gesundheitsförderung genannt. Diese Normenreihe ist ursprünglich für die industrielle Qualitätssicherung entwickelt worden und zielt auf einen kontinuierlichen Prozess der stetigen Qualitätsverbesserung. Die Entwicklung führt bis zum Total Quality Management (TQM), bei dem der gesamte Betrieb unter dem Gesichtspunkt der Qualität organisiert ist (Stauss 1995). Die ISO-Norm 9004 ist diejenige Norm, die für den Dienstleistungsbereich (weiter)entwickelt wurde. Sie beschreibt einen Grundstock von Elementen zur Qualitätssicherung und stellt einen Leitfaden für die Entwicklung von Qualitätssicherungssystemen bereit. Hierbei handelt es sich - anders als im Produktionsbereich - nicht um einzuhaltende vorgegebene Bedingungen, sondern um ein Gerüst in Bezug auf technische, administrative und menschliche Faktoren, von denen man annimmt, dass sie die Qualität von Dienstleistungen beeinflussen.

Von verschiedenen Autoren wird die Übertragbarkeit der für industrielle Produktionsprozesse sowie für den allgemeinen Dienstleistungssektor entwickelten Qualitätskriterien kritisch beurteilt (Blättner 1998, Badura/Strodtholz 1998, Göpel 1993). So verweisen beispielsweise Badura und Strodtholz (a.a.O., S.574) darauf, dass die in der DIN-ISO 9004 erfolgte Definition von Qualität als „Gesamtheit von Eigenschaften und Merkmalen eines Produkts oder einer Dienstleistung, die sich auf deren Eignung zur Erfüllung festgelegter oder vorausgesetzter Erfordernisse bezieht" (Deutsches Institut für Normung 1992) den Erstellungsbedingungen und Prozessen personenbezogener Gesundheitsdienste nicht ausreichend gerecht werde, da sie vor allem sehr produktionsorientiert sei. Einigkeit besteht dagegen grundsätzlich dahingehend, dass Qualitätskriterien und Instrumente für Überprüfungen im Bereich der Gesundheitsförderung (weiter-)entwickelt werden müssen.

Unterschiedlich wird auch die Frage nach der Festlegung von Qualitätsstandards diskutiert. So verweist Riemann (1996) zum Beispiel darauf, dass diese Voraussetzung für jegliche Qualitätssicherung seien, d.h. es gehe um die Festlegung von Kriterien, die der Bewertung von Strukturen, Prozessen und Ergebnissen zugrundegelegt werden sollen. Diese fehlten in der Gesundheitsförderung in vielen Bereichen, da allein schon keine Verfahren zur Evaluation und Dokumentation vorhanden seien, auf deren Basis Normwerte definiert werden könnten. Riemann (a.a.O.) hält die Festlegung von Standards für Maßnahmen der Sekundärprävention am ehesten für denkbar. So könne z.B. der Anteil von Teilnehmern an einem Raucherentwöhnungskurs, die in einem festgesetzten Zeitraum nach Abschluss der Maßnahme nicht rauchen, die Qualität derselben abbilden- aus Sicht der Verfasserin dieser Arbeit allerdings nur relativ, durch den Vergleich verschiedener Raucherentwöhnungsangebote. Im primärpräventiven Bereich hingegen und insbesondere bei unspezifischen Maßnahmen der Gesundheitsförderung seien Ziele und Erfolgskriterien bisher weitgehend undefiniert.

Besondere Unsicherheiten bestehen bezüglich der Festlegung von Qualitätskriterien für die Fragen der Wirkung (Effektivität) und des ökonomischen Nutzens (Effizienz). So wird von Nadolny (1995) darauf hingewiesen, dass die mittel- und langfristigen Nutzen von Maßnahmen zur Gesundheitsförderung nur bedingt zu ermitteln sein würden. Er fordert, dass unter Effizienzgesichtspunkten Nachweise auf der Ebene der erwünschten Verhaltensänderungen erbracht werden müssen.

Die ökonomische Bewertung einer Maßnahme scheint besonders problematisch zu sein. Bornmann (1993) weist dazu darauf hin, dass im traditionellen Präventionsverständnis davon ausgegangen wird, dass Veränderungen gesundheitsgefährdender und krankheitsbegünstigender Verhaltensweisen und Bedingungen eine Reduktion von Krankheitshäufigkeit, -intensität und -dauer bewirke, und dass durch die frühzeitige Erkennung von Krankheiten Kosten eingespart werden könnten, die zur Behandlung notwendig gewesen wären. Die vollständige ökonomische Bewertung des Nutzens einer Maßnahme ist jedoch sehr umstritten, da der Nutzen zum einen schwer in einen direkten Ursache-Wirkungs-Zusammenhang zu stellen ist und sich zum anderen der Zeitpunkt des Eintritts einer Wirkung oft nicht bestimmen lässt (Schmidt 1998).

Krüger (1983) bezieht zu der Effizienz-Frage eine ganz andere Posititon, indem er ausführt, dass die Behandlung eines gesundheitspädagogischen Themas (hier: Arbeitssicherheit), schon dann legitimiert sei, wenn auch nur ein einzelner Mensch bei seiner Berufstätigkeit zu Schaden gekommen wäre und der Nachweis geführt werden kann, dass dieser Schaden durch pädagogische Bemühungen hätte vermieden werden können. Diese Position wird zwar grundsätzlich geteilt, angesichts einer notwendigen Selektion besonders dringlicher gesundheitlicher Problembereiche und beschränkter Ressourcen (z.B. Zuteilung von Mitteln für Forschungsprojekte), ist jedoch trotzdem zu fordern, die Kriterien und Instrumente für die Beurteilung auch der Effizienz von gesundheitspädagogischen Maßnahmen weiter zu entwickeln und - soweit vorhanden - dann auch anzuwenden.

Schmidt (1998) benennt als Voraussetzung für die Qualitätssicherung in der Gesundheitsförderung die präzise Zielfestlegung einer gesundheitsförderlichen Maßnahme. Diese habe sich an den von der WHO (1986) formulierten Leitprinzipien und Zielvorstellungen zu orientieren, die als Maßstab für die Kriterien der Qualitätssicherung von Gesundheitsförderungsmaßnahmen herangezogen werden könnten. Inwieweit die in der WHO-Programmatik zur Gesundheitsförderung genannten Zieldimensionen tatsächlich geeignet sind, als operationalisierbare Ziele bestimmten Maßnahmen zur Gesundheitsförderung zugrundegelegt zu werden, ist bereits im Zusammenhang der Darstellung aktueller Impulse auf die Theorie und Praxis der Gesundheitspädagogik (siehe Teil I, Kap. 2.2.2) kritisch diskutiert worden. Auch im Folgenden wird diese Frage noch einmal aufgegriffen.

Über die Forderung Schmidts (a.a.O.) hinaus, sich bei der Zielformulierung im Rahmen der Qualitätssicherung an der WHO-Ottawa-Charta zu orientieren, nennt Maschewsky-Schneider (1993) die Bestimmung der gesundheitlichen Probleme durch wissenschaftliche Voruntersuchung, die Einmündung dieser Ergebnisse in einen Gesundheitsbericht, eine klare Zielbestimmung sowie die Entwicklung eines Evaluationsdesigns als Voraussetzung einer Qualitätssicherung in der Gesundheitsförderung. Schmacke (1995) fordert in ähnlicher Diktion - aber unter noch deutlicherer Betonung der Notwendigkeit wissenschaftlicher Methoden - für Angebote, die der Gesundheitsförderung zuzurechnen sind, Qualitätskriterien, die sich auf die Darlegung der theoretischen Begründung anhand wissenschaftlicher Literatur, die Qualifikation der Durchführenden der Maßnahme sowie einzelne Evaluationsschritte beziehen sollten. Ebenso unter Einbezug theoretischer Begründungen weist Lehmann (1993) auf die unterschiedlichen Anforderungsprofile von Theorie und Praxis hin. Aus theoretischer und programmatischer Sicht seien für die Qualität inhaltliche, konzeptionelle und gesundheitspolitische Ziele sowie Anforderungen an die Methodik und Strategie der Gesundheitsförderung zu stellen. In der Praxis hingegen seien für die Leistungserbringer die Durchführbarkeit/Realisierbarkeit und Kompetenz, mit der Projekte durchgeführt würden, sowie die Resonanz oder Aufmerksamkeit und Akzeptanz, die eine Maßnahme erzeuge, die entscheidenden Qualitätsmerkmale.

Die Bundesvereinigung für Gesundheitserziehung hat bereits 1991 Empfehlungen zur Evaluation gesundheitsfördernder Maßnahmen veröffentlicht. Hier wird vor allen Dingen herausgestellt, dass Evaluation ein integraler Bestandteil jeder gesundheitsfördernden Maßnahme zu sein hat und diese schon bei der Planung zu berücksichtigen sei. Dann könne Evaluation dazu beitragen, „dass Planung, Durchführung und Weiterentwicklung von Maßnahmen optimiert und ihre Bezüge zur Konzeption der Gesundheitsförderung verbessert werden" (Bundeszentrale für gesundheitliche Aufklärung 1991). Weiterhin hat der Gesetzgeber im Rahmen des Gesetzes zur Strukturreform im Gesundheitswesen im V. Sozialgesetzbuch zum einen allgemeine Zielvorgaben und zum anderen Vorgaben zur Sicherung der Qualität der Leistungserbringung im Rahmen von Prävention und Gesundheitsförderung formuliert (vgl. v. Troschke 1993).

Einige wichtige, aber grobe Kriterien, die bei der Erstellung von Qualitätsstandards zu berücksichtigen sind, finden sich bei Schäfer (1985). Ihm zufolge soll der Qualitätsstandard

- sich an vorgegebenen Zielen orientieren,
- gewährleisten, dass diese Ziele effektiv erreicht werden können,
- die Durchführungsbedingungen berücksichtigen,
- die Akzeptanz der Anwendergruppe finden,
- vergleichbar sein und
- veränderbar sein.

Unter Berücksichtigung der bisher genannten Qualitätskriterien hat Feser (vgl. 1993, S.89) eine „Checkliste Qualitätsstandards in der Prävention und Gesundheitsförderung" erstellt, die hier zitiert wird, da sie aus Sicht der Verfasserin dieser Untersuchung wesentliche Kriterien zur Qualitätssicherung auf den Ebenen der Konzeption, Implementation und Evaluation auch von explizit als gesundheitspädagogisch bezeichneten Maßnahmen enthält:

„1. Referenzbereich:
Organisation, Einrichtung, Fachgebiet, Leistungsbereich, extern/intern

2. Operationalisierbare Qualitätszielvorgabe:
Artspezifischer, relevanter Sollwert, Norm, Konsensforderung

3. Akzeptanz:
Annahme bei den Trägern, Leistungserbringern und Zielpersonen/Klienten (Grad der Hilfe, persönliche Zufriedenheit)

4. Praktikabilität:
Im durchschnittlichen Leistungsbereich umsetzbar

5. Durchführungsbestimmungen:
Verantwortlichkeiten, Befugnisse, Arbeitsanweisungen, Wirksamkeitszusammenhang, Einsatz zielführender Verfahren/Methoden, erforderliche Grundausstattung, räumlich-zeitlicher Ablaufplan, Sicherstellung einer effektiven Zielerreichung

6. Wissenschaftlichkeit:
Programmbegründung, Qualitätsaufzeichnungen/Messung, Einsatzplan für die vereinbarten strukturierten Dokumentationsinstrumente/qualitativen Methoden, Intersubjektivität, Wiederholbarkeit, Vergleichbarkeit

7. Bewertung, Optimierung:
Beurteilung und Überprüfung des Grades der Zielerreichung nach vorher festgelegten Wirksamkeitskriterien/Methoden, Veränderungen am Programm zur Erhöhung der Qualität."

Besonders hervorzuheben an der Diskussion um Qualitätssicherung und Evaluation in Bezug auf gesundheitsfördernde Maßnahmen ist abschließend, dass nicht mehr nur - wie bisher üblich - eine summative Projektevaluation bzw. eine summative Aussage zur Projektqualität gefordert wird, die sich zusammenfassend auf das Ergebnis bezieht, sondern vielmehr auch die Qualität der Projektkonzeption, die Qualität der Durchführung sowie die strukturellen Rahmenbedingungen von Programmen und Maßnahmen untersucht werden sollen (Riemann 1993, 1996). In diesem Zusammenhang haben für die Qualitätssicherung sozialwissenschaftliche Methoden an Bedeutung gewonnen (von Troschke 1995).

Bezüglich der o.g. umfassenden Qualitätsansprüche werden heute daher drei Bereiche zur Qualitätssicherung unterschieden:

1. Struktur-Qualität
   - Qualität der Projektkonzeption
   - Qualifikation der Leistungserbringer
   - Ausstattung zur Leistungserbringung
2. Prozess-Qualität
   - Durchführung der Leistungserbringung
3. Ergebnis-Qualität
   - Zielgruppenerreichung
   - Veränderung von Kenntnissen, Einstellungen und Verhaltensweisen
   - Veränderung von Gesundheitsindikatoren (nach Donabedian 1968).

Diese Bereiche der Qualitätssicherung sollen auch für die grundsätzlichen Ausführungen zur Konzeption, Implementation und Evaluation von gesundheitspädagogischen Maßnahmen zu Grunde gelegt werden, wobei deutlich wird, dass die im Folgenden näher beschriebenen drei Phasen gesundheitspädagogischer Maßnahmen nicht isoliert zu betrachten sind, sondern auch als zirkulärer Prozess dargestellt werden können. Einschränkend soll berücksichtigt werden, dass die Trias Struktur/Prozess/Ergebnis zwar für die Strukturierung von Qualitätssicherungs-Ansätzen und Kriterien vor allem wegen ihrer Schlichtheit viele Vorteile bietet, nach Rienhoff (1998) jedoch der Schluss von Struktur über Prozess zu Ergebnissen zwar plausibel, keinesfalls jedoch in jedem Fall zwingend ist.

2 Konzeption gesundheitspädagogischer Maßnahmen

In diesem Abschnitt soll analysiert werden, welche grundlegenden Kriterien bei der Konzeption gesundheitspädagogischer Maßnahmen zu berücksichtigen sind. Dabei gilt es, verschiedene Ebenen der Maßnahmen- oder Projektplanung zu berücksichtigen. Die folgenden Ausführungen beziehen sich auf die Konzeption gesundheitspädagogischer Maßnahmen allgemein, worunter sowohl einzelne unterrichtliche Sequenzen als auch wissenschaftlich konzipierte und begleitete Modellversuche oder Forschungsprojekte subsumiert werden können.

2.1 Problem- und Bedarfsanalyse

Am Anfang einer jeden Maßnahme auch der Gesundheitspädagogik steht die Formulierung einer ,Idee'. Diese kann zunächst eine wenig spezialisierte Fragestellung oder Aufforderung sein. Ausgehend von der Projektidee sollten nach Geiger (1994) Schlüsselfragen geklärt werden, die sich auf den Bedarf für eine Maßnahme, die Zielgruppe, die Motivation von Beteiligten und die Möglichkeit der Einleitung nachhaltiger Prozesse durch das avisierte Projekt bzw. die avisierte Maßnahme beziehen.

An erster Stelle steht zunächst die Problem- bzw. Bedarfsanalyse. Schwanitz (1996a) fordert in diesem Zusammenhang gesicherte epidemiologische Daten als Voraussetzung für die Planung präventiver Maßnahmen. Diese müssten sich vor allem auf allgemeine Angaben zur Prävalenz (Erkrankungshäufigkeit) und Inzidenz (Neuerkrankungsrate) sowie zur Risikoabschätzung beziehen (Schwanitz 1996b).

Die Bedeutung einer Bedarfsanalyse mittels epidemiologischer Forschungsergebnisse zu einem bestimmten gesundheitlichen Problembereich soll hier exemplarisch im Hinblick auf die Ergebnisse eines Forschungsprojektes zur Prävention von Hauterkrankungen im Friseurhandwerk erläutert werden. Zunächst sind bei Erkennen des Problembereichs - z.B. durch statistische Angaben des zuständigen Unfallversicherungsträgers - alle Ebenen der Prävention zu berücksichtigen. Über die Fragen der Prävalenz und Inzidenz (s.o.) und der Manifestation sowie des klinischen Verlaufs von Hautveränderungen im Friseurhandwerk hinaus sollten dann nach Möglichkeit Erkenntnisse herangezogen werden, die Aussagen zu bestimmten Faktoren ermöglichen, die das Risiko zur Entwicklung eines berufsbedingten Handekzems bestimmen. Des Weiteren sollten Erkenntnisse zu Effekten von Hautschutzmaßnahmen auf das Erkrankungsrisiko vorliegen, bevor man die umfassende Anwendung derselben zu einem Projektziel macht. Denkbar wäre z.b., dass ein vermehrtes Handschuhtragen auch hautschädigende Effekte haben könnte oder die zur Verfügung stehenden Hautschutzmittel allesamt unwirksam sind. In einer hierarchischen Planung von präventiven Maßnahmen müssen zudem Erkenntnisse über die Möglichkeiten von technischen und organisatorischen Arbeitsschutzmaßnahmen geprüft werden (Schwanitz 1996a).

Uter/Gefeller und Schwanitz (1996) betonen, dass zur Planung primärpräventiver Maßnahmen anhand epidemiologischer Daten eine Entscheidung für eine ‚Hochrisikostrategie‘, bei der sich die krankheitsvorbeugenden Aktivitäten auf ein besonders gefährdetes Teilkollektiv der Population bezieht oder für eine ‚Bevölkerungsstrategie‘, die sich ohne Vorselektion in ihren präventiven Maßnahmen der Gesamtpopulation widmet, getroffen werden muss. Diese Entscheidung ist abhängig von einer epidemiologischen Risikoquantifizierung bezüglich der einzelnen Einflussfaktoren auf - im gegebenen Beispiel - die Ekzementstehung (z.B. Stellenwert der anlagebedingten Hautempfindlichkeit, der exogenen hautschädigenden Einflüsse und der persönlichen Schutzmaßnahmen).

Wird die WHO-Programmatik zur Gesundheitsförderung (WHO 1986) der Planung gesundheitspädagogischer Maßnahmen zugrunde gelegt, geht es jedoch nicht nur um die Senkung von Erkrankungsrisiken, sondern auch um die Stärkung von Gesundheitsressourcen. Bezüglich dieser unspezifischen Fähigkeiten und Merkmale weist Rosenbrock (1995) darauf hin, dass es zwar Lücken und Unsicherheiten im Wissensstand gäbe, jedoch erheblich mehr Wissen vorliege, als derzeit praktisch berücksichtigt werde. Dabei kann insbesondere der Forschungsrichtung Sozialepidemiologie, die sich der Bereitstellung von Erkenntnissen zur Entstehung bzw. Verstärkung von Gesundheitsressourcen widmet, eine Bedeutung zugemessen werden, die in die Problemanalyse zu Beginn einer Maßnahmenplanung mit einbezogen werden sollte (Borgers/Steinkamp 1994, Rosenbrock 1995).

Kriz und Lisch (1988) weisen im Zusammenhang der Planung von Forschungsprojekten auf verschiedene Forschungsphasen hin, deren erste als der Entdeckungszusammenhang bezeichnet wird. Hierbei ginge es um die Formulierung der Fragestellung, der ein theoretisches oder soziales Problem oder ein Auftrag zu Grunde liegt. Wenn bezüglich der aufgeworfenen Forschungsfrage nicht genügend Informationen für die Bearbeitung des Problems vorlägen, müssten zunächst Pilotstudien durchgeführt werden, um die Anforderungen einer Bedarfsanalyse zu erfüllen.

Von Green et al. (1980) ist speziell zur Planung von Maßnahmen der Gesundheitserziehung und -förderung ein Modell entwickelt worden, das u.a. die epidemiologische und soziale Diagnose von Faktoren, die Einfluss auf die Lebensqualität und den gesundheitlichen Zustand von Personen nehmen können, beinhaltet. Eine sich anschließende Verhaltensdiagnose ist darauf abgestimmt, Verhaltensweisen zu identifizieren, die diesen Problemen zugrunde liegen könnten. In einer Phase der Lerndiagnose werden diese auf ihre prädisponierenden, befähigenden und verstärkenden Aspekte hin untersucht. Die administrative Diagnose bestimmt schließlich die Entscheidung, wie das Gesundheitsförderungsprogramm gestaltet und vermarktet werden soll (vgl. auch Dlugosch 1994).

2.2 Zielanalyse

Ausgehend von den Ergebnissen der Bedarfsanalyse (s.o.) sollten die Ziele einer Maßnahme abgeleitet werden. Bei der Festlegung von Zielen geht es vor allem - auch im Hinblick auf die auf dieser Planungsebene bereits mit zu berücksichtigende Evaluation der Maßnahme - um die Frage nach der Operationalisierbarkeit der Ziele und eine Orientierung an einer übergeordneten ,Leitidee' von Gesundheitsförderung, die für diese Untersuchung in der Programmatik der Ottawa-Charta zur Gesundheitsförderung (WHO 1986) besteht. So führt Rosenbrock (1995) aus, dass bei der Festlegung von Interventionszielen in Anlehnung an die Zieldimensionen der Ottawa-Charta grundsätzlich die Orientierung auf Fürsorge und Betreuung nach Möglichkeit immer von Strategien zielgruppen- und lebensweltspezifischer Aktivierung und Mobilisierung im Sinne der Handlungsstrategien ,Enabling' und ,Empowerment' abgelöst werden sollte, womit die Förderung von Autonomie Vorrang gewönne vor professioneller Kompensation von Autonomie-Defiziten.

Sailer (1994) weist darauf hin, dass bei Zieldimensionen von umweltpädagogischen Maßnahmen, für die im grundlagenwissenschaftlichen Teil dieser Untersuchung (siehe Teil I) bereits zahlreiche Parallelen zu der Situation der Gesundheitspädagogik in Theorie und Praxis hergestellt worden sind, eine zum Teil oberflächliche und ungenaue Formulierungsweise auffällt. Er bezieht sich auf das Beispiel des ,Umweltbewusstseins' - oder auf den Zusammenhang dieser Untersuchung übertragen - des ,Gesundheitsbewusstseins', das vielen Ansätzen zufolge gefördert oder verbessert werden soll. Systematische Untersuchungen bezüglich der Rückkoppelungseffekte der drei Komponenten Umweltwissen, Umwelteinstellungen bzw. -affekte und des Umweltverhaltens, die Sailer zufolge das Umweltbewusstsein theoretisch konstituieren, bestünden jedoch nicht. Im theoretischen Kontext entstehe das Dilemma, dass ein Umweltbewusstsein entwickelt werden solle, ohne dass wissenschaftlich geklärt wäre, wie Umweltbewusstsein überhaupt erfasst werden könne. Diese Ausführungen können aus Sicht der Verfasserin dieser Untersuchung im Prinzip auch auf die Zielformulierung für gesundheitspädagogische Maßnahmen übertragen werden. Im nächsten Abschnitt wird jedoch auch auf wissenschaftliche Untersuchungen zum Gesundheitsbewusstsein bzw. zu Laientheorien von Gesundheit und Krankheit verwiesen, die Ansatzpunkte für die wissenschaftliche Erfassung dieses ‚Bewusstseinsbereichs' liefern. Auch die Frage, wie Bildungspraktiker (z.B. Lehrer) ein generelles Bildungsziel erreichen sollen, das nicht näher bestimmt ist, kann auf die Gesundheitspädagogik bezogen werden. Letztlich bleibt Sailer (a.a.O.) zufolge aufgrund der fehlenden theoretischen Fundierung von Zieldimensionen wie ‚Umweltbewusstsein' - oder hier: ‚Gesundheitsbewusstsein'- allein der Erwerb von umwelt- bzw. gesundheitsrelevantem Wissen als Grundlage der Beurteilung eines Lernprozesses und Lernenden übrig.

Diese Ausführungen sollen nicht dazu führen, dass gesundheitspädagogische Maßnahmen sich nur auf die Formulierung kognitiver Lernziele beschränken sollten. Werden jedoch Ziele auf affektiver, kommunikativer oder psychomotorischer Ebene formuliert, sollte bereits in der Konzeptionsphase geprüft werden, ob sie operationalisierbar sind und wie sie in die Beurteilung eines Lernprozesses bzw. der Lernenden mit einzubeziehen sind. Auch diesbezüglich kann in Anlehnung an Sailer (1994) ein Problembereich ausgemacht werden, der sich auf affektive Lernziele bezieht: Wenn z.B. das Lernziel lautet: ‚Die Bereitschaft zu verantwortlichem und gesundheitsbewusstem Handeln soll gefördert werden', ist zu fragen, wie eine solche ‚Bereitschaft' operationalisiert werden kann und ob nicht eher der Vollzug verantwortlichen Handelns Bildungsziel sein müsste und auch entsprechend formuliert werden sollte.

Zu fordern ist, dass wenn Lernziele formuliert werden, die sich auf die Veränderung von Einstellungen und Verhalten beziehen (nicht nur im Bereich der Gesundheitspädagogik), diese erstens objektivierbar sein, zweitens empirisch fassbar sein und drittens sich auch in Bewertungssystemen wieder finden müssen, die in aller Regel immer noch auf dem Abfragen von Wissen basieren. Auch das bloße Bekunden von adäquaten Einstellungen würde nicht ausreichen. Beispielhaft bezogen auf die schulische Gesundheitspädagogik stellt sich dann die Frage, ob z.B. nach Behandlung spezieller Themen wie Tabakkonsum, solche Schüler gut benotet werden müssten, die nicht innerhalb eines absehbaren Zeitraums anfangen zu rauchen. Ein anderer Fall ist die Schülerin, die sich besonders im Rahmen einer Projektwoche an der Herstellung ‚gesunder' Nahrungsmittel für den Verkauf am Schulkiosk bemüht hat, aber in einer die kognitiven Inhalte der Thematik abfragenden Klassenarbeit nur wenige Fragen richtig beantwortet hat. Die zentrale Frage ist hier, ob sie eine bessere Note erhalten sollte, als ein Schüler, der sich nicht durch besondere Aktivitäten während einer Projektwoche hervorgetan hat, aber alle inhaltlichen Fragen besonders gut beantworten konnte.

Bezüglich der Zielformulierung von gesundheitspädagogischen Maßnahmen ist die Formulierung zu hoch gesteckter Globalziele (z.B. Gesundheit für alle) zu vermeiden. Vielmehr müssen die Ziele den Projektressourcen angepasst werden und auf Teilziele reduziert werden. Eine weitere Voraussetzung ist die Festlegung von Erfolgskriterien für die Projektziele, die die oben angedeuteten Problembereiche der Bewertung affektiver Zielbereiche berücksichtigt (vgl. Geiger 1994).

Baier, Haberland und Bergmann (1995, S.253) beschreiben allgemeine und methodische Aspekte, die bei der Findung und Quantifizierung von Zielen für den Gesundheitszustand der Bevölkerung von Bedeutung sind und auf die Zielformulierung für konkrete gesundheitspädagogische Maßnahmen zu übertragen sind. Zunächst betonen die Autoren, dass ein „ordentliches Ziel" auf der „besseren Seite der Zukunft", liege. Für globale Gesundheitsziele eines Gesundheitssystems sollten diese Ziele innerhalb einer Zeitspanne, die von den ‚Zielsetzern' noch erlebt wird, liegen. Auf die „schlechtere Seite der Zukunft" gehörten dagegen die Utopien. Diese Forderung kann hier nur zum Teil nachvollzogen werden, gerade bezüglich der im grundlegenden Teil dieser Arbeit (Teil I, Kap. 2.2.2) diskutierten Zielsetzung der ‚Nachhaltigkeit' von Konzepten zur Gesundheitsförderung oder auch zur Umweltbildung, wobei die Setzung von Zielen, die über eine Generation hinaus wirksam werden sollen, nicht als ‚schlecht' bezeichnet werden kann. Auf die Planung konkreter Maßnahmen zur Gesundheitspädagogik bezogen, ist der Forderung Baiers, Haberlands und Bergmanns jedoch zuzustimmen, da hinsichtlich der Qualitätskriterien der Effizienz und Effektivität von präventiven und gesundheitsfördernden Maßnahmen die Messbarkeit von Ergebnissen bezüglich formulierter Ziele innerhalb eines begrenzten Zeitrahmens unerlässlich ist. Die oben genannten Autoren (S. 254) nennen vier formale Kriterien, die „ein ordentliches Ziel" auszeichnen: „Evaluierbarkeit", „Relevanz", „Gestaltbarkeit (Handling)" und den „Problemknoten". Die ersten beiden Kriterien bedürfen keiner weiteren Kommentierung bzw. sind bereits oben erläutert worden. Unter dem Kriterium ‚Gestaltbarkeit' verstehen die Autoren die generelle Möglichkeit, ein Problem überhaupt mit bestimmten Methoden beeinflussen zu können. Diese Option sollte im Rahmen der Zielfestlegung unter Rückgriff auf wissenschaftliche Erkenntnisse (z.B. zur Verhaltensmodifikation) geprüft werden. Zudem ist im Rahmen der Planung gesundheitspädagogischer Maßnahmen zu fragen, ob das Problem mit pädagogischen Methoden sinnvoll beeinflusst werden kann. Als Beispiel sei hier auf de Haan (1998) verwiesen, der im Rahmen seiner Ausführungen zur Umweltbildung ausführt, dass diese häufig bloßes Ersatzhandeln für eigentlich politisch zu lösende Problemlagen sei. Diese Problematik kann wiederum auf die Gesundheitspädagogik bezogen werden, d.h. es muss gefragt werden, ob gesundheitspädagogische Maßnahmen überhaupt geeignet sind, ein identifiziertes gesundheitliches Problem der Bevölkerung erfolgreich zu verringern oder ob nicht andere Maßnahmen dazu vorrangig besser oder ausschließlich in der Lage sind (z.B. Gesetzgebung). Mit dem als Zielkriterium bezeichneten ‚Problemknoten' verbinden Baier/Haberland/Bergmann (1995) die Möglichkeit der Generalisierung der am Beispiel eines Gesundheitsziels erreichten Effekte. Übertragen auf didaktische Termini ist hier das ‚Exemplarische Lernen' anzuführen. Durch die Generalisation seien beiläufige ‚spin-off'-Effekte zu erreichen, die jedoch schwer zu messen seien.

Aus den vorangegangenen Ausführungen leitet sich ein Postulat der bescheidenen Ziele für gesundheitspädagogische Maßnahmen ab, die anknüpfen sollten an die pädagogische Praxis und zumindest mittelfristig umsetzbar sind. Parallel dazu steht eine Entwicklung von Konzeptionen mit einer langfristigen Perspektive aus, die jedoch konkrete Fragen wie die der Implementation nicht außer Acht lassen darf (siehe Abschnitt 3).

2.3 Interventionstyp und Zielgruppe

In enger Verbindung mit der Zielanalyse und in der Praxis zeitlich nicht von dieser zu trennen, erfolgt die Festlegung des Interventionstyps und die konkrete methodische Maßnahmenplanung in Bezug auf eine bestimmte Zielgruppe. Bezüglich des Interventionstyps ist oben bereits die Hochrisiko- und die Bevölkerungsstrategie angesprochen worden. Zudem ist zu entscheiden, ob es sich bei der zu planenden gesundheitspädagogischen Maßnahme um eine ausschließlich verhaltenspräventive Ausrichtung handeln soll oder auch verhältnispräventive Aspekte berücksichtigt werden sollen. Die kombinierte Berücksichtigung von verhältnis- und verhaltenspräventiven Bausteinen in einer gesundheitspädagogischen Maßnahme erscheint erfolgversprechender als eine jeweils einseitige Ausrichtung, da die alltägliche und soziale sowie institutionelle Umgebung weitgehend das Verhalten von Personen beeinflusst (Rosenbrock 1995, Schwartz/Walter 1998).

Als Zielgruppen z.B. im Hinblick auf ein bestimmtes Erkrankungsrisiko im Rahmen zu planender primärpräventiver Maßnahmen oder auch im Hinblick auf unspezifische Maßnahmen der Gesundheitsförderung, kommen häufig alle - zumindest aber verschiedene - Altersgruppen in Frage. Die Zielgruppen lassen sich jedoch sowohl hinsichtlich vorhandener Krankheitsrisiken als auch nach ihren Verhaltensmustern differenzieren. Zu berücksichtigen sind z.B. Merkmale wie Sozialschichtzugehörigkeit oder auch Geschlechtszugehörigkeit (vgl. Schwartz/Walter 1998, S. 158). Bei sekundär- und tertiärpräventiven Maßnahmen rekrutiert sich die Zielgruppe aus bereits wenigstens minimal erkrankten Personen.

2.4 Systematische Maßnahmenplanung

Seibt (1996) beschreibt das so genannte ‚Pantheoretische Modell' als eine Anleitung für die Entwicklung und Durchführung von Gesundheitsprogrammen. Die Bezeichnung sei gewählt worden, weil das Modell die Möglichkeit biete, bisher nicht verbundene und von verschiedenen Theorien abgeleitete Konzepte miteinander zu verbinden. Dieses Modell erscheint für die Konzeption vor allem gesundheitspädagogisch akzentuierter Maßnahmen relevant, wenn es auch einer abstrakten Ebene verhaftet bleibt. Das Modell ist von McAllister et al. (1991, zit. in Seibt 1996) auf der Basis der Analyse von amerikanischen Public-Health-Projekten entwickelt worden, und zwar unter der Fragestellung, welche Faktoren im Einzelnen und im Zusammenspiel gewünschte Verhaltensänderungen in Gesundheitsförderungsmaßnahmen herbeigeführt haben. Die Urheber unterscheiden diesbezüglich vier Prozesse: Das Erziehen, das Überzeugen, das Motivieren und das Ermöglichen. Zur Gestaltung dieser Prozesse wird darauf hingewiesen, dass die Sozial-, Verhaltens- und Kommunikationswissenschaften hierfür theoretische Konzepte bereithielten. Die Erziehungswissenschaften werden, trotzdem ‚Erziehung' als zentraler Faktor in gesundheitsfördernden Prozessen benannt wird, erstaunlicherweise nicht explizit als Bezugswissenschaft genannt.

Nach Seibt (a.a.O.) ist das Pantheoretische Modell als Planungshilfe für die Entwicklung und Durchführung von Gesundheitsprogrammen in Großgruppen (z.B. Betriebe und Schulen) oder auf Gemeindeebene gedacht. Sowohl auf der Ebene der praktischen Durchführung der Programme als auch auf der Forschungsebene sollten acht Faktoren gleichzeitig berücksichtigt werden, um in einer vorher identifizierten Zielgruppe eine gewollte Einstellungs- und Verhaltensänderung herbeizuführen. Die zu berücksichtigenden acht Faktoren sind den oben bereits genannten vier Hauptfaktoren zugeordnet:

„Erziehung (education)
- Informationsvermittlung, im Sinne von Faktenvermittlung (information transmission)
- Fähigkeitsbildung und -training (skills building and training)

Überzeugung
- Kommunikation (communication)
- Soziale Bestätigung oder Verstärkung (social reinforcement)

Motivation oder Anreiz (motivation)
- Belohnung (reward)
- Strafe (punishment)

Ermöglichung (facilitation)
- Zugang und Verfügbarkeit (access and availibility)
- Barrieren (barriers to change)"* (Seibt 1996, S. 80).

Dem pantheoretischen Modell zufolge werden unter Berücksichtigung der aufgeführten Faktoren in erfolgreichen gesundheitsförderlichen Maßnahmen Änderungen auf der Ebene der individuellen Erziehungs- als auch kommunikativ-sozialer Überzeugungs-Prozesse angestoßen, während gleichzeitig auch ein Anreiz oder eine Motivation für das ‚Neue' gegeben wird und dafür gesorgt wird, dass der Zugang bzw. die Gelegenheit für das ‚Neue' ermöglicht bzw. erleichtert wird. Aus Sicht der Verfasserin dieser Untersuchung ist das Differenzierungskriterium zur Unterscheidung der verschiedenen Ebenen (Erziehung, Überzeugung, Motivation und Ermöglichung) nicht nachzuvollziehen, da Überzeugung, Motivation und auch die Ermöglichung mit den jeweils zu berücksichtigenden Einzelfaktoren insgesamt als Bestandteile einer pädagogischen Projektplanung angesehen werden können. Abgesehen von dieser fehlenden Trennschärfe zwischen den benannten Ebenen, erscheinen sie als zu berücksichtigende ‚Qualitätskriterien' und Handlungsanleitungen durchaus verwendbar.

Auf der anderen Seite bedürfen einige Elemente des Pantheoretischen Modells der näheren Erläuterung. Wie soll beispielsweise die Motivation zu einer Verhaltensänderung durch Belohnung oder Strafe in Einklang gebracht werden mit dem Ziel, ein eigenverantwortliches, selbstbestimmtes und durch Einsicht geprägtes Verhalten in Bezug auf die eigene Gesundheit zu praktizieren? Seibt (a.a.O.) erläutert die methodischen Faktoren Belohnung und Strafe am Beispiel von Nichtraucherkampagnen. Als Anreiz oder Strafe werden zunächst auf verhältnispräventiver Ebene die hohen Kosten für Tabakwaren genannt. Auf der individuellen Ebene wird die ‚Eigenstrafe' erwähnt, die zum Beispiel darin bestehen könne, dass sich die Betroffenen zum Rauchen vor die Tür begeben müssten und sich somit von sozialen Situationen ausschließen würden[1]. Als in der Wirkung erfolgreicherer Faktor wird die Belohnung bezeichnet. Hierzu führt Seibt (a.a.O.) z.B. die Erfahrungen US-amerikanischer Schulprojekte an, in denen Schülern, die in einem definierten Zeitraum nicht angefangen haben zu rauchen, ein Geldbetrag ausgezahlt wurde.

Abschließend soll eine ergänzende Stellungnahme zum Pantheoretischen Modell erfolgen, das in seinen Grundzügen für die Phase der konkreten Maßnahmenplanung handlungsleitend verwendet werden kann.

Mit dem Anspruch, eine allgemeine Handlungsanleitung für die Konzeption und Durchführung von Gesundheitsprogrammen zu erstellen, wie er dem ‚Pantheoretischen Modell' zugrundeliegt, ist eine abschließende Aufzählung wissenschaftlicher Theorien zur Entstehung und Beeinflussung gesundheitsrelevanten Verhaltens und den daraus abzuleitenden Methoden nicht zu vereinbaren. Dies kann und soll auch an dieser Stelle nicht erfolgen. Erwähnt seien jedoch einige zentrale Erkenntnisse, die grundsätzlich berücksichtigt werden sollten. So besteht - wie in Teil I, Kap. 3.1.2 dieser

---

1 Dass das sich zum Rauchen vor die Tür Begeben zum Ausschluß von sozialen Situationen führt, erscheint nicht zwangsläufig und gilt nur, wenn es sich um einen einzelnen Raucher handelt. Sobald zwei oder mehrere Raucher dieses Verhalten praktizieren, können sich z.B. auf Parties durchaus eigene soziale Situationen ergeben, die ihren eigenen Reiz im Sinne einer ‚verschworenen Gemeinschaft' haben können und z.B. den ‚Nebeneffekt' der Erleichterung von Kontaktmöglichkeiten haben.

Untersuchung schon dargestellt - bei verschiedenen Modellen zur Entstehung und Beeinflussung gesundheitsrelevanter Überzeugungen und gesundheitsrelevanten Verhaltens die Gemeinsamkeit, dass sie davon ausgehen, dass die Antizipation gesundheitlicher Beeinträchtigungen und der Wunsch, diese zu vermeiden, die Motivation für die Ausübung von adäquatem Gesundheitsverhalten erhöhen. Ferner wird die Beeinflussung der Handlungsmotivation durch Einstellungen hinsichtlich der Wahrscheinlichkeit, mit der die gesundheitlichen Beeinträchtigungen eintreten werden, und auch durch die Bedeutung der Erwartung, dass eine bestimmte Handlung die Wahrscheinlichkeit und Schwere der Beeinträchtigung beeinflussen kann, in allen Modellen herausgestellt. Nicht zuletzt gehen alle genannten Ansätze davon aus, dass der subjektiv eingeschätzte Nutzen des gesundheitsförderlichen Verhaltens abgewogen wird gegenüber den zu erwartenden Kosten, die mit diesem Verhalten verbunden sind.[2]

Eine Festlegung auf ein zu favorisierendes Modell erfolgt an dieser Stelle nicht, neuere Ansätze sowohl der Gesundheitspsychologie, der Gesundheitssoziologie und auch der Medizinsoziologie versuchen jedoch, Elemente einzelner Ansätze zu integrieren. Hurrelmann/Laaser (1993, S.12) sprechen in diesem Zusammenhang von „transparadigmatischen, integrativen Ansätzen innerhalb der Gesundheitswissenschaften". Auch von Siegrist (1998, S.116ff) wird darauf verwiesen, dass keines der von ihm als sozialwissenschaftlich bezeichneten Modelle zur Stabilisierung gesundheitsrelevanten Verhaltens für sich allein beanspruchen kann, eine umfassende Erklärung zu liefern, jedoch jedes einen wichtigen, bei präventiven Aktivitäten zu berücksichtigenden Aspekt aufdecke. Er stellt das ‚Sozial-kognitive-Prozeßmodell' von Schwarzer (1992) als eine Synthese aus verschiedenen, besonders einflussreichen und empirisch teilweise gut bewährten Konzepten dar. Auch Laaser/Hurrelmann/Wolters (1993) verweisen auf dieses Modell, das die sozialpsychologische Ausgangstheorie für Gesundheitsverhaltensweisen erweitere und die Frage, welche kognitiven, motivationalen und emotionalen Vorgänge die Einleitung und Aufrechterhaltung gesundheitsrelevanten Verhaltens in sozialen Situationen fördere, umfassender berücksichtige, als z.B. allein das Health-Belief-Modell (Becker et al. 1982), wonach kognitiv vermittelte Informationen verhaltenssteuernd wirken.

Auf das Modell von Schwarzer (1992) sei an dieser Stelle der Anschaulichkeit halber verwiesen, ohne damit zu proklamieren, dass es der einzige sinnvolle Zugang zu theoretischen Bezügen in der Gesundheitspädagogik ist. Diesem Modell liegen im Einzelnen die folgenden Konzepte zugrunde (vgl. auch Siegrist 1998):

---

2 Dlugosch (1994) resümiert die Gemeinsamkeiten der folgenden Modelle: Das Health-Belief-Modell (Becker et al. 1982), die Protection Motivation Theory (Rogers 1975), die Theory of reasened Action (Aijzen/Timko 1986) sowie die Subjective Expected Utility Theory (Ronis 1992).

1) Das Modell gesundheitlicher Überzeugungen (Health-belief-Modell) (Becker et. al. 1982), das insbesondere davon ausgeht, dass die Verbindung einer subjektiv wahrgenommenen Anfälligkeit mit der wahrgenommenen Schwere und Bedrohlichkeit dieser Krankheit für die eigene Person den Ausgangspunkt für gesundheitsrelevantes Verhalten darstellt.

2) Die Grundannahme des Modells des geplanten Verhaltens (theory of planned behavior oder auch reasoned action) (Ajzen/Timko 1986) besteht darin, dass Intentionen die entscheidenen Determinanten gesundheitsbezogenen Verhaltens sind, die sich aus subjektiven Überzeugungen und Normen und dem eingeschätzten Grad der Verhaltenskontrolle ergeben und denen Barrieren, z.B. des sozialen Umfeldes, entgegenstehen können.

3) Das Modell der Selbstwirksamkeit bzw. der Kompetenzerweiterung (self-effiacy-theory) (Bandura 1985) geht davon aus, dass sowohl die Intention als auch die Handlungsplanung, welche das tatsächliche Handeln bestimmt (der Wille, volitionaler Prozess) besonders stark von der Kompetenzerwartung abhängig ist. Unter Kompetenzerwartung wird hier die Überzeugung einer Person verstanden, mit dem eigenen Verhaltensrepertoire in einer bestimmten Situation erfolgreich zu sein. Somit drücken Kompetenzerwartungen optimistische Annahmen bezüglich der Kontrollierbarkeit bzw. Steuerbarkeit personalen Handelns aus.

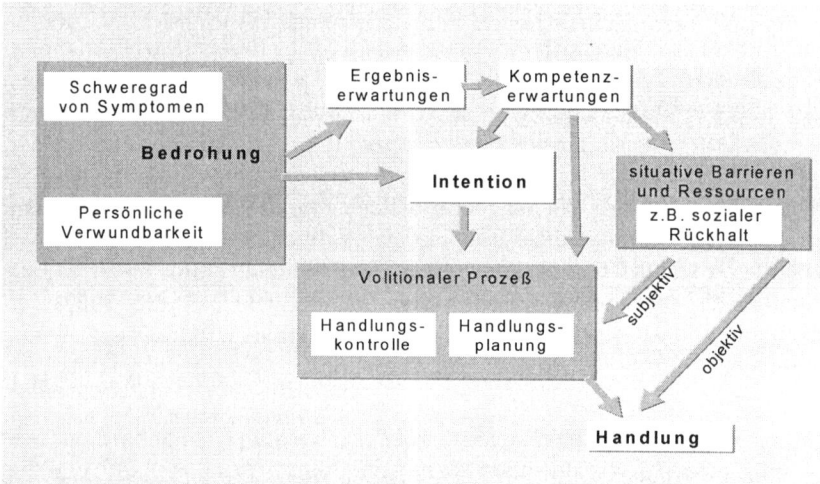

Abb. 2: Sozial-kognitives Prozessmodell des Gesundheitsverhaltens nach Schwarzer (1992)

Laaser/HurrelmannWolters (1993) würdigen das Modell Schwarzers (1992), das in Abbildung 2 schematisch dargestellt ist, positiv, da es berücksichtige, dass gesundheitsrelevantes Verhalten weder lediglich durch Informationsvermittlung noch allein durch die Modifizierung von Einstellungen verändert werden kann, sondern in ein Bild von der eigenen Person und in ein Selbstkonzept des eigenen Handelns mit einbezogen werden muss. Ob gesundheitsrelevante Einstellungen tatsächlich verhaltenswirksam werden, entscheide sich danach, ob sie als wichtiger Bestandteil der Selbstdefinition wahrgenommen würden und inwieweit sie mit anderen Selbstschemata konkurrierten.

Insbesondere den als Selbstschemata bezeichneten kognitiven Repräsentationen von bestimmten Aspekten der eigenen Person, die als geordnete Menge der gesundheitsrelevanten Selbstschemata als eine implizite Theorie im Sinne einer subjektiven Gesundheitstheorie verstanden werden, wird von Schwarzer (1992) und Laaser/Hurrelmann/Wolters (1993) eine besondere Bedeutung zugemessen. Auch Hörmann (1987) weist darauf hin, dass zur Einleitung angemessener Interventionsschritte sowie zu deren adressatenorientierten Einsatz die alltagsorientierten Laientheorien über Gesundheit und Krankheit stärker berücksichtigt werden sollten, um die Ressourcen, aber auch die Grenzen des Laienpotentials verstehen und würdigen zu können. Faltermaier (1994) geht davon aus, dass ein besseres Verständnis des ‚Laiengesundheitssystems' auch zu angemesseneren Konzeptionen für die professionelle Gesundheitsarbeit und vor allem zu neuen Wegen für die Förderung der Gesundheit führen wird. Mit seiner theoretischen und empirischen Untersuchung zum Gesundheitsbewusstsein und Gesundheitshandeln stellt Faltermaier Ansätze zur Weiterentwicklung wissenschaftlicher Theorien zur Gesundheit bereit. Faltermaier stellt zusammenfassend heraus, dass, unabhängig davon, wie angemessen Vorstellungen zu Gesundheit und Krankheit auch seien, ihre Bedeutung zunächst vor allem darin liege, dass es sie gäbe und dass sie häufig in Diskrepanz zu den professionellen Vorstellungen stünden, dabei aber die Grundlagen für das Alltagshandeln abgäben. Sie nicht zu berücksichtigen, wie es in der Praxis im Gesundheitssystem wohl eher die Regel sei, berge daher das Risiko sowohl die Mitarbeit potentieller Patienten als auch die Bereitschaft zu präventiven Aktivitäten zu verspielen (vgl. Faltermaier 1994, S.297).

Die Ergänzung des pantheoretischen Modells um den Faktor der Berücksichtigung subjektiver Theorien zu Krankheit und Gesundheit erscheint notwendig, da die Einflussnahme auf die Einstellungen und Überzeugungen der Zielgruppen von Gesundheitsförderungsmaßnahmen dadurch auf wissenschaftlich gesicherten Erkenntnissen zur Entstehung, Ausprägung und Funktion derselben basieren kann und nicht auf ideologischen Setzungen bezüglich der von den Projektplanern für ‚richtig' befundenen Einstellungen.

Weiter ist zum Pantheoretischen Modell anzumerken, dass der Ansatz einer reinen Verhaltensänderung z.B. durch Trainieren oder Drill unter Verwendung der Methoden Belohnung und Strafe einer Manipulation und Dressur gleichkommt, die mit den Zielen der WHO-Ottawa-Charta zur Selbstbe-

stimmung über die eigene Gesundheit und auch mit allgemeinen Bildungs-
zielen nicht zu vereinbaren wäre. Wenn solche Methoden angewandt werden, so ist zu fordern, dass zumindest vorher bei den Lernenden Transparenz darüber hergestellt wird und sie sich mit der Verwendung derselben
einverstanden erklären müssen. Zu bedenken ist zudem, dass Belohnung
und Strafe nicht die einzigen motivationalen Faktoren sind, die Einstel-
lungs- und Verhaltensänderungen bewirken und verstetigen, auch diesbezüglich sei auf das oben dargestellte sozial-kognitive Prozessmodell von
Schwarzer (1992) und auf die Erkenntnisse der Motivationspsychologie
(Schwenkmezger/Schmidt 1994) verwiesen.

2.5 Didaktische Maßnahmenplanung

Bereits 1981 wurden vom WHO-Regionalbüro für Europa in seinem Regi-
onalprogramm über Gesundheitserziehung und Lebensweisen Leitlinien für
die Gesundheitserziehung formuliert (siehe dazu auch Teil I Kap. 2.2.2), die
bezüglich der Methodenfrage ausführen, dass Gesundheitserziehung „innovative pädagogische Methoden und Technologien" verwenden müsse
(WHO 1993). Diese Forderung ist für sich genommen wenig aussagekräftig
und kann an die Pädagogik ganz allgemein gestellt werden, wenn unter ‚Innovation' die Entwicklung neuer Techniken oder Produkte verstanden wird,
die nachweislich zu einer Verbesserung der bisherigen Situation beitragen.
Eine Aufarbeitung der derzeitig in der Pädagogik als ‚innovativ' bezeichneten Methoden - wie z.B. das Prinzip der Handlungsorientierung - kann und
soll hier allerdings nicht erfolgen. Angesichts der sehr unterschiedlichen
Zielgruppen und Schwerpunktsetzungen für gesundheitspädagogische
Maßnahmen, die sich - orientiert man sich an der Struktur des deutschen
Bildungswesens - über den elementaren, primären, sekundären, tertiären
und quartären Bildungssektor erstrecken, wäre eine Benennung jeweils ‚geeigneter' Methoden im gegebenen Rahmen auch gar nicht zu leisten. Hier
soll lediglich noch einmal darauf verwiesen werden, dass sich bei der Planung gesundheitspädagogischer Maßnahmen zahlreiche Interdependenzen
zu anderen pädagogischen Teildisziplinen ergeben (siehe Teil I, Kap. 2.3).
Grundsätzlich gilt es demnach, die den konkreten Maßnahmen zugrunde
liegenden Ansätze (z.B. Ansatz der Gesundheitsförderung nach WHO-
Ottawa-Charta) und die für die spezielle Maßnahme formulierten Ziele und
Inhalte mit methodischen Grundsätzen und Verfahren der jeweiligen pädagogischen Teildisziplinen, die sich auf bestimmte Zielgruppen oder Institutionen beziehen, zu verknüpfen.

Als methodische Konzepte in der Gesundheitserziehung werden in der Literatur die folgenden Ansätze bezeichnet und unterschieden:

Abschreckungskonzept

Bei dieser Vorgehensweise werden die negativen Folgen gesundheitswidrigen Verhaltens dargestellt mit dem Ziel, Furcht, Angst und Schuldgefühle zu erzeugen.

Laut Staeck (1990) kann diese Strategie nicht erfolgreich sein, da sie Indifferenz bei den Adressaten hervorruft. Die Angesprochenen seien emotional blockiert und es würden allenfalls kurzfristige Verhaltensänderungen bewirkt. Zum Teil führe dies dazu, dass die Gefahren als eine Art Abwehrreaktion bagatellisiert würden mit dem Resultat einer Oppositionshaltung und einem sich möglicherweise verstärktem Aussetzen von Gesundheitsgefährdungen. Darüber hinaus mangele es einem derart ausgerichteten Ansatz an Identifikationsmöglichkeiten. Überwiegend wird dieses Konzept daher heute als überholt bezeichnet bzw. es wird herausgestellt, dass die Unwirksamkeit dieses Konzeptes erwiesen sei (vgl. Laaser/Hurrelmann/Wolters 1993). Zu erwähnen ist jedoch auch eine neuere Studie zum „Stand der Furchtappellforschung" der Bundeszentrale für Gesundheitliche Aufklärung (1998), die herausstellt, dass dieser didaktische Ansatz nicht per se abzulehnen sei. Vielmehr wird der Einsatz von Furchtappellen hier unter bestimmten Voraussetzungen als sinnvoll bezeichnet. Durch diese könnten Einstellungsänderungen erzeugt werden, die sich in kognitiven, affektiven und verhaltensbezogenen Reaktionen manifestierten. Der Nachweis positiver Effekte auf gesundheitsbezogene Einstellungen sei in zahlreichen experimentellen Arbeiten erfolgt. Der Einsatz von Furchtappellen sei allerdings abhängig zu machen von der jeweiligen Zielgruppe. So sei bei Personen ohne Risikoverhalten bei gleichzeitiger Darstellung einer hohen Effektivität des präventiven Verhaltens eine gute Umsetzung zu erwarten, während bei Personen mit bestehendem Risikoverhalten die Verarbeitung von Furchtappellen weiteren psychologischen Prozessen (im oben dargestellten Sinne) unterliege. Zu berücksichtigen sei jedoch allgemein, dass die Vermittlung von Handlungskompetenzen sowie Informationen zur Furchtreduktion innerhalb der Botschaften große Relevanz habe. Wenn nach starker Furchtinduktion eine präventive Maßnahme oder ein präventives Verhalten als sinnvoll und die Gefahr reduzierend dargestellt werde, zeige sich häufig die Umsetzung des empfohlenen Verhaltens. „Ziel muss es demnach auch sein, die Handlungskompetenzen und Selbstwirksamkeitserwartungen der Empfänger von Furchtappellen zu stärken" (Bundeszentrale für gesundheitliche Aufklärung 1998, S.122). Weiterhin sehr relevant sei die Darstellung von positiven sozialen Konsequenzen bei Unterlassen eines Risikoverhaltens. Dabei müsse darauf geachtet werden, keine unglaubwürdigen Botschaften zu vermitteln, da Risikoverhalten nicht automatisch immer zu negativen sozialen Konsequenzen führe. Was positive Konsequenzen im Einzelfall seien, müsse in Abhängigkeit von der Zielgruppe und der Präventionskampagne ermittelt werden.

Aufklärungskonzept

Dieses Konzept ist streng kognitiv ausgerichtet und soll auf der Basis möglichst objektiver und emotionsfrei vorgetragener Fakten den Verstand auf bestimmtes Fehlverhalten ansprechen und von dessen Unterlassung überzeugen. Kritisch ist hierzu anzumerken, dass die Aufnahme und Anhäufung von Wissen noch keine Gewähr für eine entsprechende Einstellungsänderung und so für ein gesundheitsgerechtes Verhalten bietet. Die so genannte KAP-Formel des Lernens: knowledge (Wissen) > attitude (Einstellung) > performance (Verhaltensänderung), die mit diesem Konzept verknüpft ist, gilt - wie schon an anderer Stelle erwähnt - als begrenzt wirksam. Es sind zusätzlich vor allem emotionale und soziale Komponenten notwendig, damit Informationen und Kenntnisse verhaltenswirksam werden können (Staeck 1990).

Risikofaktorenkonzept

Mit diesem Konzept soll das Risikobewusstsein geschärft und eine ich-nahe Einstellung zur Gesundheit herbeigeführt werden, um so zu präventiv gesundheitlichem Verhalten zu motivieren. Im Mittelpunkt stehen hierbei die zivilisationsbedingten und häufig selbst verschuldeten Risikofaktoren, die sich in sozialen, psychischen und physiologischen Daten dokumentieren (Schneider 1990). „Über die vier Stufen: 1. Gewahrwerden der Risiken, 2. Realitätsnähe der Risiken, 3. Persönliche Relevanz der Risiken und 4. Interventionsmöglichkeiten gegenüber den Risiken soll schrittweise die Motivationsbereitschaft für eine risikofaktorenmindernde und damit präventive gesundheitsfördernde Lebensweise erhöht werden" (Staeck 1989).

Ganzheits- oder Lebensweisenkonzept

Nach Leidel (1989) findet bei der gesundheitlichen Prävention derzeit ein Paradigmenwechsel statt, d.h., die traditionelle an Risikofaktoren orientierte Gesundheitserziehung wird zu einem umfassenden Konzept und hat ein emanzipatorisches Ziel (vgl. dazu auch Badura 1983, Hedwig 1988). Von anderen Autoren wird das ,Ganzheitskonzept' als ,life-style' oder ,Lebensweisenkonzept' (Leppin/Kolip/Hurrelmann 1996) oder auch als Konzept der ,Gesundheitsförderung mit Gesundheitsfaktoren' (Schneider 1990) bezeichnet.

Hierbei geht es darum, den gesamten Menschen mit seinen affektiven, sozialen, pragmatischen und kognitiven Persönlichkeitsdimensionen miteinzubeziehen. Es stehen nicht Krankheiten und ihre Verhütung im Sinne einer ,Katastrophenpädagogik' im Mittelpunkt, sondern die Anleitung zu einer gesundheitsfördernden Lebensführung, die die physische, psychische und soziale Gesundheit des Menschen erhalten soll (Hedwig 1988). Im Ganzheits- oder Lebensweisenkonzept werden alltägliche soziale Verhaltensweisen, Bedürfnisse und Schwächen des Menschen thematisiert. Soziale Normen und problematische Verhaltensweisen werden reflektiert und problematisiert. Ziel ist es, Bewältigungs- bzw. Problemlösungsstrategien zu entwickeln, die zu einer bewussten Änderung der durch Identifikation, Imitation und Internalisierung erworbenen Verhaltensweisen führen kann (Staeck 1990).

In die Nähe dieses Konzeptes gehören auch die von Palentien/Hurrelmann (1997, S.200) formulierten allgemeinen „Kriterien für die Ansätze zur Gesundheitsförderung" bei Kindern und Jugendlichen, die aus Sicht der Verfasserin dieser Untersuchung jedoch auch auf die Zielgruppe ‚Erwachsene' übertragen werden können (vgl. dazu auch Laaser/Hurrelmann/Wolters 1993). Die Autoren führen aus, dass sich Ansätze zur Gesundheitsförderung bzw. -erziehung dann als aussichtsreich erwiesen, wenn sie

„1. an den Erfahrungen und Erlebnissen (von Kindern und Jugendlichen) der die Zielgruppe ausmachenden Personen ansetzen,

2. die vorherrschenden normativen und sozialstrukturellen Rahmenbedingungen berücksichtigen,

3. den alltäglichen und durch soziale und kulturelle Einflüsse geprägten Lebensstil von Kindern und Jugendlichen in ihren Ansatz mit einbeziehen: Prävention und Gesundheitsförderung sollte die Förderung von Selbstentfaltung und Selbstfindung von Kindern und Jugendlichen als Anknüpfungspunkte nutzen und sich als Hilfe bei der Unterstützung eines individuellen Lebensstils verstehen."

Die obige Darstellung der didaktischen Ansätze zur Gesundheitserziehung in ihrer ‚Reinform' entspricht nicht der Erziehungspraxis. Hier werden in aller Regel verschiedene Komponenten der erwähnten Konzepte angewendet. Ergänzend sei außerdem noch einmal auf den Setting-Ansatz verwiesen, der an anderer Stelle bereits diskutiert wurde (siehe Teil I, Kap. 2.2.2) und den derzeit ‚modernsten Ansatz' auch in der Gesundheitserziehung darstellt, wobei die Grenzen zwischen spezifisch pädagogischen Ansätzen und denen anderer Disziplinen nicht immer leicht auszumachen sind (siehe dazu Teil I, Kap. 2.2.3.3).

Nicht zuletzt müssen bei der methodischen Planung von Maßnahmen der Gesundheitspädagogik administrative und institutionelle Rahmenbedingungen berücksichtigt werden. So bestehen für verschiedene Ebenen des Bildungssystems z.B. curriculare Vorgaben, die u.a. Unterrichtsprinzipien oder auch die fächergebundene Verortung bzw. die fächerübergreifende Integration von Inhalten und Zielen festschreiben (siehe dazu Punkt 3).

2.6 Interdisziplinäre Kooperation

In Teil I Kap. 3.3 ist die Gesundheitserziehung (einschließlich präventiver Maßnahmen) als Praxisfeld der Gesundheitspädagogik als interdisziplinäre Aufgabe betrachtet worden, an deren Umsetzung verschiedene Professionen beteiligt sind. Auch auf wissenschaftlicher Ebene ergibt sich aus den bisherigen Ausführungen eine interdisziplinäre Dimension der Gesundheitspädagogik, da wie allgemein in der Pädagogik üblich, auf die Erkenntnisse und Methoden anderer wissenschaftlicher Disziplinen, allen anderen voran die der Psychologie und Sozialwissenschaften - bezüglich der zu vermittelnden Inhalte - vorzugsweise auf die Medizin, zurückgegriffen wird.

Bei der Konzeption gesundheitspädagogischer Maßnahmen ist diese interdisziplinäre Kooperation in besonderer Weise zu berücksichtigen. Partizipation und Vernetzung sind zentrale Schlüsselworte der Gesundheitsförderung, die interdisziplinäre Kooperation auf praktischer Ebene ist jedoch trotzdem häufig mit Problemen verbunden (siehe Kap. 3.3. Teil I). Geiger (1994, S.465) formuliert einige zentrale Schlüsselfragen, die bezüglich einer Kooperation verschiedener Berufsgruppen bereits bei der Projektplanung als ‚Beteiligtenanalyse' thematisiert werden sollen und die Qualität der vorhandenen Beziehungen, die z.B. von Kooperation, Konkurrenz, Abhängigkeit etc. geprägt sein können, transparenter machen sowie Kommunikationsdefizite aufdecken können: „Wer sind die Beteiligten? Welche Potentiale/Ressourcen haben die Beteiligten? Welche Verknüpfungen haben die Beteiligten zur Projektidee? Welche Beziehungen haben die Beteiligten untereinander (Konkurrenz, Kooperation)? Gibt es Kommunikationsbrüche? Wie kann die Kooperation gestärkt werden (z.B. durch Synergieeffekte)? Wie kann eine gemeinsame Projektkultur (u.a. ‚Spiel'-regeln) gestaltet werden?"

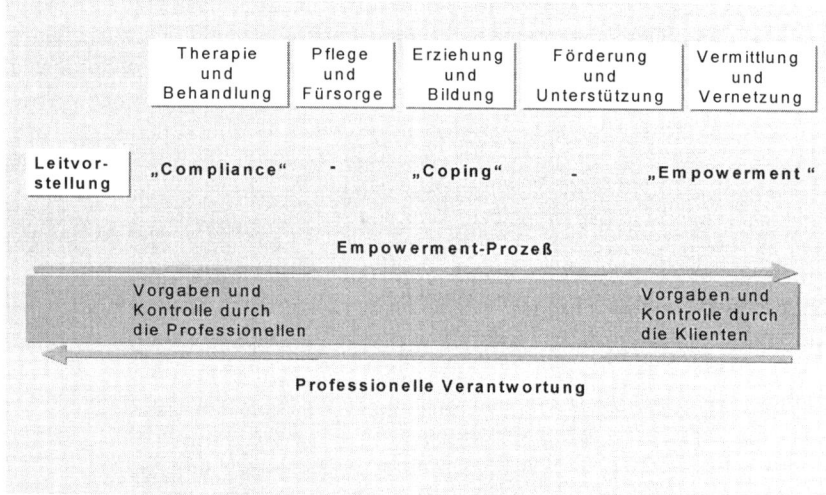

Abb. 3 Rollenmuster in der Gesundheitsförderung nach Göpel 1993

Göpel (1993) stellt bezüglich der praktischen Verständigungsprobleme zwischen Professionellen verschiedener Berufsgruppen heraus, dass eine reflexive Einstellung zum eigenen Verhalten notwendige Voraussetzung ist, um in der Interaktion sowohl mit anderen an der Umsetzung der Maßnahmen

144

beteiligten Berufsgruppen als auch mit den Klienten hilfreiche Beziehungen aufbauen zu können. Er stellt dazu ein Schema zu Rollenmustern in der Gesundheitsförderung vor, das an dieser Stelle widergegeben wird, weil es aus Sicht der Verfasserin - wenn auch nicht in allen Einstufungen - als Grundlage für Diskussionen über das Rollenverständnis verschiedener Professionen dienen kann, die an der Durchführung von Maßnahmen zur Gesundheitsförderung beteiligt sind (Abbildung 3).

Nach Möglichkeit sollten darüber hinaus für die an der Projektdurchführung beteiligten verschiedenen Professionen gemeinsame Supervisionsangebote konzipiert werden, in denen insbesondere die Schwierigkeiten der interdisziplinären Zusammenarbeit diskutiert und ausgetauscht werden können, mit dem Ziel, Frustrationen zu vermeiden und Handlungsmöglichkeiten zu verbessern (vgl. Bornmann et al. 1993).

3 Implementation gesundheitspädagogischer Maßnahmen

Zum Verständnis des Terminus ‚Implementation' im Zusammenhang der folgenden Ausführungen sei auf die eingangs dargelegte Begriffsbestimmung (siehe Teil I, Kap. 1.7) verwiesen. Im Folgenden geht es insbesondere um die Skizzierung von Aspekten der Implementation gesundheitsförderlicher und explizit auch gesundheitspädagogischer Konzepte vor allem auf den Ebenen der Makroimplementation (globaler Zugriff von der Wahrnehmung bis zur Lösung des Problems) und der Mesoimplementation (Zugriffsweise mittlerer Reichweite mit Bezug auf die Phase der Programmumsetzung). Die Implementation gesundheitspädagogischer Ansätze auf diesen Ebenen wird als Voraussetzung für die erfolgreiche Implementation auf der Ebene des alltäglichen und fortlaufenden Programmvollzugs (Mikroimplementation) betrachtet.

Schwartz/Walter et al. (1998, S.162) stellen die Notwendigkeit einer Berücksichtigung von Aspekten der Implementation wie folgt heraus: „Mindestens ebenso wichtig wie die Entwicklung von Präventionskonzepten ist ihre Implementation in die Versorgungspraxis." Die mit der Implementation von Präventionskonzepten verbundenen Aufgaben im Sinne des Aufbaus neuer Strukturen und Kulturen bezeichnen die Autoren als Managementaufgaben, die ein managementorientiertes Konzept auf der gesamten Leitungsebene und die Entwicklung von Personal mit entsprechender Qualifikation erfordern. Dabei dürfe nicht darauf vertraut werden, dass sich alles im Sinne eines wissenschaftlich plausiblen Konzeptes von alleine regelt. „Fehlt es an einer solchen Steuerungshilfe im Prozess der Modellrealisierung, lastet die Implementation letztendlich auf den Schultern" allein der Akteure (z.B. Kursorganisatoren und -leiter) vor Ort, „und diese sind damit in der Regel hoffnungslos überfordert" (a.a.O.).

Bezüglich der Entwicklung und Umsetzung von auf Gruppen und Bevölkerungen bezogenen Maßnahmen und Strategien der Verminderung von Erkrankungs-, Progredienz- und Sterbewahrscheinlichkeiten durch Senkung von (pathogenen) Belastungen und Förderung von (salutogenen) Ressourcen bezeichnet Rosenbrock (vgl. 1995, S.140) den sich derzeit im Aufschwung befindenden Public-Health-Ansatz als soziale Innovation[1]. Wis-

---

1 Wie in Teil I dieser Arbeit dargelegt, orientieren sich die Gesundheitswissenschaften in ihren Zieldimensionen an dem Ansatz der Ottawa-Charta zur Gesundheitsförderung. Da Gesundheitspädagogik ihrem Anspruch nach und abgeleitet aus der Programmatik

senschaftliche Gegenstandsbereiche und praktische Berufsfelder über-
schnitten sich jedoch derzeit noch vielfältig mit bereits bestehenden For-
schungs- und Tätigkeitsbereichen und das Theorie-Praxis-Verhältnis werde
in einem widersprüchlichen Suchprozess derzeit erst noch bestimmt. Weiter
sei das Verhältnis zu anderen Multidisziplinen wie z.B. Medizin, Pflege,
Sozialarbeit, Organisationsentwicklung und Erwachsenenbildung vielfach
noch unklar, da die wissenschaftliche Institutionalisierung und Akademisie-
rung zeitgleich mit vielfältigen Implementationsversuchen erfolge.

Aus dieser Situationsbeschreibung leitet Rosenbrock die These ab, dass der
Engpass oder ‚Flaschenhals' der Entwicklung von Public Health als soziale
Innovation auf der Ebene der Implementation und Umsetzung zu finden sei,
wo das vorhandene oder grundsätzlich produzierbare Wissen auf reale Interessen, gewachsene Sichtweisen, Erfahrungen und Institutionen treffe. Die
Umsetzung innovativer Strategien sei vor allem ein Problem der politischen
Steuerung. Im Gegensatz zur herkömmlichen Wahrnehmung von Gesund-
heitspolitik sei Public Health jedoch nicht nur - und oft nicht einmal primär
- Aufgabe staatlicher oder parafiskalischer Institutionen. Vielmehr würden
soziale Bewegungen, Massenmedien, Unternehmen, Bildungsinstitutionen
etc. zu einem Teil der Arena. Bisherige Steuerungsinstrumente, die weitgehend in der staatlichen Anwendung von Instrumenten aus den Bereichen
Norm, Geld und Information bestünden, genügten den neuen Ansätzen zur
Gesundheitsförderung nicht. Hier müssten die gezielte Förderung der Be-
troffenenkompetenz, neue Formen der Aushandlung und auf der Instituti-
onsebene Anreize zu selbstlernendem Problemlösungshandeln und moderner Organisationsentwicklung mit einbezogen werden. Der Interventionsbe-
reich werde zudem durch die Einbeziehung von riskanten Belastungs-/Res-
sourcen-Ungleichgewichten erweitert, da Gesundheitspolitik im Sinne von
Public Health nicht nur dort stattfinde, wo über Gesundheit geredet werde,
sondern überall dort, wo durch die Gestaltung von Verhältnissen, Verhal-
tensbedingungen und -anreizen populationsbezogene Wahrscheinlichkeiten
von Erkrankungen, Progredienz, Chronifizierung, krankheitsbedingter Einschränkung von Lebensqualität und Tod beeinflusst werden. Mit der Einbeziehung bislang impliziter Gesundheitspolitik erweitere sich demnach auch
der Kreis beteiligter Berufsgruppen über die bisherigen Gesundheitsberufe
hinaus. So seien all jene Berufsgruppen und Entscheidungsträger relevant,
die mit ihrem Handeln Einfluss auf Strukturen, Anreize und Verfahren
nehmen, die ihrerseits einen relevanten Einfluss auf Gesundheitschancen
und Erkrankungswahrscheinlichkeiten von Dritten ausüben (vgl. Rosenbrock 1995).

---

der Ottawa-Charta ebenfalls in den multidisziplinären Fächerkanon der Gesundheitswissenschaften integriert werden kann, können die Ausführungen Rosenbrocks (a.a.O.)
auch auf die Situation der Gesundheitspädagogik übertragen werden.

Brößkamp-Stone/Kickbusch/Walter (vgl. 1998, S.147) führen bezüglich der von Rosenbrock (a.a.O.) als Implementationsstrategie geforderten Organisationsentwicklung aus, dass diese im Rahmen der Gesundheitsförderung versuche, Organisationen um die Dimension der Gesundheit zu erweitern. Gesundheit werde somit zu einem Organisationsprinzip, das anstelle des früheren Primats einzelner Interventionen zur Reduktion von Risikofaktoren bestimmter Krankheiten trete. Dies könne jedoch nicht durch Aufpropfung organisationsfremder Ziele und Strukturen realisiert werden. Vielmehr müssten die neuen Normen, Denkweisen und Strukturen von den Betroffenen mitgetragen und aktiv gestaltet werden, um die etablierte Organisationskultur zu verändern und langfristig beizubehalten: „Gedanken, Ideen und Visionen von Personen finden so lange keinen Eingang in die soziale Realität einer Organisation, wie sie nicht in einer der Organisation angemessenen Art eingebracht werden. Sie müssen in ihren Regel- und Entscheidungsrahmen integriert werden" (a.a.O., S.147). Die Autorinnen bezeichnen in diesem Zusammenhang Projekte als erfolgreiche Instrumente der Organisationsentwicklung. Dabei sei es bedeutsam, organisationsintern gesundheitspolitische Leitlinien zu formulieren, qualifizierbare Erfolgskriterien zu benennen und konkrete Zielvereinbarungen zu treffen.

Bezieht man sie auf den Ansatz bzw. die Leitprogrammatik der Gesundheitsförderung nach der WHO-Ottawa-Charta von 1986, sollen einschlägige Innovationen u.a. auch im Bildungswesen umgesetzt werden. Hier ist die Gesundheitspädagogik mit der Entwicklung neuer, den o.g. Leitlinien entsprechenden Konzepten zur Gesundheitserziehung und zur Umsetzung des darüber hinausgehenden Setting-Ansatzes zur Gesundheitsförderung gefragt. Festzustellen ist jedoch, dass zwar der Anspruch erhoben wird, Innovationen (hier: im Bildungswesen) herbeizuführen, gleichzeitig jedoch an den herrschenden administrativen und institutionellen Strukturen festgehalten wird. Auf diese Problematik ist oben schon im Rahmen der Zielanalyse für gesundheitspädagogische Maßnahmen (Teil II, Kap. 2.2) hingewiesen worden. Im Zusammenhang der Darstellung von Konsequenzen für die Etablierung der Gesundheitspädagogik als erziehungswissenschaftliche Teildisziplin (siehe Teil I, Kap. 2.2.3.3) wurde z.B. festgestellt, dass keiner der dargestellten Ansätze zur Gesundheitspädagogik konkrete Aussagen zur tatsächlichen Implementation der bevorzugten Handlungsansätze in die Bildungspraxis anstellt. Es genügt nämlich nicht, darauf hinzuweisen, dass die Gesundheitsförderung jegliche gesellschaftliche Bereiche (also auch den Bildungsbereich) durchdringen soll. Vielmehr ist zu fragen, in welchem Verhältnis die neuen Elemente einer Konzeption von Gesundheitsförderung zu den bisherigen Elementen nicht nur der Gesundheitserziehung stehen sollen. Es genügt dann auch nicht aus, nur zu sagen, dass Gesundheitsförderungsinhalte in Rahmenlehrplänen, Ausbildungsordnungen o. Ä. einbezogen werden müssen. Hier bedarf es zumindest der Hinweise, wie dieser Integrationsprozess konkret auszusehen hat, d.h. wie die Beziehung der neuen

Inhalte zu den bisherigen Inhalten festgelegt ist und welchen Stellenwert bzw. welche Position die Gesundheitsförderungsinhalte in den Lehr- und Lernprozessen einnehmen sollen. Fehlt dieser Konsens, so entsteht das Problem, dass die Integration, wenn überhaupt, in willkürlicher Weise vollzogen wird.

In diesem Zusammenhang sollen im Folgenden für die Bereiche Schule, Weiterbildung und Hochschule allgemeine Zielsetzungen zur Gesundheitsförderung und Gesundheitserziehung sowie Beschlüsse und Empfehlungen zu dieser Thematik auf administrativer Ebene dargestellt und dahingehend analysiert werden, ob sie mit der Leitidee der Gesundheitsförderung kompatibel sind bzw. zu einer Implementation derselben beitragen. Desweiteren wird das grundlegende Präventionskonzept der gewerblichen Berufsgenossenschaften unter gleicher Fragestellung skizziert, da diese Institutionen Angebote im Bereich der (Weiter-)Bildung bereithalten, jedoch einen insgesamt von der Pädagogik vernachlässigten Bildungsbereich darstellen.

Selbstverständlich lassen Empfehlungen und Beschlüsse auf administrativer Ebene keine unmittelbaren Rückschlüsse auf deren Implementierung in die gesundheitspädagogische Praxis zu. Dennoch kann die Implementation gesundheitspädagogischer Ansätze z.B. in Curricula als Beispiel und Beleg für die Verknüpfung des verhaltens- und des verhältnisorientierten Ansatzes der Gesundheitsförderung angesehen werden. Wenn individuumzentrierte Ansätze über administrative Verankerungsmaßnahmen systematisch in Zielvorgaben für die Bildungspraxis implementiert werden, bekommen sie auch einen verhältnispräventiven Charakter, da ihre Umsetzung dann nicht mehr zufällig, sondern regelmäßig erfolgt. Verhältnisprävention findet demnach dort Berücksichtigung, wo Methoden der Initiierung und Organisation von Gesundheitsmaßnahmen im sozialen Feld zum Curriculum gehören, die in unterschiedlichen Interventionsfeldern greifen (Friedrich 1989).

Den folgenden, auf die unterschiedlichen Bildungsbereiche bezogenen Ausführungen sei vorangestellt, dass das Bundesministerium für Bildung, Wissenschaft, Forschung und Technologie (BMBF) beabsichtigt, ein alle Stufen des Bildungssystems einschließendes Konzept zur Gesundheitsbildung zu entwickeln. Erste Bausteine liegen für die Bereiche Schule und allgemeine Weiterbildung bereits vor (Bundesministerium für Bildung und Wissenschaft - BMBW - 1994 und Bundesministerium für Bildung, Wissenschaft, Forschung und Technologie - BMBF - 1997). Nach Erstellung des Bausteins ‚Gesundheit und berufliche Bildung' soll das Gesamtkonzept in die Bund-Länder-Kommission für Bildungsplanung und Forschungsförderung eingebracht werden. Hierzu muss angemerkt werden, dass die drei geplanten - und zum Teil schon vorliegenden Bausteine (Schule, allgemeine Weiterbildung und berufliche Bildung) nicht alle Stufen des Bildungssystems umfassen. Diesbezüglich ist daher die Einbeziehung des tertiären Sektors (z.B. Hochschulen) und der Bereich der beruflichen Weiterbildung im quartären Bildungssektor sowie von Gesundheitsbildungsangeboten im Rahmen kurativer bzw. therapeutischer und rehabilitativer Kurmaßnahmen zu fordern.

Das Projekt des o.g. Bundesministeriums kann jedoch trotz seiner bisherigen Beschränkung auf die oben genannten Bereiche als ein wesentlicher Schritt zur Implementation moderner Ansätze zur Gesundheitsförderung und im speziellen auch zur Gesundheitspädagogik auf der Makroebene bezeichnet werden.

3.1 Gesundheitserziehung in der Schule

Vom damaligen Bundesministerium für Bildung und Wissenschaft wurde 1993 bei der Bundesvereinigung für Gesundheit e.V. das Projekt ‚Gesundheit und Schule' in Auftrag gegeben, mit oben bereits genanntem Ziel, einen ersten Baustein für ein alle Bildungsbereiche umfassendes Konzept zur Gesundheitsbildung zu entwickeln. Die Leitfragen des Projektes lauteten: „Wie können Kinder und Jugendliche im schulischen Zusammenhang wirksam und weitreichend darin unterstützt werden, dass sie gesundheitsförderliche Lebensweisen entwickeln? Und wie ist zu gewährleisten, dass die Schule selbst einen gesundheitsförderlichen Faktor, nicht einen gesundheitsbelastenden darstellt?" (Brößkamp-Stone 1995). Methodisch wurden zur Beantwortung dieser Fragen relevante Forschungsergebnisse aus verschiedenen Wissenschaftsbereichen sowie Erfahrungen evaluierbarer Modellprojekte aus dem schulischen Bereich aufgearbeitet und desweiteren insgesamt 43 Experten aus Wissenschaft und Praxis schriftlich und/oder mündlich befragt. Im Ergebnis werden dann Determinanten menschlicher Gesundheit im Überblick beschrieben, ein Gesamtkonzept ‚Gesundheit und Schule' entwickelt sowie Umsetzungsempfehlungen für die ‚Bund-Länder-Kommission für Bildungsplanung und Forschungsförderung' (BLK) formuliert.

Auf die im Rahmen des o.g. Projektes identifizierten Determinanten für Gesundheit soll an dieser Stelle nicht näher eingegangen werden, einen Überblick gibt jedoch der Auszug aus dem Inhaltsverzeichnis des Projektberichtes (Abb. 4). Positiv festzustellen ist dabei, dass die Wechselwirkungen zwischen individuellen und Umweltfaktoren berücksichtigt sind und auch eine Orientierung an neueren Konzepten zur Entstehung und Erhaltung von Gesundheitsressourcen sowie zur Entstehung und Beeinflussung gesundheitsrelevanter Verhaltensweisen erfolgt.

Das aus den dargestellten Determinanten von Gesundheit und in Anlehnung an das Verständnis von Gesundheitsförderung nach der Ottawa-Charta von 1986 abgeleitete ‚Gesamtkonzept Gesundheit und Schule' enthält drei strukturelle Dimensionen von Schule (Unterricht, außerunterrichtliches Schulleben und Rahmenbedingungen von Unterricht sowie Schule und schulisches Umfeld), die mit Personengruppen sowie Rahmenbedingungen von Schule systematisch aufeinander zu beziehen sind (siehe Abb. 5).

Determinanten von Gesundheit:
Der Mensch, seine Lebensverhältnisse und sein Handeln
1. Der einzelne Mensch
    1.1 Sichtweisen des Einzelnen und persönliche Kompetenzen
        1.1.1   Sicht der eigenen Person - psychische und soziale Kompetenzen
        1.1.2   Sicht der eigenen Person in der Welt
        1.1.3   Weltsicht
    1.2 Körperlichkeit
        1.2.1   Medizinisch-biologische Faktoren
        1.2.2   Sinnliche Wahrnehmung
        1.2.3   Ernährung und Bewegung
2. Die Lebensverhältnisse des Einzelnen
    2.1 Sozialer Rückhalt
    2.2 Gesundheitsbeeinflussende strukturelle Bedingungen
3. Gesundheitsbezogenes Handeln
    3.1 Gesundheitsrelevante Kenntnisse
    3.2 Handlungskompetenz und Handeln
    3.3 Vom gesundheitsrelevanten Wissen zum Gesundheitshandeln

Determinanten von Gesundheit: Schule, Schüler und Umwelt
1. Schule
    1.1 Zur Entfaltung gesundheitsförderlicher Potentiale von Schule
    1.2 Schulklima und außerunterrichtliches Schulleben
    1.3 Gesundheitsgerechte Unterrichtsgestaltung
    1.4 Strukturelle Rahmenbedingungen von Schule
        1.4.1   Direkt die Gesundheit beeinflussende Strukturbedingungen
        1.4.2   Indirekt die Gesundheit und das Gesundheitsverhalten beeinflussende Schulbedingungen
2 Familie, Gesundheit und Schule
    2.1 Familiales Klima
    2.2 Familienstruktur
3. Gemeinde, Gesundheit und Schule
    3.1 Soziales Klima
    3.2 Strukturelle Gegebenheiten
4. Gesellschaft, Gesundheit und Schule

Abb. 4: Überblick zu den Determinanten von Gesundheit mit Bedeutung für das Handlungsfeld Schule, Auszug aus dem Projektbericht ‚Gesundheit und Schule' (BMBW 1994)

Die in dem vom Bundesministerium für Bildung und Wissenschaft (BMBW 1994) herausgegebenen Bericht enthaltenen Empfehlungen zur Realisierung des Konzeptes seien hier stichwortartig wiedergegeben.

1. Gesundheitsförderliche Gestaltung und Weiterentwicklung der einzelnen Schule

Das Schulleben wird als Spiegel der Inhalte und Arbeitsweisen schulischer Gesundheitserziehung angesehen. Es soll die Entwicklung eines schulspezifischen, pädagogischen und gesundheitsbezogenen Gesamtkonzeptes durch die Mitglieder der Schulgemeinde erfolgen. Dabei sind folgende Kernbereiche zu berücksichtigen:

- Gesundheitsbezogene Verbesserung des Arbeitsplatzes Schule (betriebliche Gesundheitsförderung)

- Entwicklung eines gesundheitsförderlichen Schulklimas und einer entsprechenden Schulkultur

- Erweiterung der Möglichkeiten für Schüler, sich aktiv und durch Übernahme von Verantwortung an der Gestaltung von Schule und Schulleben zu beteiligen

- Entwicklung bzw. Intensivierung teamartiger Zusammenarbeit

- Auf- und Ausbau eines breiten institutionellen Angebotes an gesundheitlichen Service-Angeboten
  - Gesundheits- und umweltverträgliche räumliche Gestaltung von Schulgebäude und -gelände
  - Regelmäßige schulspezifische Bestandsaufnahme zur gesundheitlichen Lage
  - Regelmäßige Evaluation der Gesundheitsaktivitäten in der Schule

2. Empfehlungen für den unterrichtlichen Bereich

- Qualifizierte überfachliche Koordinierung aller unterrichtlichen und außerunterrichtlichen Gesundheitsaktivitäten

- Gewährung einer systematischen fächerübergreifenden Gesundheitserziehung im Unterricht

- Verbesserung der schulischen Gesundheitserziehung durch
  - Anknüpfung an Lebenswelt, Gesundheitskonzepte, Selbstbilder der Schüler
  - Thematisierung persönlicher Einfluss- und Verantwortungsbereiche
  - Verknüpfung von Kenntnisvermittlung und Vermittlung alltagsrelevanter Fähigkeiten und Fertigkeiten

- Verstärkte Aufmerksamkeit für die gesundheitsförderliche Unterrichtsgestaltung in allen Fächern
  - Gezielte sinnes- und bewegungsaktive Unterrichtsgestaltung, angemessene Rhythmisierung des Unterrichts
  - Stärkere Anwendung erfahrens-, problem- und schülerorientierter Arbeitsformen sowie fächerübergreifender Unterrichtsformen (z.B. Projektunterricht)
  - Einübung von Methoden angemessener Belastungs- und Stressbewältigung in konkreten Unterrichtssituationen
  - Ausweitung/Weiterentwicklung der Fort- und Weiterbildungsangebote für Lehrer zu Inhalten und Methoden umfassender Gesundheitsförderung in Unterricht und Schule

3. Empfehlung für den Bereich „Öffnung der Schule"

- Stärkere Öffnung der Schule in Richtung Lebensumfeld
- Intensivierung der Zusammenarbeit von Lehrern und Eltern
- Aktive Beteiligung von Schule an stärkerer Verzahnung vorhandener gesundheitsrelevanter Angebote in der Gemeinde, Aufbau und Pflege eines breiten Kooperationsnetzes
- Verstärkung der Zusammenarbeit von Einzelschulen (Schulaufsicht als Beratungsstelle)
- Ausweitung der Fort- und Weiterbildungsangebote für Lehrerschaft und Schulleitung im Bereich fächer- sowie einrichtungsübergreifender Kooperation sowie schulische Organisations- und Personalentwicklung sowie Personalpflege

4. Empfehlungen in Bezug auf Schlüsselgruppen (Lehrerschaft, Schulleitung, Schulaufsicht, Bildungspolitiker)

- Stärkere Berücksichtigung gesundheitlicher Belange bei allen bildungs- und schulpolitischen bzw. administrativen Entscheidungen
- Entwicklung und Durchführung von Maßnahmen im Bereich Gesundheit und Schule
  - Aktuelle wissenschaftliche Erkenntnisse und Praxiserfahrungen
  - Geschlechtsspezifische Unterschiede im Jugendalter
  - Bedürfnisse ethnischer und sozialer Minderheiten
  - „leise", schleichende Entwicklungsstörungen
  - Verschiedenartigkeit der Situationen an einzelnen Schulen
- Koordinierte Qualifizierung von Lehrerschaft, Schulleitungen und Verantwortlichen in Schulaufsicht und Bildungspolitik
- Förderung der Organisationsentwicklung in Schulen und Schulbehörden

Abschließend können diese Empfehlungen dahingehend charakterisiert werden, als dass sie derzeit aktuelle Aspekte und Konzepte der Gesundheitsförderung berücksichtigen. Es werden sowohl der verhaltenspräventive als auch der verhältnispräventive Bereich einbezogen, wobei für die Umsetzung der verhältnispräventiven Ziele auch andere Professionen als Pädagogen herangezogen werden sollten (z.B. Psychologen im Rahmen der erforderlichen Organisationsentwicklung). Bislang kann hier aber bestenfalls von Realisierungsansätzen gesprochen werden, zum größten Teil findet sich die außerunterrichtliche Dimension von Gesundheitsförderung nur sporadisch in Form von Projektwochen oder auch wissenschaftlich begleiteten Modellversuchen; eine systematische Implementation, z.B. auf administrativer Ebene ist bisher nicht erfolgt. Die Empfehlungen zur Realisierung des Konzeptes und die Ausarbeitung an sich sind zudem mit den allgemeinen

Leitideen der Ottawa-Charta zur Gesundheitsförderung (WHO 1986) kompatibel und sogar in Anlehnung an sie entstanden. Außerdem werden neuere Erkenntnisse aus den den Gesundheitswissenschaften zuzuordnenden Disziplinen berücksichtigt, die von einem bio-öko-psycho-sozialen Modell der Entstehung von Gesundheit ausgehen. Das Konzept entspricht nicht zuletzt auch den Empfehlungen der Europäischen Union (vgl. Europäische Gemeinschaft 1990) sowie Beschlussfassungen der Kultusministerkonferenz zur Gesundheitserziehung in Schulen vom November 1992, in denen für den Unterricht aller Fächer der verschiedenen Schularten eine Gesundheitsbildung, deren Beitrag zur Gesundheitsförderung die gesamte Organisation Schule erfasst, gefordert wird (KMK 1992).

Die einzelne Schule

Unterricht

Außerunterrichtliches Schulleben/Rahmenbedingungen von Unterricht*⁾

Wichtige Personengruppen

Lehrer

Schulleiter

Weitere Mitglieder der Schulgemeinde**⁾

Verantwortliche in der Schulaufsicht

Wichtige Rahmenbedingungen

Schulgesetze

Finanzmittel, Gebäude, Sachmittel

Abb. 5: Gesamtkonzept Gesundheit und Schule

*) Schulgebäude/Gelände, gesundheitsrelevante Angebote, innerschulische Organisations- und Entscheidungsprozesse, **) Eltern, sonstige schulische Mitarbeiter, Fachleute (Brößkamp-Stone 1995)

Auffallend an der Konzeption ist jedoch, dass die Empfehlungen zum Bereich des Unterrichts sehr allgemein gehalten sind. So wird beispielsweise die fächerübergreifende Koordinierung aller unterrichtlichen und außerunterrichtlichen Gesundheitsaktivitäten gefordert. Eine Orientierung an einschlägigen pädagogischen Konzepten erfolgt aber lediglich z.B. mit dem Verweis, dass die schulische Gesundheitserziehung und -bildung verstärkt an die Lebenswelt der Schüler anknüpfen solle (Lebensweisenkonzept, s.o.). Hervorzuheben ist, dass in diesem Zusammenhang auch die Verknüpfung der Vermittlung gesundheitsbezogener Kenntnisse mit der Vermittlung von wichtigen gesundheitsrelevanten Fähigkeiten und Fertigkeiten, die die Kinder und Jugendlichen in ihrem Alltag anwenden können - insbesondere soziale und psychische Kompetenzen - die Grundlage des gesundheitsgerechten Alltagshandelns sind. Somit sind auch Forderungen des oben dargestellten Pantheoretischen Modells erfüllt, die auf der dort beschriebenen Ebene der Fähigkeitsbildung und des Fähigkeitstrainings dem Faktor ‚Erziehung' zuzuordnen sind. Im Hinblick auf die Unterrichtsmethodik wird eine stärkere Anwendung von erfahrungs-, handlungs- und problemorientierten sowie von schülerorientierten Arbeitsformen und von Unterrichtsformen gefordert, die dem fächerübergreifenden Ansatz der Gesundheitserziehung besonders entgegenkommen, wie z.b. Projektunterricht oder Epochenunterricht. Ähnlich lautende Forderungen finden sich in unterschiedlichsten pädagogischen Publikationen zu neuen didaktischen Ansätzen. Festzustellen bleibt aber, dass gerade die Forderung nach neuen Unterrichtsformen ohne Einbindung in administrative curriculare Vorgaben nicht systematisch zu erfüllen ist, entsprechende Bemühungen seitens der Lehrer daher zwangsläufig fragmentarisch bleiben, und für die Schüler eine Konsistenz dieser Prinzipien nicht erkenntlich wird. ,Projektwochen' o. Ä. bleiben dann ,Ausnahmezustände', die vielleicht als angenehme Abwechslung empfunden werden, jedoch nicht den Schulalltag bestimmen. Es ist demnach ein prinzipieller Widerspruch bei der Postulierung methodisch-didaktischer Prinzipien wie z.b. Handlungsorientierung, Erfahrungsorientierung, Ganzheitlichkeit, Vernetztheit etc. festzustellen, wenn gleichzeitig an den bestehenden Strukturen der Lehr- und Lernprozesse festgehalten wird. Wie soll beispielsweise fächerübergreifender Unterricht und vernetztes Denken und Handeln realisiert werden, wenn Fachlehrer an den Schulen immer noch im 45-Minuten-Rhythmus die jeweiligen Fachinhalte zu vermitteln versuchen mit dem Ziel, auf die fächerorientierten Prüfungen vorzubereiten? Da gerade die komplexen Konzepte zur schulischen Gesundheitsförderung äußerst schwer in den bestehenden administrativen Rahmen zu integrieren sind, setzt eine Realisierung weiterreichendere Veränderungen voraus, als die Aufnahme einiger neuer Lernziele im Rahmen der regelmäßigen Überarbeitung von Curricula. Deshalb erscheint es auch zunächst nicht unsinnig, weiterhin konkrete Entwürfe zu machen, die in die bisherige Unterrichtspraxis zu integrieren sind, statt mit dem Verweis auf die ,großen Entwürfe', die letztlich visionär bleiben, sich von dieser Aufgabe zu befreien.

Das Konzept ,Schule und Gesundheit' (BMBW 1994) gibt keine Hinweise darauf, wie Gesundheitsförderung konsistent über alle von Schülern potentiell zu durchlaufenden Schulformen und -stufen implementiert werden kann. Da der Anspruch der Untersuchung darin bestand, eine Schulformen und -stufen übergreifende Konzeption zu entwickeln, ist dieses als ein gravierendes Manko anzusehen.

Zur Erläuterung der bis dato weitgehend nicht nach einem einheitlichen Konzept erfolgenden und daher fragmentierten Integration von Zielen und Inhalten, die der Gesundheitserziehung zugeordnet werden können, soll ein Beispiel aus der beruflichen Bildung herangezogen werden.

Im bis Mitte 1997 gültigen Rahmenlehrplan für Friseure ist die Thematik der beruflich bedingten Hauterkrankungen praktisch nicht verankert gewesen (Niedersächsisches Kultusministerium 1977). Inzwischen haben sich hier gravierende Änderungen durch den neuen Rahmenlehrplan (siehe

Rahmenlehrplan 1997) und auch die neue Ausbildungsordnung (siehe Ausbildungsordnung 1997) ergeben, die beide 1997 in Kraft getreten sind. In den „berufsbezogenen Vorbemerkungen" des Rahmenlehrplans heißt es z.B. zum Anforderungsprofil: „Darüber hinaus ist Problembewusstsein für Fragen der Arbeitssicherheit und des Umweltschutzes zu entwickeln, insbesondere sind Grundsätze und Maßnahmen der Unfallverhütung und des Arbeitsschutzes zur Vermeidung von Gesundheitsschäden und Vorbeugung gegen Berufskrankheiten sowie Maßnahmen zur Gesundheitsförderung zu beachten. (...)" (Rahmenlehrplan 1997).

Die ausführliche Berücksichtigung der für diesen Beruf ausgesprochen relevanten gesundheitlichen Gefährdung und ihrer Prävention ist zunächst positiv zu bewerten. Eine Verknüpfung mit weiter gesteckten Zielen bzw. eine Orientierung an einem Gesamtkonzept der ‚Gesundheitsförderung' erfolgt jedoch nicht.

Über die allgemeinen Empfehlungen des Bundesministeriums für Bildung und Wissenschaft (1994) hinaus existieren zum Teil konkretere Empfehlungen und Implementationsansätze zu bestimmten Schulformen oder -stufen, wie die z.B. vom Niedersächsischen Kultusministerium (1991) herausgegebenen ‚Empfehlungen zur Gesundheitserziehung in allgemein bildenden Schulen'. Hier werden Lehrpläne analysiert, und auch konkrete Unterrichtsbeispiele gegeben. Als vorrangige Themenbereiche werden benannt: Gesunde Ernährung und Ernährungsverhalten, Bewegungserziehung und Sport, Zahnpflege, Hygiene und Körperpflege, Sucht- und Drogenprävention, Zivilisationskrankheiten, Infektionskrankheiten, Sexualerziehung und Sicherheitserziehung/Unfallverhütung. Letztgenanntes Thema wird im Folgenden noch einmal aufgegriffen, um einen Implementationsansatz vorzustellen, der über verschiedene Schulstufen und -formen unter Berücksichtigung sowohl verhaltens- als auch verhältnispräventiver Aspekte und unter Einbindung verschiedener Professionen exemplarisch die konsistente Umsetzungsmöglichkeit bestimmter, gesundheitspädagogisch relevanter Inhalte aufzeigt. Anzumerken bleibt hier noch, dass es für die berufsbildenden Schulen keine entsprechenden Empfehlungen gibt. Als Beispiel für die Vernachlässigung der beruflichen Bildung sei auch auf die von der Bundeszentrale für gesundheitliche Aufklärung zur Verfügung gestellten Unterrichtsmaterialien für verschiedene Schulformen und -stufen hingewiesen: Für die beruflichen Schulen ist nur eine Materialiensammlung zum Thema Aids zu beziehen.

3.2 Gesundheitsförderung und Hochschule

Die Frage nach der Gesundheitserziehung in der Hochschule hat zwei Schwerpunkte. Zum einen ist danach zu fragen, ob es Konzepte gibt, die Gesundheitserziehung bzw. Gesundheitsförderung in der Hochschule - d.h. die Förderung der Gesundheit von Mitgliedern und Angehörigen der Hochschule - thematisieren. Zum anderen geht es um die Gesundheitspädagogik als Studieninhalt, der insbesondere die Lehrerbildung, aber auch z.b. die Public-Health-, Diplompädagogik und Sozialpädagogik-, Pflegewissenschaften, Medizin und andere unter dem Stichwort ‚Humanwissenschaften' zu subsumierenden Studiengänge betrifft.

3.2.1 Gesundheitspädagogik als Studieninhalt

Zwei Ansätze zur Gesundheitserziehung bzw. Gesundheitspädagogik als Schwerpunktfächer im Rahmen von Lehramts- und Diplompädagogikstudiengängen an der Pädagogischen Hochschule Freiburg[2] und der Bildungswissenschaftlichen Hochschule Flensburg[3] sind bereits in Teil I, Kapitel 2.2.3.2 dargestellt und kritisch bezüglich ihrer theoretischen Fundierung diskutiert worden.

Eine besondere, einschlägige Studienmöglichkeit besteht an der Universität Bamberg[4], wo das Fach ‚Gesundheitspädagogik' als Unterrichtsfach im Rahmen des Lehramtsstudiums für berufsbildende Schulen gewählt werden kann. Weitere diesbezügliche Studienangebote bestehen z.B. an der Universität Ulm (Seminar für Pädagogik)[5], wo Gesundheitspädagogik als systematische Konstruktion des interdisziplinären Lehr- und Ausbildungsbereichs thematisch-problemorientiert im Schnittpunkt von Erziehungs- und Sozialwissenschaften, Psychologie und Anthropologie Gegenstand von Lehrveranstaltungen ist. An der Universität Trier[6] werden im Rahmen des Studiengangs Sozialpädagogik einzelne Veranstaltungen zum Thema ‚Gesundheitsförderung und Prävention als Aufgabenfelder von Erziehungswissenschaft und Sozialer Arbeit' angeboten, mit dem Ziel, eine ‚Forschungswerkstatt' aufzubauen. Die Fachhochschule München (Fachbereich Sozialwesen)[7] bietet einen Aufbaustudiengang ‚Gesundheitspädagogik' (4 Semester) an, in dem Kenntnisse und Fertigkeiten zur systematischen Beobachtung von schädlichen Umwelteinflüssen auf biopsychische Prozesse sowie die Fähigkeit zum methodischen Eingreifen mit Hilfe von Techniken zum Schutz gegen krankmachende exogene Bedingungen vermittelt werden sollen. Zielgruppe sind Absolventen eines Hochschulstudiums auf dem Gebiet der Sozialarbeit und Sozialpädagogik.

Die Informationen zu bestehenden Studienangeboten entstammen zum großen Teil über eine Internetrecherche, die entsprechenden Adressen werden hier aufgeführt:
2 http.//www.uni-freiburg.de/pph/fak3/naturwi/gespaed/inhalt.htm
3 http//www.uni-flensburg.de/gesundhb/indes.html
4 http.//www.uni-bamberg.de/~ba2ap1/for-studieng.de
5 http.//www.uni-ulm.de/uni/veroeff/fb/93-95/24.htm
6 http.//www.uni-trier.de/uni/fb1/paedagogik/personen/homfeldt.de
7 http://schnecke.rz.fh-muenchen.de/home/common_fhm/study_fhm/d_study-gespaed.html

Kälble und v. Troschke (1998) zählen in ihrem aktuellen ‚Studienführer Gesundheitswissenschaften' insgesamt 132 Studienangebote[8] an deutschen Universitäten, pädagogischen Hochschulen und Fachhochschulen auf, von denen jedoch nur acht als im engeren Sinne gesundheitspädagogisch charakterisiert werden können (Siehe Tabelle 2). Von diesen acht Angeboten sind wiederum zwei als ‚Wochenendseminare' konzipiert (Pädagogische Hochschule Heidelberg, Universität Lüneburg) und vier als Weiterbildungs-, Aufbau- bzw. Fortbildungsstudiengänge (Katholische Fachhochschule Nordrhein-Westfalen/Aachen, Fachhochschule Nordostniedersachsen/Lüneburg, Fachhochschule München, Bildungswissenschaftliche Hochschule Flensburg), die mit einem Zertifikat oder Zeugnis abschließen.

An dieser Stelle geht es nun nicht um eine weitere Charakterisierung der theoretischen Ansätze der in den einzelnen Studienangeboten zu vermittelnden Kenntnisse und Fertigkeiten. Im Zusammenhang der Frage nach der Implementation gesundheitspädagogischer Konzepte ist vor allen Dingen die Existenz entsprechender Studienangebote selbst von vorrangigem Interesse, denn ohne Institutionalisierungen entsprechender Angebote ist auch keine (Weiter-)Entwicklung von zum größten Teil noch ausstehender wissenschaftlicher Expertise zur Gesundheitspädagogik und keine Qualifizierung von Professionellen für das Praxisfeld Gesundheitserziehung möglich.

Zum Teil entsprechen die in der Tabelle 2 aufgeführten Studienangebote den Empfehlungen zur Weiterentwicklung der Ausbildung von Lehrerinnen und Lehrern, die in den Mitteilungen (des Vorstandes, der Kommissionen und Arbeitsgemeinschaften) der Deutschen Gesellschaft für Erziehungswissenschaft (DGfE) gegeben werden: „Der berufswissenschaftliche Zugang zur Lehrerbildung erschließt auch Domänen anderer, aus der Optik der lehrerbildenden Fächer bislang weitgehend ausgeblendeter Wissensgebiete, etwa rechtlicher, ökonomischer, ökologischer oder gesundheitswissenschaftlicher Art" (Anonymus 1997,S.100). Weiter wird „eine Verbesserung der Lehrer(innen)-bildung auf dem Gebiet der Gesundheitserziehung, einschließlich der Schaffung entsprechender Studienschwerpunkte und ihrer Berücksichtigung bei Lehramtsprüfungen" von der Kultusministerkonferenz gefordert (KMK 1992, S.28). Dieser Forderung entsprechen die Studienangebote der Universität Flensburg (Lehramt für Grund-, Haupt-, Real- und Sonderschulen) und der Universitäten Bamberg (Lehramt für berufsbildende Schulen, Fachrichtung Sozialpädagogik) und Osnabrück (Lehramt für berufsbildende Schulen, Fachrichtungen Gesundheitwissenschaften, Pflegewissenschaft, Kosmetologie), die gesundheitspädagogische Inhalte auch in die Prüfungsordnungen für die jeweiligen Lehrämter implementiert haben.

---

8 Als gesundheitswissenschaftliche Angebote werden neben den Gesundheitswissenschaften/Public Health-Studiengängen z.B. auch die FH-Studiengänge Augenoptik, Ergotherapie, Pflegemanagement oder Caritaswissenschaft(!) aufgeführt.

Universität/ Fachhochschule	Studienangebot	Art des Angebots	Form des Angebots	Fachbereich/ Fakultät	Profil
Fachhochschule München[1]	Gesundheitspädagogik	Aufbaustudiengang, Zielgruppe: Hochschulabsolventen Sozialpädagogik, Physiotherapeuten, Ausbilder von Erwachsenenbildnern	Fern/ Präsenzstudium, 4 Semester, Abschluss: Zeugnis	FB Sozialwesen	Studienfächer: Philosophie/Wissenssoziologie, körperorientierte soziale Intervention, Gesellschafts- u. Gesundheitsgeschichte naturwiss./biol. Grundl., soziochronologische Messverfahren, chronobiologische Ernährungsweisen
Kath. Fachhochschule Nordrhein-Westfalen/ Aachen[1]	Prävention, Gesundheitsförderung, Management	Berufsbegleitendes Weiterbildungsstudium, Zielgruppe: Sozialarbeiter, Pädagogen, Mediziner, Psychologen, Sportlehrer, Ökotrophologen	Präsenzstudium, 4 Semester Abschluss: Zertifikat	FB Sozialwesen, Gesundheitswesen	Wissenschaftlich-praktische Weiterbildung, Theorie, Methoden und Praxisfelder der Prävention, Gesundheitsförderung und Nachsorge
Fachhochschule Nordostniedersachsen/ Lüneburg[1]	Angewandte Gesundheitswissenschaften - Gesundheitserziehung und -beratung	Kontakt/Weiterbildungsstudium Zielgruppe: Pädagogen, Sozialarbeiter, Ärzte, Psychologen, Pflegepersonal, Personal von Krankenkassen und Behörden	Berufsbegleitend bzw. Teilzeitstudium, 2 Semester, Abschluss: Zertifikat	Zentrum für angewandte Gesundheitswissenschaften	Qualifizierung für die Analyse von Gesundheitsproblemen im Kontext von Lebensweisen und Lebensbedingungen und für die Planung, Anwendung und Beurteilung von unterschiedlichen Interventionsmaßnahmen
Universität Lüneburg[1]	Gesundheitsförderung für Pädagogen durch themenzentrierte Interaktion	Weiterbildungsstudium, Zielgruppe: Pädagogen (Lehrer und Erwachsenenbildner), Sozialpädagogen	Weiterbildungsstudium, 7 Wochenendseminare	Zentrum für wissenschaftliche Weiterbildung	Planung und Durchführung gesundheitsbezogener Angebote im pädagogischen Handlungsfeld

Universität/Fachhochschule	Studienangebot	Art des Angebots	Form des Angebots	Fachbereich/Fakultät	Profil
Bildungswissenschaftliche Hochschule Flensburg[1]	Gesundheitspädagogik	a) Ergänzungsstudiengang Zielgruppe: Absolventen von Lehramts-, Diplom-, Magister oder staatlichen Studiengängen in Biologie, Ökotrophologie, Sport, Medizin	Präsenz/Vollzeit 4 Semester, Abschluss Magister (M. scientiae)	Fachbereich Gesundheitsbildung	Interdisziplinäres Curriculum, Ausbildung gemäß Leitidee: „Gesundheit lernen, leben, lehren" im biographischen Zusammenhang (Persönlichkeitsentwicklung, Organisationsentwickl.)
		b) Erziehungswissenschaftlicher Schwerpunkt im Lehramtsstudium[2]	Schwerpunktbildung Hauptstudium, 18 SWS		Erfahrungsbezogene, berufsfeldbezogene, forschungsbezogene und gesundheitswissenschaftssystematische Veranstaltungen
	Gesundheit und Erziehung	Kontakt/Weiterbildungsstudium	Vollzeit und berufsbegleitend, 4 Semester, Abschluss: Zertifikat		Konzeptentwicklung u. Praxisgestaltung für Aufgaben der Gesundheitsförderung auf der Basis der Ottawa-Charta der WHO (interdisziplinäres Curriculum)
Pädagogische Hochschule Heidelberg[1]	Gesundheitspädagogik	Fortbildungsstudium Zielgruppe: Lehrer, Fachleute aus dem Bereich Erwachsenenbildung, Pflege- und Assistenzberufe	4 Wochenendsem., 6 Nachm., Abschluss: Zertifikat	Institut für Weiterbildung	Gesundheitspädagogischer Ansatz im Sinne eines ganzheitlichen Verständnisses der Thematik, ,gesundheitsbewusstes Handeln'
Universität Trier[3]	Gesundheitsförderung/-bildung	Wahlpflichtfach im Rahmen des Diplomstudiengangs Pädagogik	Hauptstudium, 12 SWS	Fachbereich Pädagogik	Qualifizierung für beruf. Tätigkeitsfelder, in denen die Förderung u. Erhaltung d. Gesundheit von Menschen i. Vordergrund steht, Integration von Aspekten v. Gesundheit u. Krankheit in traditionelle päd. Tätigkeitsbereiche

Universität/Fachhochschule	Studienangebot	Art des Angebots	Form des Angebots	Fachbereich/Fakultät	Profil
Pädagogische Hochschule Freiburg[4]	Gesundheitspädagogik	Wahlpflichtfach im Rahmen des Diplomstudiengangs Pädagogik Studienrichtungen: Schul-, Sozial-, Medienpädagogik, Erwachsenenbildung	Hauptstudium 32 SWS	Fachbereich III, Abt. Biologie	Wesentliche Bestandteile des Faches: Humanbiologie u. -ökologie, Sozialmedizin, Pädagogik u. Didaktik i.d. Gesundheitsförderung, Vermittlungsmodelle u. Forschungsansätze, berufsbezogene fachdidaktische Studienblocks, Gesundheit u. Ernährung/Gesundheit u. Bewegung'
Universität Bamberg[1]	Gesundheitspädagogik	Zweitfach im grundständigen Studiengang Lehramt für berufsbildende Schulen, Fachrichtung Sozialpädagogik	Präsenz/ Vollzeit, 40SWS, Praktikum	Fakultät Pädagogik Philosphie Psychologie	Kenntnisse in Teilgebieten des Faches Gesundheitspädagogik in inhaltlicher, methodischer und fachdidaktischer Hinsicht: Med. Grundlagen, Methoden u. Medien, Institutionen der Gesundheitspädagogik, Krankheitslehre u. Krankheitsverarbeitung, soziale Epidemiologie, Gesundheitsverhalten und -störungen, Laientheorien, Zivilisationskrankheiten, Geschichte der Gesundheitspädagogik
Universität Osnabrück[1][5]	Lehramt für berufsbild. Schulen, FR Gesundheitswiss., Pflegewiss., Kosmetologie	Nach neuer PVO für Lehrämter im Lande Niedersachsen in allen Fachrichtungen prüfungsrelevante Lehrveranstaltungen zur Prävention und Gesundheitspädagogik	Präsenz/Vollzeit	FB Psychologie/ Gesundheitswissenschaften	Bisheriges Profil Gesundheitspädagogik und Prävention von Berufskrankheiten

Tab. 2: Übersicht zu Studienangeboten ‚Gesundheitspädagogik'
Quellen: 1) Kälble/v.Troschke 1998, 2) Heindl/Schwaner-Heitmann/Wilke 1995, siehe auch Fußnote 5: Internetadresse Fußnote 5, 4) Kienzle/Pfender/Schmidt-Weller/Schneider 1994, siehe auch Fußnote 4, 5) Prüfungsverordnung für Lehrämter im Lande Niedersachsen (PVO-Lehr I), 1999

Abschließend sei noch auf einen wegweisenden Beitrag der Arbeitsgruppe Didaktik der Gesundheitswissenschaften (1993) hingewiesen, in dem ‚Allgemeine Grundlagen einer gesundheitswissenschaftlichen Didaktik für unterschiedliche Ausbildungsgänge im Gesundheits- und Sozialbereich' skizziert werden. Die Beteiligung an der Entwicklung solcher Ansätze kann als originär gesundheitspädagogische Aufgabe bezeichnet werden, lautete doch die Fragestellung bezüglich der Entwicklung der o.g. allgemeinen Grundlagen, welchen Beitrag die Didaktik zur Konstituierung von Gesundheitswissenschaften im Sinne einer Integration humanwissenschaftlicher Wissensbereiche mit dem praktischen Ziel einer Gesundheitsförderung leisten kann und ob sich dafür allgemeine Grundlagen finden lassen, die für unterschiedliche Studiengänge im Gesundheits- und Sozialbereich gleichermaßen Geltung beanspruchen können (Göpel 1993). Dieser Ansatz ist insofern als ein wesentlicher Beitrag zur Implementation der Gesundheitsförderungs-Programmatik zu bezeichnen, als dass eine gemeinsame Orientierung an richtungweisenden ‚Richtzielen' initiiert und die Fähigkeit zur Kooperation verschiedener Professionen gefordert wird.

3.2.2 Gesundheitsfördernde Hochschule

Die Gesundheitsfördernde Hochschule ist im Sinne der WHO-Programmatik als ein Setting-Ansatz zu betrachten. ‚Health Promoting Universities' ist ein 1997 eingeführtes neues Projekt der WHO, das u.a. die Entwicklung von Kriterien und Strategien für ein europäisches setting-orientiertes WHO-Netzwerk zum Ziel hat. Hierbei geht es um die Förderung und Erhaltung von Gesundheit von Studierenden, Beschäftigten und umgebender Gemeinde (WHO Regionalbüro Europa 1997). In Niedersachsen besteht diesbezüglich seit Mitte 1995 ein Arbeitskreis ‚Gesundheitsfördernde Hochschule', der von der Landesvereinigung für Gesundheit koordiniert wird und der aus Vertretern verschiedener niedersächsischer Hochschulen besteht, die Mitglied im ‚Forschungsverbund Gesundheitswissenschaften Niedersachsen' sind (Universitäten Hildesheim, Oldenburg, Osnabrück, Fachhochschule Lüneburg). Von dem niedersächsischen Arbeitskreis wurde im Oktober 1998 die ‚Europäische Konferenz zur Gesundheitsfördernden Hochschule' in Hildesheim organisiert.

Die Ansätze dieses Projektes sind zunächst allerdings nicht als originärer Gegenstand der Gesundheitspädagogik zu bezeichnen, betont wird vielmehr die Notwendigkeit der Entwicklung der organisatorischen und strukturellen Voraussetzungen für eine gesundheitsfördernde Hochschule, zu der vor allem Methoden der Organisationsentwicklung zählen (Gräser 1998). Dennoch besteht die Möglichkeit, auch gesundheitspädagogische Ansätze in dieses Konzept zu integrieren. In erster Linie ist jedoch die Entwicklung eines Gesamtkonzeptes in Bezug auf die Hochschulen zu fordern, in dem - ähnlich wie in dem oben dargestellten Ansatz des Bundesministeriums für

Bildung und Wissenschaft (1994) zur ‚Gesundheit und Schule' - organisatorische und inhaltliche (hier Lehre) Faktoren der Gesundheitsförderung in der Hochschule und der gesundheitsfördernden Hochschule integriert werden.

3.3 Weiterbildung und Gesundheitspädagogik

In der Bundesrepublik Deutschland wird der Begriff ‚Weiterbildung' als Oberbegriff für die allgemeine (inklusive politische) und beruflich orientierte Erwachsenenbildung verstanden (siehe Teil I, Kap. 2.2.3). Der Deutsche Bildungsrat definiert im ‚Strukturplan für das Bildungswesen' Weiterbildung „als Fortsetzung oder Wiederaufnahme organisierten Lernens nach Abschluss einer unterschiedlich ausgedehnten ersten Bildungsphase" (Deutscher Bildungsrat 1970, S.197).

Im Folgenden werden nun Konzepte zur Implementation des Gesundheitsförderungsansatzes und insbesondere gesundheitspädagogischer Ansätze einschließlich der Berücksichtigung wissenschaftlicher Erkenntnisse zur Verhaltensmodifikation im Bereich der allgemeinen und der beruflichen Weiterbildung skizziert.

3.3.1 Allgemeine Weiterbildung und Gesundheitspädagogik

Vom Bundesministerium für Bildung, Wissenschaft, Forschung und Technologie (BMBF 1997) wurde vor kurzem der zweite Baustein ‚Gesundheit und allgemeine Weiterbildung' des zu entwickelnden, alle Stufen des Bildungssystems einschließenden Konzeptes zur Gesundheitsbildung vorgelegt. Wie schon der erste Baustein zu ‚Gesundheit und Schule'(s.o.), soll dieser hier nun exemplarisch rezipiert werden. Die Untersuchung wurde nach der gleichen Methode wie beim Baustein ‚Gesundheit und Schule' durchgeführt, d.h. es erfolgte die Auswertung relevanter Forschungsergebnisse, die Befragung von Experten sowie von Anbietern einschlägiger Weiterbildungsmaßnahmen.

Zur Situation im Bereich ‚Gesundheit und allgemeine Weiterbildung' wird zunächst darauf hingewiesen, dass diese in Deutschland nicht staatlich organisiert sei, nach dem Subsidaritätsprinzip aber mehr oder weniger staatlich mitgestaltet wird. Aus der fehlenden staatlichen Organisation resultiere eine heterogene und differenzierte Struktur der Weiterbildung. Als wichtigste Träger allgemeiner Weiterbildung in Deutschland werden die Volkshochschulen und der Erwachsenenbildungsbereich der Katholischen und Evangelischen Kirche genannt. Hier beeindrucken insbesondere die statistischen Angaben zum Angebot und zur Inanspruchnahme von gesundheitsbezogenen Veranstaltungen. So boten 1992 die Kirchen und der Deutsche Volkshochschulverband insgesamt 3,37 Millionen öffentlich geförderte Unterrichtsstunden im Bereich ‚Gesundheit' an, das sind 15,4% des gesamten

Weiterbildungsvolumens in Unterrichtsstunden. Bezüglich der Inanspruch-nahme dieser Angebote entfielen darauf 3,03 Millionen Teilnahmefälle, das sind 17% aller Teilnahmefälle in diesem Bildungsbereich (BMBF 1997, S.58).

Den Empfehlungen, die in diesem Baustein gegeben werden, liegt eine Ori-entierung am Gesundheitsförderungsansatz nach der Ottawa-Charta (WHO 1986) und die Berücksichtigung des bio-psycho-sozialen Paradigmas zur Entstehung und Erhaltung von Gesundheit nach Antonovsky (1987) zugrunde. Explizit wird auch auf das oben besprochene ,Lebensweisenkon-zept' verwiesen (BMBF 1997).

Im Ergebnis werden die für den Bereich ,Gesundheit und Schule' herausge-arbeiteten bedeutsamen Determinanten menschlicher Gesundheit im we-sentlichen bestätigt (siehe Abb. 6). Es werden zudem die folgenden beson-deren Determinanten von Gesundheit im Erwachsenenalter benannt (a.a.O., S.37ff.):

1. Gesundheit und Alter(n)
2. Umgang mit Krankheit
3. Umgang mit Sterben und Tod
4. Gesundheit, Krankheit und soziale Benachteiligung

Die Empfehlungen zum Gesamtkonzept von Gesundheit und allgemeiner Weiterbildung beziehen sich auf die einzelne Institution, d.h.

1. die Anbieter,
2 die Angebote,
3 auf die Qualifikation des Personals und
4 auf Aspekte der Organisationsentwicklung.

Abschließend soll nun auf diese Empfehlungen insbesondere unter der Fra-gestellung eingegangen werden, ob sie gesundheitspädagogisch relevant sind bzw. als gesundheitspädagogische Aufgabenstellung charakterisiert werden können.

Zu 1. Empfehlungen zur Profilgebung der Anbieter
Gefordert wird zunächst die Erarbeitung trägereigener pädagogischer und gesundheitsbezogener ,Leitprogramme' gemäß dem Lebensweisenkonzept auf der Grundlage eines umfassenden Gesundheitsverständnisses. Zudem soll eine Ausrichtung der Maßnahmen sowie Entscheidungsprozesse an den aktuellen (gesundheits-)wissenschaftlichen Erkenntnisständen sowie an ak-tuellen gesetzlichen Grundlagen erfolgen. Die Umsetzung dieser Forderung kann als originär gesundheitspädagogische Aufgabe bezeichnet werden.

Weiter wird die Entwicklung von Kooperationen gefordert, bei der die ein-richtungsspezifischen Ziele, Schwerpunktsetzungen sowie Handlungskon-texte transparent gemacht werden und - vor dem Hintergrund des Wissens um die Determinanten von Gesundheit sowie moderner Erwachsenenpädagogik und Lernpsychologie - kritisch reflektiert werden. Auch diese Forderung kann als eine dem Selbstverständnis von Gesundheitspädagogik entsprechende bezeichnet werden (siehe Teil 1, Kap. 2.3 u. 3.3).

Bezüglich der Angebote, ihrer Struktur und der Zielgruppen wird eine ressort- bzw. fachbereichs- und träger- bzw. einrichtungsübergreifende, abgestimmte Weiterentwicklung für eine flächendeckende bzw. wohnortnahe Versorgung mit angemessenen Gesundheitsbildungsangeboten für notwendig erachtet. Dabei sollen insbesondere bisher nicht von der Gesundheitsbildung erreichte Bevölkerungsgruppen und verschiedene Lebensphasen oder -situationen im Laufe des Erwachsenenalters sowie geschlechtsspezifisch unterschiedliche Lebens- und Lernbedingungen berücksichtigt werden. Im Sinne der eingangs erläuterten, zunehmend stärker in das Blickfeld von Gesundheitsförderungsmaßnahmen rückenden Qualitätssicherungskriterien wird die Berücksichtigung von Aspekten der Effizienz und Effektivität gefordert.

Von großer Bedeutung für die Begründung der Notwendigkeit einer pädagogischen Teildisziplin Gesundheitspädagogik ist die Forderung nach einer verstärkten, auch ressortübergreifenden Förderung interdisziplinärer Forschung im bzw. für den Bereich Gesundheitsbildung bzw. Gesundheitsförderung voranzutreiben. Besonders herausgestellt wird auch die problemorientierte (Grundlagen-)Forschung, die eine Verbindung mit der Praxis gewährleisten und zugleich die Entwicklungsarbeit auf der Theorie- und Methodenebene nicht vernachlässigen soll. Insbesondere soll eine Förderung der folgenden Schwerpunkte erfolgen:

„- der Untersuchung ‚salutogenetischer Prozesse', d.h. die Frage, was Menschen gesund erhält (Determinanten von Gesundheit und ihre Wechselwirkungen),

- von Forschungsarbeiten, die sich auf die Lebenswelt und den Alltag der Erwachsenen beziehen, und die größere Zeitspannen von Gesundheitsbildungsprozessen berücksichtigen,

- von Forschungsarbeiten, die im Dialog mit den Anbietern und Umsetzern der gesundheitsbezogenen Maßnahmen stehen (im Sinne von Modellprojekten),

- *von gesundheitspädagogischer Forschung, die ihren eigenständigen Beitrag zur gesundheitswissenschaftlichen Forschung insgesamt herausarbeitet,*

- der Evaluationsforschung im Bereich gesundheitsfördernder einschließlich gesundheitsbildender Maßnahmen (insbesondere der formativen Evaluation für neue Maßnahmen)." (BMBF 1997, S.116, im Original kein Kursivdruck).

Zu 2. Empfehlung zu den Angeboten

Die Empfehlungen zu den Angeboten beziehen sich zunächst auf die Entwicklung, Durchführung bzw. Unterstützung solcher Formen gesundheitsbezogener Bildungsarbeit, die den Kontakt bzw. die Zusammenarbeit mit bisher schwer erreichbaren Bevölkerungsgruppen verbessern sollen. Auf der didaktischen Ebene wird - wie schon in den Empfehlungen zur Gesundheit und Schule - eine gesundheitsförderliche Gestaltung der Angebote gefordert. Hierzu wird vor allem eine gezielte sinnes- und bewegungsaktive Gestaltung sowie eine Rhythmisierung der Veranstaltungen und eine stärkere Anwendung erfahrungs-, handlungs-, problem- und teilnehmerorientierten Arbeits- und Veranstaltungsformen (z.B. Projektarbeit, Lernwerkstätten) für geeignet befunden. Die Planung und Durchführung von Gesundheitsbildungsmaßnahmen soll zukünftig stärker an den aktuellen (gesundheits-) wissenschaftlichen Erkenntnissen, insbesondere an den Determinanten von Gesundheit sowie an Modellen der modernen Erwachsenenpädagogik orientiert erfolgen (vgl. BMBF 1997, S. 118ff).

Weitere Empfehlungen zu den Angeboten beziehen sich auf die Entwicklung und Erprobung ‚aufsuchender Gesundheitsbildung', um die Bevölkerungsgruppen zu erreichen, die nicht in die Bildungseinrichtungen kommen bzw. kommen können. So sollten Gesundheitsbildungsangebote in Stadtteil- oder Bürgerzentren, Begegnungs- oder Tagesstätten, Heimen oder Kliniken in Kooperation mit den dort tätigen Fachleuten und den Zielpersonen selbst durchgeführt werden. Weiter wird die Integration von gesundheitsbildenden Maßnahmen in bestehende Versorgungs- und Betreuungsstrukturen sowie in die Arbeitswelt für sinnvoll befunden. Zudem soll der Selbsthilfegedanke in der Bildungsarbeit in den Vordergrund gestellt werden.

Eine im besonderen Maße die Implementation des Ansatzes in die Praxis betreffende Forderung ist die nach der Art und Weise der Beteiligung an der Abstimmung und Verzahnung von Gesundheitsbildungsangeboten. Die Entwicklung aufeinander abgestimmter Aktivitäten soll hier unter anderem durch die Beteiligung von Kindergärten, Schulen, Weiterbildungseinrichtungen, beruflichen Bildungseinrichtungen und sonstigen Anbietern von Gesundheitsförderungs- und Gesundheitsbildungsmaßnahmen gewährleistet werden.

Zu 3. Empfehlungen zur Qualifikation des Personals

Mit diesem Punkt wird eine gezielte Ausweitung bzw. Weiterentwicklung der Fort- und Weiterbildungsangebote für haupt- und nebenberufliche bzw. neben- und ehrenamtliche Mitarbeiter gefordert. Eine solche kontinuierliche Fort- und Weiterbildung soll mit dem Ziel erfolgen, eine dem aktuellen Kenntnisstand entsprechende Gesamtqualifikation für den Bereich ‚Gesundheitsbildung' zu erhalten bzw. zu erwerben. Hierbei geht es um den ausgewogenen Erwerb von erwachsenenbildungsspezifischen, methodischen und spezifisch gesundheitsbezogenen Kompetenzen. Letztere werden wie folgt umschrieben: Prävention einschließlich deren wissenschaftlicher Grundlagen, Reflexion des eigenen Gesundheits- und Krankheitsverständnisses im Verhältnis zu anderen Menschen (Alltagskonzepte) bzw. anderen Fachleuten, Kenntnis der gesetzlichen Rahmenbedingungen der eigenen gesundheitsbezogenen Weiterbildungsarbeit (vgl. BMBF 1997, S. 122ff.).

Zu 4. Empfehlungen zur Organisationsentwicklung
Gefordert wird mit diesen Empfehlungen die systematische und regelmäßige Dokumentation der Gesundheitsbildungsarbeit sowie die regelmäßige Evaluation der Maßnahmen durch die an der Planung und Durchführung Beteiligten in Zusammenarbeit mit Experten. Abhängig von den Ergebnissen soll eine Weiterentwicklung der Angebote erfolgen (vgl. BMBF 1997, S.126ff).

Das vom Bundesministerium für Bildung, Wissenschaft, Forschung und Technologie (1997) vorgelegte Konzept zu ‚Gesundheit und allgemeiner Weiterbildung' kann - wie auch schon das Konzept zu ‚Gesundheit und Schule' - als kompatibel zu der Programmatik der Ottawa-Charta zur Gesundheitsförderung (WHO 1986) bezeichnet werden. Zudem sind auch in diesem Baustein neuere (gesundheits-)wissenschaftliche Erkenntnisse berücksichtigt, deren Einbeziehung bei der Planung von gesundheitsbezogenen Bildungsangeboten geboten sei. Insbesondere wird dabei auch auf die gesundheitspädagogische Forschung verwiesen, „die ihren eigenständigen Beitrag zur gesundheitswissenschaftlichen Forschung insgesamt herausarbeitet" (BMBF 1997, S.116). Abschließend wird in dem Konzept von den Autoren selbst auf den Aspekt der Implementation auf der Meso- und Mikroebene eingegangen, indem ausgeführt wird:

„Die Empfehlungen sind das Transportmittel, um aus einem Konzept Realität zu machen. Sie richten sich an bestimmte Adressaten mit der Aufforderung, sie aus der Sicht des jeweiligen Arbeitsgebietes durchzugehen und zu prüfen, was davon in dem je eigenen Bereich realisiert werden kann" (BMBF 1997, S.131).

Von besonderer Bedeutung für die Realisierung der Empfehlungen wird jedoch die Einbringung in die Bund-Länder-Kommission für Bildungsplanung und Forschungsförderung erachtet, die mit entsprechenden Beschlüssen wesentlich zur weiteren und konkreteren Implementation eines modernen Konzeptes der Gesundheitspädagogik in das Bildungssystem beitragen kann und auch mit entsprechenden Beschlüssen die (Weiter-)Entwicklung der Gesundheitspädagogik auf wissenschaftlicher Ebene befördern kann.

3.3.2 Berufliche Weiterbildung und Gesundheitspädagogik

Der Terminus ‚berufliche Weiterbildung' wird - wie bereits einleitend erläutert - zum Teil synonym zu dem Terminus ‚Fortbildung' verwendet.

Mitunter wird jedoch damit auch die berufliche Fortbildung mit dem Erwerb von weiterführenden, verwertbaren Qualifikationen verbunden, die auf vorhandenen Abschlüssen aufbaut, während die Weiterbildung auf Bildungsmaßnahmen bezogen wird, die im Sinne einer ‚Anpassungsweiterbildung' an neue berufliche Erfordernisse verstanden wird (vgl. Schindowski 1998, Schmiel/Sommer 1992, Arnold 1999). Das Berufsbildungsgesetz spricht (in §1 Abs. 3 und in §46) von ‚beruflicher Fortbildung' und gibt als Ziel der beruflichen Fortbildung an, sie solle „es ermöglichen, die beruflichen Kenntnisse und Fertigkeiten zu erhalten, zu erweitern, der technischen Entwicklung anzupassen und beruflich aufzusteigen" (§1 Abs. BBiG). Im Zusammenhang dieser Untersuchung soll - wie schon erwähnt - einem weiten Begriffsverständnis folgend eine synonyme Verwendung der Begriffe ‚berufliche Fort'- und ‚-Weiterbildung' und eine Orientierung an der bereits oben zitierten Definition von ‚Weiterbildung' durch den Deutschen Bildungsrat von 1970 erfolgen, die sowohl die allgemeine als auch die berufliche Weiterbildung umfasst.

In diesem Sinne müssten streng genommen die oben aufgeführten Studienangebote (siehe Punkt 3.2.1), die Gesundheitspädagogik zum Gegenstand von Aufbau-/Erweiterungs- oder Ergänzungsstudiengängen machen, diesem Gliederungspunkt zugeordnet werden. Ebenso kann an dieser Stelle die Lehrerfortbildung im Bereich Gesundheitspädagogik als Baustein für die Implementation gesundheitspädagogischer Ansätze angesehen werden (siehe dazu Bundesvereinigung für Gesundheitserziehung e.V. 1987). Nicht zuletzt sind im Bereich der beruflichen Weiterbildung Ansätze zu entwickeln, die es ermöglichen, die Gesundheitsförderung allgemein und die Prävention spezieller gesundheitlicher Gefährdungen für einzelne Berufsgruppen in ihre Weiterbildungskonzepte integrieren. Dies betrifft z.B. die Meisterausbildung im Handwerk oder die Führungskräfteausbildung in der Industrie. Ein diesbezüglicher Ansatz wird im nächsten Abschnitt am Beispiel der berufsbedingten Hauterkrankungen dargestellt.

Zum Verhältnis von beruflicher Weiterbildung und Gesundheitsförderung ist von der Bundesregierung bisher keine Entwicklung eines Bausteines im Rahmen des avisierten Gesamtkonzeptes zur Gesundheitsbildung geplant. In diesem Zusammenhang ist daher noch einmal das oben angesprochene Konzept zur ‚Allgemeinen Weiterbildung und Gesundheit' heranzuziehen. Hier wird nämlich der Aufbau eines Systems von Gesundheitserziehungs- und Gesundheitsbildungsangeboten für alle Lebensphasen und -situationen gefordert: Von der Gesundheitserziehung bzw. -bildung in Kindergarten und Schule über die Gesundheitsbildung im Rahmen (allgemeiner, politischer, beruflicher) Weiterbildung Erwachsener bis hin zur Gesundheitsbildung im Rahmen beruflicher Ausbildung sowie im Rahmen von kurativen bzw. therapeutischen, rehabilitativen und von Kurmaßnahmen (BMBF 1997, S.114). Im Folgenden soll nun näher auf einen speziellen und in der Fachdiskussion bislang stark vernachlässigten Weiterbildungsbereich eingegangen werden, nämlich auf die Weiterbildungsangebote, die von den Trägern der gesetzlichen Unfallverhütung angeboten werden.

Weiterbildungsangebote der Träger
der gesetzlichen Unfallversicherung

Die Aufgaben der gesetzlichen Unfallversicherung sind im Sozialgesetzbuch VII festgelegt. Dort werden in §1 die Prävention, Rehabilitation und Entschädigung von Arbeitsunfällen und Berufskrankheiten benannt. In den Absätzen 1 und 2 wird die Aufgabe der Unfallversicherung nach Maßgabe der Vorschriften des SGB VII wie folgt bestimmt:

„1. Mit allen geeigneten Mitteln Arbeitsunfälle und Berufskrankheiten sowie arbeitsbedingte Gesundheitsgefahren zu verhüten,

2. nach Eintritt von Arbeitsunfällen oder Berufskrankheiten die Gesundheit und die Leistungsfähigkeit der Versicherten mit allen geeigneten Mitteln wiederherzustellen und sie oder ihre Hinterbliebenen durch Geldleistungen zu entschädigen" (SGB VII, §1, in Petri/Voelzke/Wagner 1998, S.25).

Im Zusammenhang dieser Untersuchung soll im Folgenden auf die von den Trägern der Unfallversicherung[9] durchgeführten Bildungsmaßnahmen eingegangen werden, die gemäß dem oben dargelegten Begriffsverständnis allesamt dem Bereich der beruflichen Weiterbildung zuzuordnen sind, auch wenn sie im internen Sprachgebrauch der Anbieter als Aus- und Fortbildungsmaßnahmen bezeichnet werden.

Die Unfallversicherungsträger unterhalten ein umfangreiches Ausbildungswesen, das - was in der Fachdiskussion bisher kaum registriert wird - von der Quantität der angebotenen Maßnahmen her gleich neben das öffentliche Schulwesen und den Bereich der allgemeinen Weiterbildung zu stellen ist (vgl. Krüger 1983). Die Bildungstätigkeit der Unfallversicherungsträger kann unterteilt werden in den Bereich der internen Ausbildung der nach §18 SGB VII zu beschäftigenden Aufsichtspersonen und den Bereich der Aus- und Fortbildung von Personen, die in den Unternehmen mit der Durchführung von Maßnahmen zur Verhütung von Arbeitsunfällen, Berufskrankheiten und arbeitsbedingten Gesundheitsgefahren sowie mit der Ersten Hilfe betraut sind. Im Rahmen dieser Aus- und Fortbildungsmaßnahmen wurden 1993 rund 360.000 Personen unterrichtet (Coenen/Meffert 1996). Zu dem Zweck der internen und externen Aus- und Weiterbildung unterhalten die Unfallversicherungsträger eigene Schulungsstätten. Interes-

---

9 Träger der gesetzlichen Unfallversicherung sind nach §114 (1) SGB VII die gewerblichen sowie landwirtschaftlichen Berufsgenossenschaften, der Bund, die Eisenbahn-Unfallkasse, die Unfallkasse der Post und Telekom, die Unfallkassen der Länder, die Gemeindeunfallversicherungsverbände und Unfallkassen der Gemeinden, die Feuerwehrunfallkassen sowie die gemeinsamen Unfallkassen für den Landes- und den kommunalen Bereich.

sant ist, dass die dort stattfindenden Aus- und Weiterbildungsmaßnahmen auf wissenschaftlicher Ebene von der Pädagogik - und hier insbesondere von der Berufs- und Wirtschaftspädagogik (siehe Teil 1, Kap. 2.3.2) bisher kaum thematisiert und untersucht worden sind.

Zunächst soll im Folgenden das den Bildungsmaßnahmen der Unfallversicherungsträger (hier: gewerbliche Berufsgenossenschaften) zugrunde liegende Präventionskonzept kurz skizziert werden, wiederum unter der Fragestellung, ob es zu dem Gesundheitsförderungsansatz der WHO (WHO 1986) kompatibel ist und ob sich daraus spezielle gesundheitspädagogische Fragestellungen ergeben.

Ein innovatives, ganzheitliches berufsgenossenschaftliches Präventionskonzept wurde 1995 veröffentlicht (Coenen/Waldeck/Ziegenfuß 1995). Dieses Konzept ist von der Selbstverwaltung (paritätische Besetzung Arbeitgeber-/Arbeitnehmervertreter) anlässlich einer Mitgliederversammlung des Hauptverbandes der gewerblichen Berufsgenossenschaften Ende 1993 beschlossen worden. Es enthält differenzierte Darlegungen dessen, was die Berufsgenossenschaften unter zeitgemäßer Prävention verstehen und wie sie sich auf die Ausfüllung eines zielführenden Präventionskonzeptes einstellen wollen.

Einleitend wird ein umfassender Ansatz des Arbeitsschutzes zugrunde gelegt. Hier wird ausgeführt, dass die Berufsgenossenschaften unter zeitgemäßer Prävention wesentlich mehr als nur die nach wie vor unverzichtbare Überwachung der Durchführung des Arbeitsschutzes verstehen. Eine wesentliche Aufgabe läge vorrangig in der vertieften Beratung und gezielten Unterstützung des Unternehmers bei der primär ihm obliegenden Verpflichtung zur Gewährleistung von Sicherheit und Gesundheitsschutz der Versicherten. Insbesondere werden diesbezüglich Fragen der Gefährdungsanalyse und -bewertung, der Arbeitsgestaltung und Arbeitsorganisation in den Arbeitsschutz mit einbezogen. Von gesundheitspädagogischer Bedeutung ist dabei die explizite Zielvorgabe der Motivation und Sensibilisierung des Unternehmers für Fragen des Arbeitsschutzes.

Im Rahmen dieses Ansatzes werden als Aktionsfelder genannt:

1. Betriebsbezogene Maßnahmen,
2. Betriebsübergreifende Maßnahmen,
3. Flankierende Maßnahmen und
4. Europaorientierte Maßnahmen.

Die Präventionstätigkeit der Berufsgenossenschaften soll sich in den genannten Feldern auf die folgenden Punkte konzentrieren:

„1. Beratung und Überwachung der Betriebe auf der Grundlage branchen-, betriebs- oder arbeitsplatzbezogener Gefährdungsanalysen,

2. angepaßte Aus- und Fortbildung der mit der Durchführung des Arbeits-schutzes in den Betrieben betrauten Personen,

3. Verbund von sicherheitstechnischen und betriebsärztlichen Beratungs- und Betreuungsmaßnahmen,

4. Einbeziehung des Arbeitsschutzes in betriebliche Qualitätssicherungs-systeme,

5. Motivation von Unternehmern und Führungskräften,

6. Einbeziehung der Versicherten bei der Gestaltung ihrer Arbeitsbedin-gungen,

7. Durchführung gefährdungsbezogener, an Prioritäten orientierter und bei Bedarf BG-übergreifender Schwerpunktprogramme,

8. Nutzung des Datenmaterials aus Betriebsbesichtigungen, Unfall- und Berufskrankheitenuntersuchungen, Arbeitsplatz- und Belastungsanaly-sen sowie der Erkenntnisse aus der arbeitsmedizinischen Betreuung,

9. Weiterentwicklung von Methoden zur Datenerhebung und –auswertung aus branchen-, arbeitsplatz- und berufsbezogenen Krankheitsanalysen,

10. Weiterentwicklung des Systems der berufsgenossenschaftichen Fach-ausschüsse mit den Schwerpunkten
   - Erstellung eines anwendungsorientierten Vorschriften- und Regel-werks,
   - Beratung von Herstellern und Betreibern technischer Arbeitsmittel,
   - Prüfung und Zertifizierung im Rahmen des berufsgenossenschaftli-chen Prüf- und Zertifizierungssystems (BG-PRÜFZERT),

11. fachliche Unterstützung bei EG-Richtlinienvorhaben sowie Einwirkung auf deren Inhalte über die Bundesregierung, insbesondere über das Bun-desministerium für Arbeit und Sozialordnung,

12. Anpassung und Fortschreibung des Vorschriften- und Regelwerks der Berufsgenossenschaften, insbesondere branchenbezogene Konkretisie-rung und Ergänzung der Regelungsinhalte von EU-Richtlinien,

13. Intensivierung der Mitwirkung an nationaler, europäischer und interna-tionaler Normung unter Einbringung von Erfahrungen aus der Praxis und Erkenntnissen aus der Forschung,

14. Berücksichtigung der Effizienz- und Wirtschaftlichkeit (Durchführung von Erfolgskontrollen) bei Maßnahmen im Arbeitsschutz, auch bei der Entwicklung von Umsetzungsstrategien,

15. Verstärkung der Zusammenarbeit sowie Mitwirkung an nationalen, eu-ropäischen und internationalen Institutionen und Gremien im Bereich des Arbeitsschutzes,

16. Förderung des Gedankens der Gesamtsicherheit, insbesondere unter Be-rücksichtigung der Bereiche Verkehr sowie Heim und Freizeit,

17. Initiierung und Durchführung von grundlagen- und anwendungsbezogener Forschung sowie Umsetzung der Ergebnisse in die Praxis,

18. Einbringung von Lernzielen und Lehrinhalten zur Sicherheit und zum Gesundheitsschutz am Arbeitsplatz in alle Ebenen der beruflichen Bildung,

19. Intensivierung öffentlichkeitswirksamer Maßnahmen zur Sicherheit und zum Gesundheitsschutz bei der Arbeit." (Coenen, Waldeck, Ziegenfuß 1995, S.5).

Von den aufgeführten 19 Punkten zu Bereichen berufsgenossenschaftlicher Präventionstätigkeit können acht als unmittelbar die Gesundheitspädagogik betreffend bezeichnet werden. Zu Punkt 2, der hier als erster zu nennen ist, wird im Folgenden noch auf die Neuordnung der Ausbildung der Fachkräfte für Arbeitssicherheit eingegangen. Das berufsgenossenschaftliche Präventionskonzept berücksichtigt an anderer Stelle zudem die Anpassung der Aus- und Fortbildung zum Technischen Aufsichtsbeamten, die im Folgenden ebenfalls noch dargestellt wird. Die Punkte 5 und 6 betreffen die Entwicklung gesundheitspädagogischer Konzepte zur Verhaltensmodifikation. Der Punkt 14 betrifft auch die Maßnahmen im Arbeitsschutz, die auf einem gesundheitspädagogischen Ansatz beruhen. Die Punkte 16, 18 und 19 können als primär gesundheitspädagogische Aufgaben bezeichnet werden. Insbesondere der Punkt 18 entspricht dem bereits oben geforderten, alle Bildungsstufen umfassenden Gesamtkonzept und wird im folgenden Abschnitt anhand eines Beispiels zur umfassenden Implementation allgemein gesundheitsfördernder sowie spezieller präventiver Inhalte noch einmal aufgegriffen. Auch der Punkt 17 betrifft die Gesundheitspädagogik, die anwendungsbezogene Forschungsbeiträge in Bezug auf den Bereich der Prävention von Berufskrankheiten und arbeitsbedingter Erkrankungen leisten kann. Der Hauptverband der gewerblichen Berufsgenossenschaften und auch die einzelnen gewerblichen Berufsgenossenschaften unterstützen anwendungsorientierte Forschungsprojekte. So wurden vom Hauptverband in den Jahren zwischen 1988 bis 1997 jährlich zwischen 1 bis 4,6 Millionen DM Fördermittel ausgeschüttet und jährlich zwischen 5 bis 17 Förderprojekte neu bewilligt (Giegerich 1998).

Sowohl für die Fachkräfte für Arbeitssicherheit (Experten in den Unternehmen) als auch für die Aufsichtspersonen (Mitarbeiter des Präventionsdienstes der Berufsgenossenschaften) sind auf der Basis des dargestellten berufsgenossenschaftlichen Präventionskonzeptes in den letzten Jahren neue Ausbildungskonzepte entwickelt worden, die sich derzeit in der Umsetzungsphase befinden[10]. Diese Konzepte sollen im Folgenden kurz skizziert werden.

---

10 Schriftliche Mitteilung Dipl.-Ing. G. Strothotte, Berufsgenossenschaftliche Zentrale für Sicherheit und Gesundheit (BGZ) des Hauptverbandes der gewerblichen Berufsgenossenschaften (HVBG) vom 20.1.1999.

Aus- und Fortbildungskonzeption für Aufsichtspersonen
Das für die ‚Aufsichtspersonen' nach §18 SGB VII der Berufsgenossenschaften entwickelte Aus- und Fortbildungskonzept basiert auf dem berufsgenossenschaftlichen Präventionskonzept (siehe oben), der Aufgabenbe-
schreibung nach SGB VII und einem auf diesen Grundlagen entwickelten
Berufsbild. Ab dem Jahr 2000 soll hieraus abgeleitet eine BG-übergreifende
einheitliche Grundausbildung eingeführt werden[11].

Schon durch die Tatsache, dass im SGB VII der bisherige Begriff des
‚Technischen Aufsichtsbeamten' durch den Begriff ‚Aufsichtsperson' ersetzt worden ist, wird eine Orientierung an einem modernen Arbeitsschutz-
verständnis ersichtlich und dem erweiterten Präventionsauftrag der Berufsgenossenschaften[12] Rechnung getragen. Betont wird diesbezüglich vor allem, dass sich die Aufgaben des Technischen Aufsichtsdienstes der Unfallversicherungsträger nicht auf technische Sachverhalte beschränken soll.
Das Aus- und Fortbildungskonzept ist untergliedert

1. in ein pädagogisches Konzept und
2. in eine Darstellung der Grobstruktur sowie
3. in eine Feinstruktur der Aus- und Fortbildung.

1. Pädagogisches Konzept
Im oben genannten Konzept wird das allgemeine Ziel der Aus- und Fortbildung zur Aufsichtsperson wie folgt dargelegt: „Der Technische Aufsichtsbeamte soll befähigt sein, die im Berufsbild beschriebenen Aufgaben auszu-
führen und den an ihn gestellten Anforderungen zu entsprechen" (HVGB
o.J., S.6). Ferner werden hier die Kernkompetenzbereiche der Aufsichtspersonen (Fachkompetenz, Methodenkompetenz, Sozialkompetenz) benannt
(siehe Abb.6) und der Einsatz von Methoden der Erwachsenenbildung gefordert. Desweiteren finden sich pädagogische Leitlinien, denen zufolge die
Aus- und Fortbildung handlungs- und anwendungsorientiert, lernzielorien-
tiert, transferorientiert und erwachsenengerecht gestaltet werden soll. Zudem ist der Erwerb der o.g. Kompetenzen in Lernphasen sowie die Durchführung von Lernerfolgskontrollen vorgesehen. Auch der Qualitätssicherung der Ausbildung ist ein Abschnitt gewidmet; diese soll durch Evaluation erfolgen. Die Evaluation bezieht sich wiederum auf die Lernerfolgskontrollen (s.o.) und die Anforderungen an die Ausbilder. Zu den Anforderungen an das Lehrpersonal für die Ausbildung zum Aufsichtsbeamten wird
lediglich ausgeführt, dass die Ausbilder ein zeitgemäßes Präventionsverständnis besitzen sollen sowie im Stande sein sollen, die Methoden der Erwachsenenbildung anzuwenden. Zudem müssen sie mit dem Berufsbild des
Technischen Aufsichtsbeamten und der TAB-Aus- und Fortbildungskon-

---

11 Schriftliche Mitteilung Dipl.-Ing. G.Stothotte (HVBG) vom 20.1.1999, s.o.
12 Bis 1996 fiel die Prävention arbeitsbedingter Erkrankungen, das sind solche Erkrankungen, die nicht in der Liste der Berufskrankheiten aufgeführt sind, nicht in den
   Aufgabenbereich der Berufsgenossenschaften.

zeption vertraut sein. Gegebenenfalls sei neben einer entsprechenden Auswahl eine Anpassungsqualifizierung für die Dozenten durchzuführen (HVBG o.J., S.10).

2. Grobstruktur der Aus- und Fortbildung
In diesem Abschnitt des Aus- und Fortbildungskonzeptes wird auf die Gliederung der Ausbildung in vier Ausbildungskomplexe eingegangen (Grundausbildung, BG-übergreifendes Angebot an Fachthemen, BG-eigene Ausbildung und Praxisausbildung sowie Fortbildung). Weiter wird der Ausbildungsablauf im Einzelnen festgelegt. Die diesbezüglichen Ausführungen beziehen sich auf die Ausbildungsdauer, die mit ca. 2 Jahren angesetzt wird und gegebenenfalls verlängert oder verkürzt werden kann. Desweiteren erfolgt hier eine Reihung der verschiedenen Ausbildungselemente, die während der Ausbildung durchlaufen werden müssen.

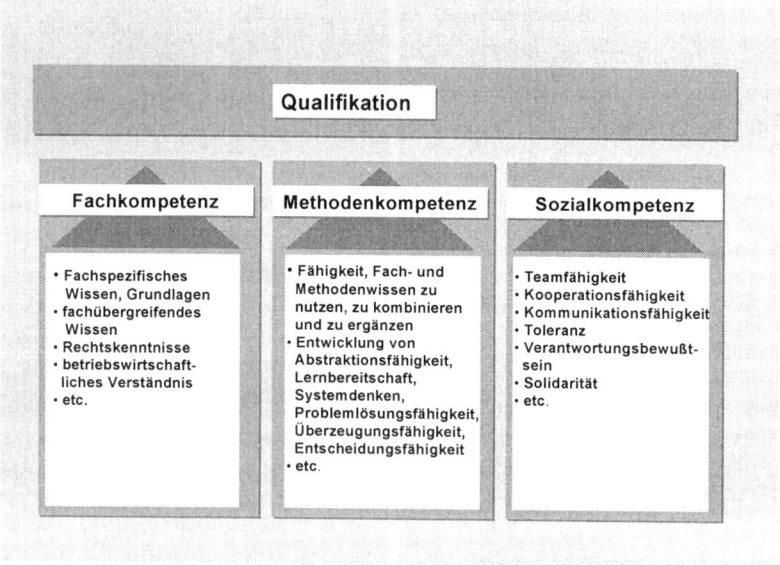

Abb. 6: Kernkompetenzbereiche von Aufsichtspersonen/Pädagogisches Konzept, aus: Aus- und Fortbildungskonzeption für Aufsichtspersonen gemäß §18, SGB VII (HVBG o.J., S.6)

3. Feinstruktur der Aus- und Fortbildung
In diesem Teil des Konzepts werden Elemente der Ausbildung[13] inhaltlich beschrieben, die hier nicht im Detail wiedergegeben werden sollen. Aus ge-

---

13 Elemente: 1.1 BG-eigene Einführung, 1.2 Einführungsseminar der Berufsgenossenschaftlichen Zentrale für Sicherheit und Gesundheit (BGZ beim HVBG), 1.3 Inhalte der Ausbildung zur Fachkraft für Arbeitssicherheit (s.u.), 1.4 Grundlagen der Kommunikation, 1.5 Methodisches Vorgehen bei der Beratung und Überwachung, 1.6 Rechtliche Grundlagen, 1.7 Rechtsgrundlagen der Prävention und deren Umsetzung,

sundheitspädagogischer Sicht bedeutsame Inhalte können jedoch durch die folgenden Schlagworte charakterisiert werden. Den Teilnehmern soll eine ‚Corporate Identity' vermittelt werden, sie sollen Gespächstechnik bzw. Konfliktlösungs- und Verhandlungstechniken sowie Grundlagen der Kommunikations- und Moderationstechnik beherrschen, ein methodisches Vorgehen bei der Beratung und Überwachung von Betrieben erlernen und psychologische Aspekte im Arbeitsschutz berücksichtigen.

Das im Jahr 2000 wirksam werdende Gesamtkonzept zur Ausbildung von Aufsichtspersonen orientiert sich an (erwachsenen-)pädagogischen Leitlinien und Kompetenzbereichen, die als zeitgemäß zu bezeichnen sind. Insbesondere die ausführliche Berücksichtigung von Kommunikations- und Moderationstechniken ist als Innovation zu bezeichnen und von großer Bedeutung für die Qualität der unten beschriebenen Ausbildung von Fachkräften für Arbeitssicherheit, für die überwiegend Aufsichtspersonen der Berufsgenossenschaften abgestellt werden. Eine Orientierung an der Programmatik zur Gesundheitsförderung der WHO (WHO 1986) erfolgt an zwei Stellen des Konzeptes. So soll im Rahmen des Ausbildungselementes 1.6 ‚Arbeitsmedizinische Aspekte der Prävention' „auf Aspekte des Gesundheitsschutzes und der Gesundheitsförderung eingegangen" werden (vgl. HVBG o.J., S.21). Zudem wird bei der Beschreibung der Inhalte des Ausbildungselementes 1.11 ‚Psychologische Aspekte im Arbeitsschutz' auf die Gesundheitsdefiniton der WHO von 1948 verwiesen, vor deren Hintergrund „die Kenntnis des Einsatzes von psychologischen Erkenntnissen im Arbeitsschutz für den Technischen Aufsichtsbeamten in Vorbereitung von Bedeutung" sei. Aus dem Wissen um Entstehung und Wirkung von psychischen Faktoren ergäben sich Möglichkeiten zur Gestaltung von sicheren und gesundheitsgerechten Arbeitssystemen, insbesondere unter dem Gesichtspunkt der Gesundheitsförderung. Es soll diesbezüglich Wissen zur Analyse und Gestaltung von Arbeitsinhalten, Arbeitsbedingungen und des Arbeitsverhaltens im Überblick vermittelt werden (vgl. HVBG o.J., S.23). Basierend auf der Feststellung, dass sowohl pädagogische Aspekte in dem Ausbildungskonzept für Aufsichtspersonen als auch Aspekte der Gesundheitsförderung unter Berücksichtigung wissenschaftlicher Erkenntnisse zur Entstehung und Modifikation gesundheitsrelevanten Verhaltens berücksichtigt sind, kann dieses abschließend als ein Beitrag zur Implementation moderner Ansätze der Gesundheitsförderung und Prävention bezeichnet werden. Ebenso ist dieses Konzept als ein Baustein zu einer alle Bildungsbereiche umfassenden Gesamtkonzeption von Gesundheitsförderung zu betrachten.

1.8 Arbeitsmedizinische Aspekte der Prävention, 1.9 Erste Hilfe und Rehabilitation, 1.10 Unternehmensorganisation, Wirtschaftlichkeit und Arbeitsschutz, 1.11 Psychologische Aspekte im Arbeitsschutz

Ausbildungskonzeption für Fachkräfte für Arbeitssicherheit

Die Entwicklung eines neuen Ausbildungskonzeptes für die Ausbildung der Fachkräfte für Arbeitssicherheit (gemäß §23 SBG VII) durch die Träger der gesetzlichen Unfallversicherung, ist unter Beteiligung der Bundesanstalt für Arbeitsschutz und Arbeitsmedizin und des Hauptverbandes der gewerblichen Berufsgenossenschaften sowie von Experten aus Wissenschaft und Praxis erfolgt und wird ab dem Jahr 2001 verbindlich eingeführt[14].

Bei der Neuentwicklung der Ausbildungskonzeption ist als Basis das von einem wissenschaftlichen Forschungsinstitut entwickelte Anforderungsprofil an Fachkräfte für Arbeitssicherheit zugrunde gelegt worden (vgl. Hamacher/Wienhold 1996). Die daraus resultierenden Qualifikationsanforderungen sind in Abbildung 7 dargestellt.

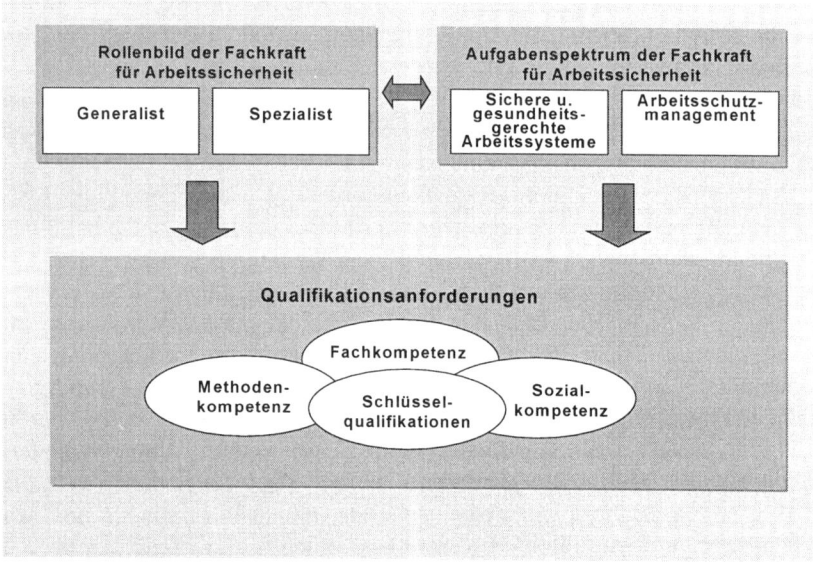

Abb. 7: Qualifikationsanforderungen an die Fachkraft für Arbeitssicherheit (Hamacher 1996, S. 59)

Die Ausbildung ist unter die Leitlinie gestellt, dass die Lernenden als künftige Fachkräfte für Arbeitssicherheit befähigt werden sollen, die Rollenanforderungen und das Aufgabenspektrum entsprechend dem Anforderungsprofil in der betrieblichen Praxis unter Berücksichtigung des dort gegebenen Handlungsrahmens auszufüllen. Daher ist die Gesamtkonzeption als ein aufeinander aufbauendes, handlungsorientiertes und strukturiertes Lernkonzept aufgebaut. Es werden drei Ausbildungsstufen unterschieden: Die Grundausbildung (6 Wochen), die vertiefende Ausbildung (2 Wochen) und die wirtschaftsbereichsbezogene Erweiterung und Vertiefung der Fachkunde (bis zu 4 Wochen). Im Folgenden sollen nun nur grob die Ziele der

---

14 Schriftliche Mitteilung Dipl.-Ing. G. Strothotte, HVBG vom 20.1.1999

Grundausbildung charakterisiert werden, da an ihnen die Orientierung an gesundheitspädagogisch relevanten Ansätzen deutlich wird.

Ziel der Grundausbildung ist es, Grundlagenwissen zum Gesamtspektrum der Gefährdungsfaktoren und gesundheitsfördernden Faktoren zu vermitteln. Insbesondere sollen Kompetenzen entwickelt werden zur Gestaltung von sicheren und gesundheitsgerechten Arbeitssystemen. Hierzu wird Grundlagenwissen zu Arbeitsschutzanforderungen an die Gestaltungskomponenten Technik, Organisation und Personal gezählt. Als Leitlinie gilt eine zeitgemäße Auffassung von Sicherheit und Gesundheitsschutz, wobei es um die Vermeidung bzw. Bekämpfung von unfall- und arbeitsbedingten Gesundheitsgefahren, aber auch um aktive Gesundheitsförderung gehe. Hierbei müsse allerdings die Gesamtpalette der Gesundheitsfaktoren beachtet werden. In dem entsprechenden Ausbildungsmodul (Modul 3 von 38 Modulen der Grundausbildung) zu „Grundlagen zu Gefährdungsfaktoren und gesundheitsfördernden Faktoren" werden die Leistungsvoraussetzungen des Menschen als Grundlage für eine Arbeitssystemgestaltung sowie die Anatomie, Physiologie und Psychologie des Menschen als wissenschaftliche Grundlagen mit besonderem Bezug zu Gefährdungen und Gesundheitsförderung thematisiert.

Neben den inhaltlichen und methodischen Vorgaben für die Module der drei Ausbildungsstufen beinhaltet die Ausbildungskonzeption der Fachkräfte für Arbeitssicherheit „Grundgerüste", die sich auf die Einordnung des Moduls in die Gesamtkonzeption sowie die Beschreibung der Intentionen des Moduls beziehen, eine Auflistung der Lernziele sicherstellen sowie Dozentenleitfäden mit inhaltlichen Schwerpunkten und didaktischen Leitlinien bereitstellen. Zudem ist auch der Evaluationsaspekt berücksichtigt, hier im Sinne einer einheitlichen Lernerfolgskontrolle, die als Kriterium für die Qualität der Ausbildung und deren dauerhafte Absicherung bezeichnet wird.

Im Ergebnis kann das Ausbildungskonzept für die Ausbildung der Fachkräfte für Arbeitssicherheit als weiterer Baustein innerhalb des Gesamtkonzeptes zur Prävention der Berufsgenossenschaften angesehen werden. Es erfolgt zudem eine Berücksichtigung des Ansatzes zur Gesundheitsförderung der WHO (WHO 1986). Fraglich ist allerdings, ob es angesichts der Dauer der Grundausbildung (4 Wochen) gelingen kann, einen Überblick über die Aspekte der Gesundheitsförderung und insbesondere der Gesundheitsfaktoren zu vermitteln. Zu bedenken ist dabei, dass das entsprechende Ausbildungsmodul nur eines von 38 Modulen ist. Die Mehrzahl der 38 Module ist eher auf die Vermittlung technischer Inhalte ausgelegt, wie z.B. Faktoren der Elektrizität und der Mechanik und ihrer Wirkungen auf den Menschen. Angesichts dieses Ungleichgewichtes zwischen technischen Inhalten und solchen, die das gesundheitsrelevante Verhalten inklusive Motivation dazu thematisieren, ist zu bezweifeln, dass letztere von den Lernenden als Schwerpunkt wahrgenommen werden.

3.4 Beispiel für einen integrativen Implementationsansatz zur primären Prävention von berufsbedingten Hauterkrankungen

In den vorangegangenen Abschnitten ist deutlich geworden, dass aktuelle Implementationsansätze bezüglich neuer Konzeptionen von Gesundheitsförderung und Gesundheitserziehung für verschiedene Bildungsbereiche entwickelt worden sind. Die verschiedenen Konzepte konvergieren grundsätzlich hinsichtlich des Verständnisses von ‚Gesundheit' und ihrer Determinanten und es erfolgt jeweils explizit der Verweis auf die Orientierung an der Programmatik der WHO zur Gesundheitsförderung (WHO 1986). Auch werden übereinstimmend neuere wissenschaftliche Erkenntnisse zu der Entstehung und Modifikation gesundheitsrelevanten Verhaltens sowie zu verhältnisabhängigen Einflüssen auf das Gesundheitsverhalten berücksichtigt. Von Seiten des Bundesministeriums für Bildung, Wissenschaft, Forschung und Technologie ist sogar die Entwicklung eines alle Bildungsstufen umfassenden Gesamtkonzeptes zur Gesundheitsbildung geplant, erste Bausteine dazu liegen bereits vor (siehe Kap. 3.1 und 3.3) (BMBF 1997). In den vorliegenden Bausteinen zu ‚Gesundheit und Schule' (BMBW 1994) und ‚Gesundheit und allgemeine Weiterbildung' (BMBF 1997) wird allerdings nur am Rande die Frage nach einer Gesamtimplementation der auf einzelne Bildungsbereiche bezogenen Konzepte thematisiert. Auch die in den weiteren Kapiteln diskutierten Ansätze zu ‚Gesundheitsförderung und Hochschule' (Kap. 3.2) und zu gesundheitspädagogisch relevanten Weiterbildungsangeboten der Träger der gesetzlichen Unfallversicherung (Kap. 3.3.2.1) berücksichtigen diese Frage nur am Rande. Aus diesem Grunde soll an dieser Stelle die exemplarische Darstellung eines integrativen Implementationsansatzes zur primären Prävention von beruflich bedingten Hauterkrankungen erfolgen.

3.4.1 Netzwerkgedanke für primärpräventive Maßnahmen

Prävention gilt zu Recht als eine komplexe Aufgabe. Die Gesundheitspädagogik nimmt dabei eine zentrale Rolle zur Umsetzung verschiedenster Ansätze ein. So bleiben beispielsweise administrative Regelungen weitgehend wirkungslos, wenn nicht durch pädagogische Interventionen Einsicht in die Zusammenhänge gesundheitlicher Gefährdungen und notwendiger Schutzmaßnahmen geschaffen werden.

Verhältnisprävention und Gesundheitspädagogik
Ein klassisches Beispiel für verhältnispräventive Maßnahmen sind gesetzliche Regelungen. Voraussetzung für die erfolgreiche Umsetzung derselben sind jedoch flankierende gesundheitspädagogische Maßnahmen, die zum Ziel haben, dass administrative Vorschriften aus Einsicht in ihre Notwendigkeit und nicht nur aus Angst vor Restriktionen umgesetzt bzw. dann häufig umgangen werden.

Bis vor wenigen Jahren bestanden keine berufsspezifischen, wohl aber allgemeine Regelungen des Arbeitsschutzverhaltens für das Friseurhandwerk. So ist z.b. die von der Berufsgenossenschaft für Gesundheitsdienst und Wohlfahrtspflege herausgegebene Unfallverhütungsvorschrift VBG 1 „Allgemeine Vorschriften" auch für das Friseurhandwerk rechtsgültig (Berufsgenossenschaft für Gesundheitsdienst und Wohlfahrtspflege 1991). Die dort verankerten Regelungen bedürfen jedoch einer auf den Einzelberuf bezogenen Präzisierung.

Dass diese allgemeinen Vorschriften vielfach ohne Wirkung blieben, konnte Budde in einer 1989 durchgeführten Umfrage bei 4008 Auszubildenden des Friseurhandwerks in Niedersachsen zeigen. Hier gaben 18% der Auszubildenden an, sie würden keine Schutzhandschuhe tragen, weil dies seitens der Ausbilder nicht gestattet sei (Budde/ Schwanitz 1991). Seit September 1992 gilt für das Friseurhandwerk die „Technische Regel Gefahrstoffe TRGS 530" (TRGS 1992). In der TRGS 530 wird der Umgang mit den im Friseurhandwerk verwendeten chemischen Stoffen, Zubereitungen und Erzeugnissen geregelt. Ein Novum dieser Arbeitsschutzvorschrift ist z.B., dass beim Haarewaschen das Tragen von Schutzhandschuhen vorgeschrieben ist.

Die Umsetzung der dargestellten administrativen Regelungen ist stark abhängig von der Struktur kleiner Handwerksbetriebe bezüglich der Akzeptanz solcher Regelungen. Bis dato kann davon ausgegangen werden, dass die Mehrzahl der Betriebe keine eigenen Funktionsträger (Betriebsärzte, Fachkräfte für Arbeitssicherheit etc.) für den Bereich des Arbeits- und Gesundheitsschutzes hat. Auch Betriebsräte, die nach dem Betriebsverfassungsgesetz selbständige Funktionen auf dem Gebiet des Arbeitsschutzes tragen, wird es aufgrund der Betriebsstruktur in den seltensten Fällen geben. Somit ist der Betriebsinhaber der alleinige Verantwortliche für die Belange des Hautschutzes. Häufig sind die Kleinstbetriebe sehr hierarchisch organisiert, das heißt, dass nicht selten die Be- oder Missachtung von Arbeitsschutzvorschriften vom Gutdünken des Betriebsinhabers abhängt. Diese Gegebenheiten sind durch Änderung des Arbeitssicherheitsgesetzes in das Arbeitsschutzrahmengesetz verbessert worden, die eine arbeitsmedizinische und sicherheitstechnische Betreuung auch von Kleinstbetrieben festschreibt (Bieneck 1994). Diese Neuerung eröffnet auch der Gesundheitspädagogik neue Chancen und berührt insbesondere einschlägige fachdidaktische Belange. Durch die Entwicklung von strukturellen und didaktischen Konzepten kann nämlich zum einen eine effektive Umsetzung der Änderungen im Arbeitssicherheitsgesetz in der sicherheitstechnischen Betreuung von Kleinbetrieben erfolgen und zum anderen die Entwicklung des institutionellen Arbeitsschutzes zu einem Kontrollorgan mit technokratischen Schulungskonzepten (bei gleichzeitigem Funktions- und Bedeutungsverlust) verhindert werden (Peter/Pröll 1990). Die Ergebnisse verschiedener Projekte haben ergeben, dass Betriebsberatungen, die professionell von Gesundheitspädagogen durchgeführt werden, ein effektives Instrument zur Umsetzung primär- und sekundärpräventiver Ziele sowohl im Sinne der Verhältnis- als auch im Sinne der Verhaltensprävention sind (Schöbel/Wulfhorst/Schwanitz 1995).

Implementationsbereiche

Primärpräventive Maßnahmen sollten in folgende Bereiche implementiert werden: Allgemeinbildende Schule, Berufsbildende Schule, Betrieb, ärztliche Vorsorge und arbeitsmedizinische Untersuchungen, Berufsberatung der Arbeitsämter, Gesetzgebung, Unfallversicherungsträger und Krankenkassen.

In allgemein bildenden Schulen kann fächerübergreifend auf einer zunächst nicht-berufsbezogenen Ebene Gesundheitserziehung durchgeführt werden (Brößkamp-Stone 1995). Für Interventionen im Bereich der allgemeinen Gesundheitserziehung steht danach die Förderung der in der WHO-Ottawa-Charta beschriebenen Schlüsselkompetenzen wie „Handlungsfähigkeit", „Konfliktlösungsstrategien", „Eigenverantwortlichkeit" etc. im Vordergrund (WHO 1986).

Auf einer berufsbezogenen Ebene kann konkreter auf die von einzelnen Berufen ausgehenden gesundheitlichen Gefährdungen eingegangen werden. Dazu bietet sich zunächst z.B das Fach „Arbeitskunde" an, das unter dieser oder ähnlicher Bezeichnung an Haupt- und Realschulen in höheren Klassen unterrichtet wird, geschehen (Krüger 1983). In berufsbildenden Schulen können dann gezielt gesundheitliche Gefährdungen der Einzelberufe thematisiert werden. Gerade hier ergibt sich die Möglichkeit, Auszubildende frühzeitig zu informieren. Bisher finden sich allgemeine Aspekte der Gesundheitsförderung und spezielle berufsbezogene Gefährdungen und präventive Maßnahmen jedoch nur unzureichend in den jeweiligen (Rahmen-)Lehrplänen wieder. Für das Friseurhandwerk ist bereits angemerkt worden, dass die speziellen berufsbedingten Hautgefährdungen seit kurzem sowohl in den Rahmenlehrplan (1997) sowie in die Ausbildungsordnung (1997) aufgenommen worden sind. Um seitens der Betriebe hinsichtlich der Vermittlung eines präventiven Verhaltens zur Prävention von Berufskrankheiten tatsächlich auf Seiten der Ausbilder auch eine Ausbildungskompetenz zu erlangen, wäre es notwendig, diese Thematik ebenso ausführlich in die Curricula der Meisterlehrgänge und Vorbereitungskurse auf die Ausbildereignungsprüfung zu integrieren. Die Ergebnisse aus den im Rahmen eines Modellprojektes durchgeführten Betriebsberatungen in Friseursalons, in denen mindestens ein Mitarbeiter an einer beruflich bedingten Hauterkrankung litt, haben nämlich deutlich gemacht, dass gerade die Ausbilder, d.h. in aller Regel die Betriebsinhaber dem Thema Hautschutz oft ablehnend gegenüberstehen (Schöbel, Wulfhorst, Schwanik 1995).

Umsetzung von Zielen zur Gesundheitsförderung und Prävention
Bei der Umsetzung der skizzierten gesundheitsfördernden und präventiven Ziele und Themen auf schulischer Ebene sind zunächst die Lehrer gefragt. Im Sinne eines interdisziplinären und multiprofessionellen Ansatzes sind jedoch auch weitere Berufsgruppen bzw. Institutionen einzubinden, die im Rahmen eines Gesamtkonzeptes die Wirksamkeit gesundheitsfördernder und präventiver Maßnahmen potenzieren können:

1. der Gesetzgeber, wenn es z.b. darum geht, schulische Rahmenlehrpläne und Ausbildungsordnungen den heutigen Ansprüchen an Gesundheitserziehung und -förderung anzupassen. Ein Beispiel sind der oben genannte neue Rahmenlehrplan und die neue Ausbildungsordnung für Friseure.

2. Ärzte, wenn z.B. die Idee von gemeinsamem Gesundheitsunterricht von Lehrern und Ärzten im Team, wie sie bereits in einigen Modellversuchen umgesetzt wurde, weiterentwickelt wird. In ersten Auswertungsberichten wird deutlich, dass der gemeinsame Unterricht die Aufmerksamkeit der Schüler auf gesundheitliche Themen stark fördert (Hurrelmann 1995).

3. Mitarbeiter von Arbeitsämtern und hier der Berufsberatung. In den letzten Klassen der allgemein bildenden Schulen ist es bereits üblich, dass Berufsberater im Unterricht über verschiedene Berufe berichten und auch Einzelberatungen in der Schule anbieten. Diese bereits vorhandenen Strukturen müssten bezüglich der Beratung und Information zu berufsbedingten gesundheitlichen Gefährdungen genutzt und ausgebaut werden.

4. Einzubinden in den geforderten „lebensweltbezogenen" Gesundheitsunterricht wären auch Vertreter der einschlägigen Berufe. Eine Organisation dieser Einbindung könnte auf der Ebene von Zentralverbänden und untergeordnet auf Innungs- oder Handwerkskammerebene erfolgen.

5. Nicht zuletzt müssten Strukturen geschaffen werden, durch die Vertreter der gesetzlichen Unfallversicherung sowie der Krankenkassen ihr spezielles Know-How bezüglich allgemeiner Gesundheitsgefährdungen und berufsbedingter Erkrankungen an Schüler weitergeben können.

Institutionalisierung

Die oben genannten Beispiele für denkbare Vernetzungen zwischen Berufsgruppen und Institutionen mit dem Ziel, Maßnahmen der primären Prävention interdisziplinär und multiprofessionell wirkungsvoller zu betreiben, ließen sich ergänzen und z.B. auf das Handlungsfeld ‚betriebliche Gesundheitsförderung' focussieren. Ohne eine akademische Institutionalisierung werden solche Verknüpfungen jedoch vom Engagement Einzelner abhängig bleiben und nur in Ausnahmefällen funktionieren. Neben einer noch auszubauenden Implementation von Inhalten der Gesundheitsförderung und Prävention und vor allem auch der Gesundheitspädagogik in grundständige Studiengänge ist auch der Bereich der akademischen Weiterbildung zu berücksichtigen.

Wie bereits herausgestellt, bestehen für den Bereich Public-Health/Gesundheitswissenschaften verschiedene - zum Teil berufsbegleitende - Aufbaustudiengänge an Universitäten und Fachhochschulen (Kolip 1994, Kälble/v. Troschke 1998). Das Klientel dieser Studiengänge ist - so zeigen die bisherigen Erfahrungen - zumeist motiviert, sich eine neue berufliche Perspektive zu schaffen bzw. hauptberuflich im Bereich der Gesundheitsförderung/Prävention tätig zu werden. Für die oben genannten Verknüpfungsebenen geht es jedoch darum, gerade die Personen weiterzuqualifizieren, die präventive Ziele neben anderen Aufgaben umsetzen sollen. Für diese Zielgruppe fehlen bisher Weiterbildungs- und Supervisionsangebote. Hier sind Weiterbildungskonzepte für Akademiker zu entwickeln, die u.a. mit der Durchführung und Organisation von Gesundheitsförderungs- und Präventionsmaßnahmen betraut sind. Insbesondere sollten sich derartige Angebote an die folgenden Berufsgruppen richten:

- Mitarbeiter von Institutionen des Arbeits- und Gesundheitsschutzes und der gesundheitlichen Versorgung (Berufsgenossenschaften, Gesundheitsämter, Gewerbeaufsichtsämter, Krankenkassen, Vereine etc.);

- Mitarbeiter von Arbeitsämtern, die mit der Berufswahl bzw. der Beratung von Berufsanfängern hinsichtlich möglicher gesundheitlicher Einschränkungen betraut sind;

- Ärzte, die im Rahmen von Berufseingangsuntersuchungen sowie bei bereits bestehenden Erkrankungen beratend in Bezug auf Verhaltensänderungen tätig werden;

- Lehrer, die aufgrund vorgegebener Rahmenrichtlinien derzeitig oder zukünftig Gesundheitserziehung betreiben sollen. Dies gilt für allgemeinere Inhalte der Gesundheitsförderung wie „Ernährung", „Sucht", „Sexualverhalten", „Bewegung", „Freizeitverhalten" etc. für alle Schulformen und -stufen, und für spezielle Bereiche insbesondere für Lehrer in Abschlussklassen aller allgemein bildenden Schulformen (Berufswahl) und für Lehrer an berufsbildenden Schulen, die gezielt auf die gesundheitlichen Gefährdungen in einzelnen Berufen eingehen können.

Durch die Etablierung solcher Weiterbildungsmöglichkeiten könnte die Möglichkeit geschaffen werden, die beteiligten Berufsgruppen im Sinne eines Gesamtkonzeptes von Gesundheitsförderung zu koordinieren und zu vernetzen. Diese Vernetzung steht in engem Zusammenhang mit der geforderten Qualitätssicherung in der Gesundheitsförderung und einer optimalen Nutzung vorhandener Ressourcen (von Troschke 1993). Ein zentraler inhaltlicher Schwerpunkt sollten dabei gesundheitspädagogische Grundlagen sein, die eine professionelle Vermittlung gesundheitsfördernder Inhalte und eine professionelle Beeinflussung gesundheitsrelevanter Verhaltensweisen ermöglichen.

4 Evaluation von gesundheitspädagogischen Maßnahmen

Die folgenden Ausführungen zur Evaluation von gesundheitspädagogischen Maßnahmen beschränken sich auf eine knappe Skizzierung wesentlicher Faktoren. Dies ergibt sich zum einen daraus, dass einige Aspekte der Evaluation in den vorherigen Abschnitten zur Qualitätssicherung, Konzeption und Implementation gesundheitspädagogischer Maßnahmen implizit schon thematisiert worden sind. So werden die Begriffe ‚Qualitätssicherung' und ‚Evaluation' in der Literatur häufig synonym verwendet oder zumindest eng aufeinander bezogen. Des Weiteren ist beispielsweise die Diskussion um die Bestimmung von Qualitätskriterien zur Beurteilung von Maßnahmen der Gesundheitspädagogik als Voraussetzung für deren Evaluation zu bezeichnen, denn diese wird mit dem Ziel durchgeführt, die Qualität von gesundheitspädagogischen Maßnahmen auf den Ebenen der Struktur-, Prozess- und Ergebnisqualität zu sichern (siehe Teil I, Begriffsbestimmungen sowie Teil II Qualitätssicherung). In diesem Zusammenhang grenzen Kriz und Lisch (1988, S.85) die (externe) Evaluationsforschung als Begleitung und Kontrolle des gesamten Verlaufs einer laufenden oder abgeschlossenen Maßnahme hinsichtlich ihrer Effizienz auch von einer reinen Erfolgskontrolle ab, die sich nur auf die Auswertung der Ergebnisse beschränkt. Im weiteren Sinne können auch die in Kapitel 2 dargestellten konzeptionellen Ebenen (z.B. Zielanalyse, Zieloperationalisierung etc.) sowie die in Kapitel 3 diskutierten Implementationsansätze als Aspekte der Evaluation bezeichnet werden, die bereits im Stadium der Projektplanung unabdingbar zu berücksichtigen sind.

4.1 Systematisierung von Evaluationstypen

Wie im Zusammenhang der Begriffsklärung (siehe Teil I, Kapitel 1.8) bereits dargestellt, wird unter Evaluation die Bewertung von Programmen und Maßnahmen verstanden, wobei insbesondere die Wirkungen der Maßnahmen (Effektivitätsprüfung, Gegenüberstellung von Zielen und Erfolgen) und das Kosten-Nutzen-Verhältnis von Maßnahmen (Effizienzprüfung, Gegenüberstellung von Erfolg und Aufwand) bewertet werden sollen (Riemann 1996). Grundsätzlich werden in der Evaluationsforschung in Abhängigkeit vom Zweck, Umfang, Zeitbedarf usw. eine ganze Reihe verschiedener Evaluationstypen und -modelle unterschieden; einen Überblick gibt die Abbildung 8. Wie ersichtlich ist, liegen zahlreiche Kriterien zur Unterscheidung verschiedener Evaluationsformen vor, wobei die Abgrenzung zwischen formativer Prozessevaluation und summativer Produktevaluation die kategorialen Unterschiede kennzeichnet (vgl. Paulini 1994, Riemann 1996, Runggaldier 1998).

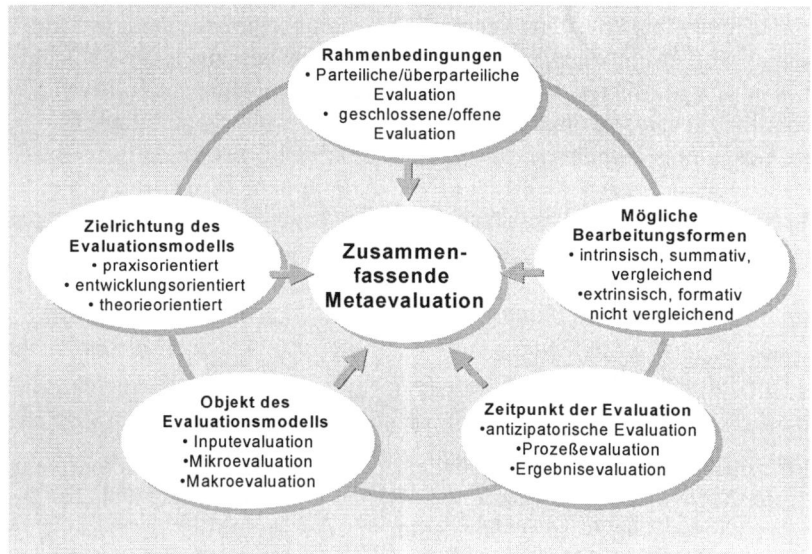

Abb. 7: Übersicht über Evaluationsmodelle, -typen und -formen, modifiziert nach Dlugosch/Wottawa (1994, S.150)

Rahmenbedingungen
Unter dem Stichwort der parteilichen oder überparteilichen Evaluation wird von Dlugosch/Wottawa (a.a.O.) ausgeführt, dass bei Evaluationsprojekten im Gegensatz zu ‚Idealen' der Grundlagenforschung die Übernahme eines ‚parteilichen' Evaluationsanspruchs mit den Verhaltensnormen aller beteiligten Personen in Einklang stehen. Auf diese Problematik wird im Folgenden (siehe Abschnitt 4.2) noch näher eingegangen. Als Grundsatz im Hinblick auf die Berücksichtigung dieser Rahmenbedingung kann gefordert werden, dass zur Zielbestimmung von Evaluationsprojekten innerhalb der Projektgruppe oder auch zwischen dem Projektnehmer und dem Auftraggeber vor Beginn der Detailplanung ein Konsens über den tatsächlich angestrebten Nutzen der Evaluationsstudie herbeigeführt werden sollte.

Von offener Evaluation wird gesprochen, wenn die Evaluationsergebnisse allgemein zugänglich gemacht werden sollen, von geschlossener Evaluation, wenn nur eine begrenzte Publikation, z.B. in Form eines Berichtes an den Auftraggeber geplant ist. Diese Festlegung kann die Gestaltungsmöglichkeiten einer Evaluationsstudie wesentlich beeinflussen. So kann unterstellt werden, dass ein Auftraggeber bei nur interner Berichtlegung stärker an einer objektiven, auch die Schwachstellen aufzeigenden Studie interessiert ist, als wenn durch öffentliche Publikation der Ergebnisse Nachteile für den Auftraggeber entstehen können (vgl. Dlugosch/Wottawa 1994).

Zielrichtung des Evaluationsmodells
Bezüglich möglicher Zielrichtungen der Evaluation wird die Praxis-, die Entwicklungs- und die Theorieorientierung unterschieden. Von Praxisorientierung wird gesprochen, wenn die konkrete Bewertung einer Maßnahme im Zentrum der Zielsetzung steht. Bei einem entwicklungsorientierten Vorgehen wird versucht, direkt oder indirekt eine Vergleichsgrundlage für spätere Gestaltungsgrundlagen zu schaffen; darüber hinaus sollen differentielle Wirkungen (z.B. auf verschiedene Personengruppen) analysiert werden. Die Theorieorientierung von Evaluationsstudien bezeichnet das Bestreben, auf der Basis der erzielten Ergebnisse eine Bewertung verschiedener theoretischer Ansätze mit Hilfe einer ‚Meta-Analyse' zu erreichen (vgl. Dlugosch/Wottawa 1994). Zimmer (1997) unterscheidet in ähnlicher Diktion ‚Planungs- und Explikationsmodelle', wobei die beiden Modellarten ihm zufolge nicht deutlich voneinander zu trennen seien.

Objekt des Evaluationsmodells
Die Objekte von Evaluationsmodellen werden auch als Strukturkomponenten der Systemsteuerung bezeichnet. Hierzu können unterschiedliche Strategien angewendet werden: Die Kontrolle des Inputs in das System, die Kontrolle des Verhaltens innerhalb des Systems (Compliance) und die Kontrolle des Outputs des durch das System verursachten Ergebnisses. So kann sich eine Inputevaluation gesundheitspädagogischer Bildungsangebote beispielsweise auf die Bewertung eines eingesetzten Seminarleiters, sein Verhalten während der Veranstaltung, das verwendete Lehrmaterial etc. beziehen. Im Rahmen der Complianceevaluation (Verhalten) kann z.B. erfasst bzw. überprüft werden, in welchem Ausmaß die Teilnehmer Seminarinhalte akzeptieren und die gelernten Techniken o. Ä. befolgen. Die Outputevaluation bezieht sich dann auf die Bewertung des angestrebten Ergebnisses, wie z.B. eine Gewichtsabnahme oder eine Steigerung des allgemeinen Wohlbefindens. Allgemeiner auf Analysen der Gesundheitssystemforschung bezogen benennen Schwartz und Busse (1998) mehrere Analyseebenen und ihre Verknüpfungsmöglichkeiten, die in der Abbildung 9 schematisch dargestellt sind und sich auf Evaluationsprojekte übertragen lassen.

Zeitpunkt der Evaluation
Unter diesem Punkt werden die Zielsetzungen einer Evaluationsstudie in Abhängigkeit von dem zeitlichen Ablauf des zu evaluierenden Projektes subsumiert. Unter ‚antizipatorischer Evaluation' bzw. ‚prospektiver' Evaluation wird von Dlugosch/Wottawa (a.a.O.) dabei die Bewertung von Maßnahmen vor deren Durchführeng verstanden. Dem dieser Untersuchung zugrunde liegenden Begriffsverständnis (s.o.) zufolge, wird diese Evaluationsebene als Strukturevaluation verstanden. Zur Trias Struktur-, Prozess-

und Ergebnis- bzw. Produktevaluation siehe Teil I Kap. 1.8 und Teil II Kap. 1).

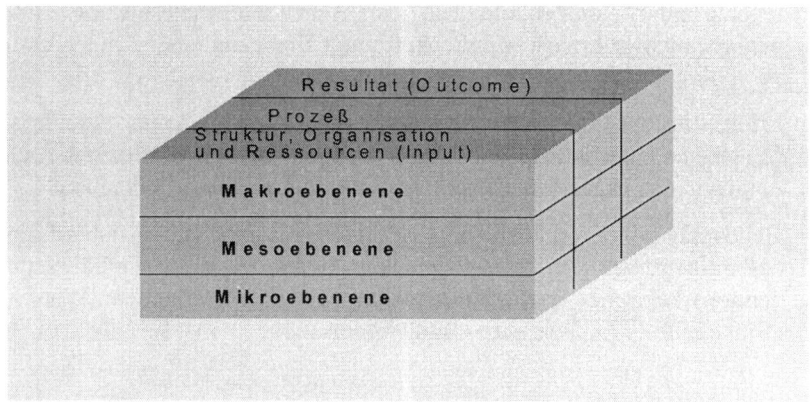

Abb. 9: Analyseebenen der Gesundheitssystemforschung nach Schwartz und Busse (1998, S.391)

Bearbeitungsformen
Bei den Bearbeitungsformen werden in erster Linie die extrinsische und die intrinsische Evaluation, d.h. die Fremd- oder Eigenevaluation, voneinander abgegrenzt. Dabei wird der Fremdevaluation im Allgemeinen eine größere Objektivität zugeschrieben als der Eigenevaluation. Hierbei kann zudem zwischen summativer und formativer Evalution unterschieden werden, die wiederum mit den Begriffen Prozess- und Ergebnis- bzw. Produktevaluation (s.o.) gleichgesetzt werden kann (vgl. Dlugosch/Wottawa 1994, Kroath 1997).

Leitfragen und Leitebenen zur Planung von Evaluationsstudien
Auf der Grundlage ihrer systematischen Darstellung von Evaluationsformen und -ebenen formulieren Dlugogosch/Wottawa (1994) die folgenden Fragen, deren Beantwortung für die konkrete Planung von Evaluationsprojekten relevant ist und daher grundsätzlich bei der Planung und Durchführung von gesundheitspädagogischen Maßnahmen zu berücksichtigen ist:

- Welche Ziele verfolgt das Evaluationsprojekt tatsächlich?

- Welche bewerteten Erfolgskriterien (Nutzenaspekte) sind für die vorliegende Fragestellung entscheidend?

- Welche Realisierungsmöglichkeiten für die geplante Studie bestehen im Praxisfeld?

Zur Sicherung und Kontrolle der Effekte gesundheitspädagogischer Projekte im Sinne der Ergebnis-Qualität ist in Anlehnung an Bauch (1995) ein umfassendes Evaluations- und Kontrolldesign zu fordern, das es ermöglicht, die Zielsetzung des Projektes auf den folgenden Ebenen zu kontrollieren:

- Effekte auf der epidemiologisch-somatischen Zielebene als sog. „Endpunktevaluation", nach Möglichkeit unter Einbezug einer Kontrollgruppe.

- Effekte auf der kognitiven sowie psycho-sozialen Ebene der Teilnehmer (Zielebene: individuelle Verhaltensprävention) bezüglich initiierter Änderungen in den Bereichen „Wissen", „Einstellungen" und „Verhalten".

- Gegebenenfalls Effekte auf der kognitiven sowie psycho-sozialen Ebene des mitbetreuten Umfeldes (Zielebene: überindividuelle Verhältnisprävention) bezüglich initiierter Änderungen in den Bereichen „Wissen", „Einstellungen", „Verhalten" und Organisation.

4.2 Evaluation als Aufgabe wissenschaftlicher Begleitforschung

Die Aufgaben einer wissenschaftlichen Begleitforschung hinsichtlich der Evaluation sind z.B. von Dietzel und von Troschke (1988) definiert worden. Sie bestehen danach insbesondere darin, Vorschläge für eine Modellberichterstattung und eine darauf bezogene Öffentlichkeitsarbeit zu unterbreiten sowie über eine Erfolgskontrolle und Ergebnissicherung zu einer Erarbeitung der Voraussetzungen ihrer Übertragbarkeit sowohl für das Modell als Ganzes als auch für einzelne Elemente zu kommen. Zusätzlich zählen die Autoren (a.a.O.) als weitere Aufgaben einer wissenschaftlichen Begleitforschung auf:

- Beobachtung, gegebenenfalls Unterstützung der Modelldurchführung und

- Objektive Darstellung des Modellverlaufs, des Nutzens und der Nebeneffekte, auch im Vergleich zu alternativen Einrichtungen und Aktivitäten.

Auch die Bund-Länder-Kommission für Bildungsforschung und Forschungsförderung (BLK) hat bereits 1971 die Funktion von Modellversuchen insbesondere auch in Bezug auf den Evaluationsaspekt grob umrissen: „Durch Modellversuche soll einerseits Bestehendes fortentwickelt, andererseits Neues erprobt werden...Dabei hat die wissenschaftliche Begleitung die Aufgabe, die Durchführung der Modellversuche zu unterstützen sowie die Ergebnisse zu beschreiben und zu analysieren" (BLK 1992, S.5).

In der wissenschaftlichen Auseinandersetzung mit der Modellversuchsforschung wird diese jedoch auch kritisch diskutiert. Dabei werden im wesentlichen als Problembereiche thematisiert: Zum einen die Involvierung des Forschers in den Programmablauf und der damit verbundene ‚Objektivitätsverlust' (u.a. auch die Frage der Parteilichkeit) und zum anderen - insbesondere bezüglich der Prozessevaluation - die unzureichende Anwendungsmöglichkeit ‚traditioneller' sozialwissenschaftlicher Forschungsmethoden mit der eine mangelnde Standardisierung sowie Verallgemeinerbarkeit von Evaluationsprojekten verbunden sein kann.

So bezeichnet Schwartz (1993, S. 407) die wissenschaftliche Begleitforschung als einen Sonderfall der Evaluation. Diese Art der Forschung binde maßgebliche Anteile der evaluativen Forschungskapazitäten, wobei die Besonderheit in der simultanen Durchführung und in der aktiven Involvierung der Begleitforschung in das Vorhaben selbst läge. Die Beratung der durchführenden Institutionen und die Unterstützung des Trägers oder Förderers erfolge hier nicht nur bei der Entscheidungsfindung, sondern auch bei dem Prozess der Diffusion eines Modells in die Regelversorgung. Eine solche Begleitforschung müsse sich daher in besonderem Maße den strukturellen Rahmenbedingungen und einer genauen Prozessanalyse der jeweiligen Vorhaben widmen. In ihrer interaktiven Aufgabenstellung liege für die Begleitforschung allerdings auch eine Gefährdung. Sie sei bei politischem Durchsetzungswillen des Modellförderers und Auftraggebers und angesichts des natürlichen Überlebenswillens der Modelleinrichtungen häufig einem Druck in Richtung ‚positiver' Ergebnisse ausgesetzt. Diese Problematik würde besonders deutlich in der ‚Aktions- und Handlungsforschung', bei der Interaktivität zum Prinzip erhoben wird. Hierbei wird die Subjekt-Objekt-Distanz klassischer Forschung verlassen und ein im Forschungssinne gleichberechtigtes Subjekt-Subjekt-Design hergestellt. Die Objektivierbarkeit, d.h. die Wiederhol- und Übertragbarkeit der Ergebnisse werde als Ziel teilweise aufgegeben, und die Grenze zu einer bloßen Prozessstimulierung sei fließend. Vertreter der Aktionsforschung argumentieren dagegen, dass das Ziel traditioneller Evaluationsforschung, eine vollständige externe analytische Kontrolle eines Forschungsprozesses, z.T. eine wirklichkeitsfremde Fiktion sei (Maschewsky-Schneider 1978).

In diesem Zusammenhang führt Schulz (1998) mit Bezug auf die o.g. BLK-Kriterien zur Modellversuchsforschung aus, dass ihre Realisierung auf sehr unterschiedliche Weise möglich sei. Sie hänge nicht nur von dem jeweiligen Gegenstand des Modellversuchs ab, wesentlich bestimmt werde die Begleitforschung auch von der wissenschaftlichen Grundposition der für die Durchführung Verantwortlichen. Es ließen sich zwei Richtungen unterscheiden: Die wissenschaftliche Begleitung als Kontrollforschung und die wissenschaftliche Begleitung als Handlungsforschung. Auf die Möglichkeit einer Integration beider Richtungen geht Schulz nicht ein, diese wird jedoch für die hier vorgelegte Untersuchung als Voraussetzung für eine umfassende Evaluation unterschiedlicher Projektebenen aufgefasst.

4.2.1 Ergebnis- versus Prozessevaluation

Badura und Strodtholz (1998) führen die kritische Diskussion um die Methoden der wissenschaftlichen Begleitforschung auf einen Paradigmenstreit zurück. Die ergebnisorientierte Evaluationsforschung beurteile und vergleiche sozialpolitische Programme hinsichtlich ihrer Wirksamkeit und Effizienz. Kosten-Nutzen-Analysen zielten als eine Variante dieses Ansatzes darauf ab, die Ergebnisse eines Programms zu den aufgewendeten Kosten in Beziehung zu setzen. Die Programmergebnisse würden entweder in Einheiten der Zielvariablen gemessen (z.B. Mortalitätsraten, gewonnene Lebensjahre, qualitätsgewichtete Lebensjahre), oder aber - zumeist über eine Schätzung der individuellen oder kollektiven Zahlungsbereitschaft (willingness to pay) - in Geldwerte übersetzt, um einen Wertvergleich über verschiedene Leistungsbereiche hinweg zu ermöglichen.

Selby (1994) untersucht beispielsweise, ob die Methode der Fall-Kontroll-Kontrollstudie, die üblicherweise zur Evaluation der Effektivität von Impfstoffen oder Screening-Untersuchungen angewendet wird, auf die Überprüfung der Effizienz anderer präventiver Maßnahmen - wie z.B. Public-Health-Programme - zu übertragen ist und kommt zu dem Schluss, dass derartige Studiendesigns durchaus für Präventionsprogramme anzuwenden sind.

Die prozessorientierte Vorgehensweise ziele, so Badura/Strodtholz (a.a.O.), im Unterschied zur oben genannten ergebnisorientierten Vorgehensweise weniger auf ein abschließendes Qualitätsurteil, als vielmehr auf die laufende Bewertung und Verbesserung des Leistungsgeschehens ab. Der Forscher vergleiche die geplante mit der tatsächlich realisierten Intervention, indem er Zielvorstellungen und Aktivitäten verschiedener Akteure erhebt und den Programmablauf im Kontext seines spezifischen Organisationsumfeldes untersucht.

Vertreter des ergebnisorientierten Paradigmas, das z.T. auch als ‚experimentelle Evaluation' bezeichnet wird, wollen die Wirkung einer Intervention anhand einer begrenzten Anzahl exakt quantifizierbarer Zielvariablen in Experimental- und Kontrollgruppen vergleichen, um auf diese Weise den Netto-Effekt des Programms zu ermitteln. Adäquates Mittel ist ihrer Auffassung nach allein das echte Experiment mit randomisierten Untersuchungsgruppen, laborähnlich stabilen Forschungsbedingungen und hochgradig standardisierten Messinstrumenten.

Demgegenüber stehen Vertreter des prozessorientierten Paradigmas, die ein alternatives Forschungsprogramm ausgearbeitet haben, das sich explizit auf die Informationsbedürfnisse der Mitarbeiter ausführender Ebenen bezieht. Dieser ‚naturalistische' Ansatz geht von möglichst wenigen Vorentscheidungen hinsichtlich Design und Methoden aus und bezieht sich in zentralen Punkten auf Annahmen der phänomenologischen Erkenntnistheorie: Gegenstand der Forschung sind bereits interpretierte Realitäten, d.h. Deutungen, Definitionen und Wahrnehmungsweisen der im Untersuchungsfeld tätigen Akteure. Dem steht der Evaluationsforscher nicht als neutraler Beobachter gegenüber, sondern ist in die Interaktionen eingebunden und liefert eine weitere Konstruktion der sozialen Realität. Interventionen sind dabei nicht stabil und planbar, sondern Teil eines sozialen Lernprozesses, in dessen Verlauf die Programmteilnehmer ihre Ansprüche, Erwartungen und Interessen miteinander aushandeln.

Zimmer (1997) führt in diesem Zusammenhang aus, dass ein Modellversuch durch das Handeln der Beteiligten entsprechend einem Planungsmodell konstituiert werde. Ihr Handeln manifestierte sich als Denken und Wissen im Alltag, habe einen biographischen Kontext und sei in kulturellen Mustern angeordnet, die eine Vergangenheit haben und zukünftiges Handeln in Grenzen vorhersehbar machen. Die Aufgabe der wissenschaftlichen Begleitung sei es, das Handeln sowohl zu analysieren, zu beschreiben, zu erklären und zu prognostizieren als auch dessen Veränderung im Zusammenwirken mit anderen anzuregen und mithelfend zu moderieren. Es gehe dabei um die Untersuchung von Veränderungspotentialen und auch von Widerständigkeitspotentialen gegen beabsichtigte Veränderungen, um die Einschätzung der Chancen und der Reichweite der Realisierung beabsichtigter Innovationen, um die Reflexion der (bildungs)politischen Implikationen sowie um die Abschätzung des Aufwandes und Nutzens der verschiedenen Handlungsstrategien. Demnach seien Modellversuche keine Experimente im klassischen Sinne, die unter Konstanthalten der Bedingungen immer auch die Möglichkeit der Falsifikation von Hypothesen einschließen. Schon aus diesem Grunde könne bei Modellversuchen, die in ihrer Komplexität und Verankerung in sozialen Systemen immer einmalig seien, die ‚experimentellen Bedingungen' über den Zeitverlauf gar nicht konstant gehalten werden, wie dies bei einem Kontrollgruppendesign notwendig wäre. Vielmehr sollte eine ‚Theorie innovativer Handlungen' zum Tragen kommen, die auf der Rekonstruktion der Logik von Handlungen basiere. Das bedeute, dass die Handlungen auf ihre Gründe, Bedingungen, Anordnungen, Widersprüche und Chancen zurückgeführt werden und deren dynamischer Zusammenhang rekonstruierend erklärt werde. Durch die Rekonstruktion der Logik hebe sich diese Theorie von den Alltagstheorien der Beteiligten ab. Sie sei die wissenschaftliche Herausarbeitung der bestimmenden Strukturen, Widersprüche und Intentionen der untersuchten konkreten Handlungen und damit deren Verallgemeinerung. Dies verschaffe ihr auch eine über den Einzelfall hinausgehende allgemeine Gültigkeit (Zimmer 1997).

Neben dem als ‚rein' positivistisch (ergebnisorientiert/quantitativ) und dem als ‚rein' phänomenologisch (prozessorientiert/qualitativ) zu bezeichnenden Ansatz gibt es in der neueren Evaluationsforschung Versuche, methodologische Kontroversen zu überwinden und verschiedene Designs, Erhebungs-

und Auswertungsverfahren forschungspraktisch zu integrieren (vgl. Badura/Strodtholz 1998, S.582).

Für eine Integration beider Ansätze spricht sich beispielsweise auch Lipsmeier (1997) aus. Dieser sieht in der Aufgabenfestlegung für die Modellversuchsforschung durch die BLK (s.o.) eine forschungsmethodologische Problematik begründet. Es solle offensichtlich einerseits mit quasi-exakten Methoden der empirischen Sozialforschung gearbeitet werden, andererseits aber ein Entwicklungs- oder Innovationsprozess in der Praxis durch Zugabe von Wissenschaft, etwa im Sinne von Beratung, möglicherweise auch unter Einschluss empirischer Untersuchungen, optimiert werden. Der erste Teil der Aufgabe verlange nach objektiver Beurteilung, was eigentlich nur in kritischer Distanz zum Untersuchungsfeld realisierbar sei. Als Forschungsmethoden kämen hier klassische Instrumente und Verfahren der empirischen Sozialforschung zur Anwendung. Der zweite Teil der Aufgabe suggeriere die Identifikation mit dem Untersuchungsgegenstand; als Forschungskonzept hierfür stehe die Handlungsforschung zur Verfügung, die jedoch wissenschaftlich sehr umstritten sei. Zu den empirsich-analytischen Ansätzen merkt Lipsmeier (a.a.O.) weiter an, dass diese in Bezug auf ihre Anwendung auf die Modellversuchsforschung Grenzen haben. So seien erklärende experimentelle Untersuchungen mit hoher Handlungsrelevanz in der Modellversuchsforschung nicht nur selten, sondern oft auch gar nicht bzw. nicht ausschließlich realisierbar. So seien bei einer responsiven Evaluation die am Programm beteiligten Gruppen und Personen aktive Kommunikationspartner des Evaluationsteams. Ziele, Themen und Fragestellungen würden während des gesamten Evaluationsprozesses mit den Beteiligtengruppen in Gesprächen bestimmt und revidiert. Dieser Ansatz wird als kommunikativ und prozessorientiert bezeichnet, wobei die ,naturalistischen' Methoden einer kommunikativen Sozialforschung Vorrang vor quantitativen Methoden hätten. Zur pragmatischen Handhabung dieses Ansatzes zwecks Verzahnung mit empirisch-analytischen Verfahren schlägt Lipsmeier (a.a.O.) folgende Vorgehensweise vor: „In der Anfangsphase der Präzisierung der Ziele und Maßnahmen eines Modellversuchs und der Erarbeitung des Forschungskonzeptes sollte man dem responsiven Konzept folgen. In der Phase der Datenerhebung und -auswertung sollte der Begleitforscher seine Arbeit möglichst frei von kommunikativen Aufgaben durchführen können. In der Phase der Interpretation der Ergebnisse, der Revision bzw. Modifizierung der Ziele und Maßnahmen des Modellversuchs und bei der Umsetzung in die Praxis sollten wieder kommunikative Aspekte und damit qualitative Verfahren im Vordergrund stehen." (Lipsmeier 1997, S.24)

4.2.2 Objektivität als Evaluationsproblem

Zimmer (1997) bezeichnet Modellversuche - durchaus nicht unbegründet wie oben gezeigt - als interessenbestimmte soziale Felder. In diesem sozialen Feld wirken mehrere Beteiligte mit unterschiedlichen Interessen: Da sind die Auftraggeber, die für bestimmte Probleme effektive und effiziente Lösungskonzepte suchen, diejenigen, die mit der Durchführung des Programms beauftragt sind, wie z.b. Dozenten, die an Methoden und Materialien zur Verbesserung ihrer Tätigkeit interessiert sind, die Betroffenen (Zielgruppe) an sich, die für Innovationen nicht immer per se aufgeschlossen sind, die wissenschaftliche Begleitung, die ihre Reputation im Wissenschaftsbereich oder ihren Erfolg auf dem Markt wissenschaftlicher oder beratender Dienstleistung verbessern möchte etc. Zu berücksichtigen ist zudem, dass die skizzierten Interessenlagen keineswegs immer konform gehen.

Dlugosch/Wottawa (1994) führen die skizzierte Problematik der interessengeleiteten Modellversuchsforschung konkreter aus. Da jede Evaluationsstudie Geld koste, müsse irgendjemand ein Interesse haben, die erforderlichen Ressourcen bereitzustellen. Wenn der direkte oder indirekte Geldgeber eine neutrale Instanz sei, wie z.B. die Öffentliche Hand oder eine mit Forschungsförderung beschäftigte Stiftung, könne es sein, dass dieser keinerlei Interesse an einer parteilichen, d.h. eine bestimmte Ergebnisrichtung bevorzugenden Gestaltung der Evaluationsstudie hat (im Gesundheitsbereich beispielsweise die Bundeszentrale für gesundheitliche Aufklärung oder das Bundesministerium für Gesundheit). Sei der Geldgeber aber selbst Partei, könne man ein objektives Interesse nicht ohne weiteres erwarten. So habe etwa eine Kurklinik ein berechtigtes Interesse daran, dass vor allem die Erfolge ihrer Programme deutlich werden oder eine Gesundheits-Beratungsstelle werde nachweisen wollen, dass sie weniger Kosten als Nutzen verursacht. Auch Wissenschaftler könnten z.B. bei zusammenfassenden Metaanalysen von Evaluationsstudien dazu neigen, den Nutzen wissenschaftlicher Vorgehensweisen in diesem Feld eher zu pointieren als zu negieren. Da diese Probleme prinzipiell nicht aufhebbar erscheinen, macht es allerdings Sinn, zu fordern, dass die unterschiedlichen Interessen zumindest offen gelegt und diskutiert werden, damit das Evaluationsergbnis für alle Beteiligten einschätzbar wird.

Abschließend soll noch auf eine Stellungnahme Zabecks/Zimmermanns und Müllers (1995, S.29) eingegangen werden, die die im vorangegangenen Abschnitt beschriebenen Probleme einer wissenschaftlichen Begleitforschung pointiert. Die genannten Autoren beziehen sich dabei auf die aus der Einbindung pädagogischer Evaluationen in pragmatische Zusammenhänge sich ergebenen wissenschaftstheoretischen Konsequenzen. Die Forschung sehe sich im gegebenen Fall mit Innovationen konfrontiert, deren Funktionalität zur Bewertung anstehe. Dabei bestünde die Gefahr, dass sie von denen in Anspruch zu nehmen versucht werde, die die Innovation betreiben und zum Erfolg führen wollen. Im Allgemeinen scheine sich die Evaluationsforschung auf diese Konstellation einzulassen, zumal wenn sie von den an der Innovation Interessierten alimentiert werde. Sie gehe damit über die empirische Sozialforschung Popperscher Prägung hinaus, die bekanntlich unter Zugrundelegung des Falsifikationsprinzips streng hypothesenprüfend verfahre. Mit Evaluationsforschung verbinde sich jedoch keineswegs zwingend der Verzicht auf eine hypothesenprüfende Vorgehensweise. Allerdings beziehe sich letztere wiederum nur auf eine Teilaufgabe innerhalb eines von Wissenschaft flankierten sozialen Prozesses. Die Evaluationsforschung insgesamt bleibe in Konzeption und Durchführung mit einer komplexen gesellschaftlichen Problemlage verknüpft, die für sie nicht nur eine kognitive Herausforderung sei, sondern zugleich auch eine pragmatische. Von hierher sei Evaluationsforschung grundsätzlich auf die Optimierung des in den Interventionsprogrammen fixierten institutionellen bzw. curricularen Arrangements ausgerichtet. Dabei könne sich im Einzelfall herausstellen, dass der in Frage stehende Innovationsansatz im ganzen auf illusionären Annahmen beruhe und damit letztlich zum Scheitern verurteilt sei. In ihrer pragmatischen Wendung bleibe die Evaluationsforschung jedoch prinzipiell an die Grundintentionen und die profilsetzenden Strukturvorgaben des jeweiligen Interventionsprojektes gebunden (Zabeck/Zimmermann/ Müller 1995, S.29).

4.3 Evaluation in der Gesundheitspädagogik

Wie bereits an anderer Stelle dieser Untersuchung deutlich geworden ist, wird der Terminus ‚Evaluation' in der empirischen Sozialforschung für die Beurteilung der Sinnhaftigkeit, der konzeptionellen Gestaltung und der praktischen Umsetzung von Interventionsprogrammen verwandt. Die Intention einer Evaluation bezieht sich im obigen Sinne nicht nur auf Vorgefundenes, das zum Gegenstand der Revision gemacht wird, sondern darüber hinaus besteht die Zielsetzung auch darin, das von den Planern und Akteuren Gewollte auf seine Legitimation hin zu befragen sowie auf der Basis erzielter oder verfehlter Effekte gesellschaftspolitische Gestaltungsvorschläge zu formulieren (Hofmann 1989, S.171f., Kordes 1984, 359-366). Diese Intentionen von Evaluation lassen sich auf die in den vorherigen Abschnitten diskutierten Komponenten von gesundheitspädagogischen Maßnahmen - der Konzeption und Implementation - beziehen. Ähnlich wird von Prell (1991) die Evaluation in Bezug auf ihre Anwendung in der pädagogischen Forschung definiert als die Interpretation von Erfolgs- und Misserfolgsindikatoren für ein pädagogisches Programm, die auf einer systematischen Sammlung von Daten beruhen. Dabei ermögliche es dieser Prozess zugleich, ein Werturteil über die Ziele des Programms zu fällen, mit der Intention, die pädagogische Praxis zu verbessern.

Die Notwendigkeit, Maßnahmen der Gesundheitsförderung prozessbegleitend zu evaluieren und auch dementsprechend kontinuierlich zu optimieren, wird vor allem von amerikanischen Autoren postuliert (vgl. Green/Lewis 1986, Marsick 1987, Windsor/Baranowski/Clark/Cutter 1984). Tatsächlich bestreiten Evaluationsstudien bisher aber nur einen geringen Anteil der wissenschaftlichen Publikationen zum Thema Gesundheitserziehung oder -förderung. So haben beispielsweise Rychetnik/Nutbaum und Hawe (1997) 649 Publikationen der drei führenden amerikanischen Zeitschriften auf diesem Gebiet auf ihre thematischen Schwerpunkte hin analysiert[1]. Der Anteil von veröffentlichten Arbeiten zu Programmevaluationen war gering und der Anteil von radomisierten und kontollierten Untersuchungen (deren Qualitätsevidenz von den Autoren als die höchste im Vergleich zu anderen Studiendesigns bezeichnet wird), hat im Laufe des Review-Zeitraums (1989-1994) sogar abgenommen. Studien zur Dissemination (oder auch Implementation) waren ebenso selten repräsentiert, obwohl sie in den Editorials als wichtige Forschungsaufgabe identifiziert worden waren. Bezüglich der Wahl der Evaluationsstudie (quantitativ/qualitativ/randomisierte/kontrollierte Studie) geben die Autoren allerdings im Sinne der oben skizzierten Kontroverse zur ergebnis- oder prozessorientierten Evaluation zu bedenken, dass Programme, die z.b. auf Gemeindeebene durchgeführt werden, sich nicht in die traditionellen experimentellen Zwänge unter streng kontrollierten Rahmenbedingungen zur Beurteilung der Effektivität einpassen lassen. Zudem räumen die Autoren ein, dass selbst wenn pädagogische Interventionen unter experimentellen Bedingungen für effektiv befunden worden wären, sie nicht automatisch auch effektiv sein müssten, wenn ihre Dissemination und Implementation in die Praxis erfolgt.

Rosenbrock (1995, S.143) konstatiert Engpässe und Defizite hinsichtlich der Evaluation von ‚Public-Health-Innovationen’, die durchaus auf die Situation der Gesundheitspädagogik übertragen werden können. Die Defizite beträfen dabei gleichermaßen die Prozess- wie die Ergebnisevaluation und sowohl formative als auch summative Ansätze. Für die Umsetzungsproblematik sei von besonderer Bedeutung, dass sich für komplexe Strategien der unspezifischen Prävention und Gesundheitsförderung ein quantifizierbarer Wirkungsnachweis oft nicht führen ließe. Die wissenschaftsförmige Basis der Intervention komme deshalb oft über Plausibilitäten und Analogien nicht hinaus. Dies sei oft nicht nur wissenschaftlich unbefriedigend, sondern auch ein erhebliches Hindernis für die Legitimation und Finanzierung neuer Programme (Rosenbrock 1995, S.143).

Ähnlich benennt Lipsmeier (1997) die Hauptprobleme pädagogischer Begleitforschung. Vielfach liege das Problem darin, dass in vielen Fällen gar

---

1 Der Analyse lagen die peer-reviewten Publikationen in drei führenden ‚Health promotion’ journals (Health Education Research: Theory & Practice, Health Education Quarterly und Health Promotion International) von 1989 bis 1994 zugrunde.

nicht von einer präzisen Theorie ausgegegangen werden könne, sondern lediglich von Hoffnungen, Programmen und Absichtserklärungen. Daraus resultiere, dass auch keine präzisen Prüfhypothesen aufgestellt werden könnten (Lipsmeier 1997). Diese Ausführungen sind in ausgeprägter Weise auf die Situation der Gesundheitspädagogik bzw. gesundheitspädagogischer Begleitforschung übertragbar, wie bereits die Ausführungen in Teil I dieser Untersuchung deutlich gemacht haben.

Trotz der vorab skizzierten prinzipiellen und pragmatischen Probleme wird hier im Einvernehmen mit den meisten zitierten Autoren abschließend postuliert, dass zu jedem gesundheitspädagogischen Modellversuch obligatorisch eine wissenschaftliche Begleitung gehört, die mit wissenschaftlichen Methoden dafür sorgen soll, dass ein Modellversuch kein singulärer Fall bleibt, sondern seine Innovationen im Erfolgsfall in andere Bereiche übertragen werden bzw. verstetigt und dauerhaft implementiert werden können. Daraus ergibt sich zwangsläufig eine grundlegende Postitionsbestimmung für die wissenschaftliche Begleitung, dass sie sich nämlich nicht auf den Standpunkt ‚reiner' wissenschaftlicher Beobachtung und Erklärung zurückziehen kann, sondern in den Modellversuchen aktiv gestaltend mitwirken und zugleich erkenntnisgewinnend tätig sein muss (vgl. Zimmer 1997). Vor diesem Hintergrund erscheint die Kombination und Weiterentwicklung unterschiedlicher Evaluationsmodelle notwendig, um den unterschiedlichen Evaluationsansprüchen verschiedener Projektphasen gerecht werden zu müssen. Zur Entwicklung von Prüfhypothesen - oder im Verständnis dieser Untersuchung auch Qualitätskriterien - ist zudem eine (Weiter-) Entwicklung gesundheitspädagogischer Grundlagenforschung zu fordern.

Teil III
Zusammenfassung und Perspektiven

1 Zusammenfassung

1.1 Theoretische Konzeption von Gesundheitspädagogik

Aus der zu Anfang der Arbeit (siehe Teil I, Kapitel 1) geleisteten Bestimmung der für diese Untersuchung relevanten Termini ist die vorherrschende und wissenschaftlich unbefriedigende Begriffsvielfalt und insbesondere auch -beliebigkeit deutlich geworden. Dabei ist die Auseinandersetzung mit den Begriffen häufig - dies gilt auch für den Gesundheits- und Pädagogikbegriff - historisch und kulturell bedingt und unterliegt zum Teil auch ethischen und politischen Sichtweisen, was den systematischen Zugang zu einer notwendigen theoretischen Begründung einer auf diesen Termini beruhenden erziehungswissenschaftlichen Teildisziplin nicht erleichtert. Als Ergebnis der Begriffsanalyse ließ sich festhalten, dass Gesundheitserziehung und die dazu affinen Begriffe wie Gesundheitsbildung oder -aufklärung nicht als der Gesundheitsförderung gegenüberzustellende Termini gesehen werden müssen. Vielmehr wurden Perspektiven aufgezeigt, auf welche Art und Weise Gesundheitserziehung in das Konzept der Gesundheitsförderung, wie es in der Ottawa-Charta der Weltgesundheitsorganisation von 1986 definiert ist, integriert werden kann, ohne den Bezug zu ihrer wissenschaftlichen Theorie, der Pädagogik, aufzugeben. Die verschiedenen Begriffe für unterschiedliche Ansätze und Maßnahmen innerhalb der Gesundheitsförderung sollten, so das Fazit, auf der Basis ihrer ideengeschichtlichen Entstehung und nicht auf der Grundlage der alltagssprachlich mit den Begriffen verbundenen Assoziationen verwendet werden. Demnach wird der Begriff der Gesundheitsförderung als Programmatik oder Leitidee im Rahmen der mit Gesundheitserziehung verbundenen Zielkategorien eingestuft, nicht jedoch als Maßnahme, Methode oder Aktivität an sich.

Auch der Terminus ‚Gesundheitspädagogik' wird in diesem Zusammenhang als ein übergeordneter (‚Dach-') Begriff verstanden, unter dem sämtliche bisherigen, auf die Beeinflussung gesundheitsrelevanten Verhaltens, die Vermittlung gesundheitsrelevanter Inhalte, die Förderung gesundheitsrelevanter Kompetenzen und auch die Beeinflussung gesundheitsrelevanter Verhältnisse - sofern sie unmittelbar das in erster Linie zu focussierende Verhalten bedingen - bezogenen Theorien, Modelle, Konzeptionen, Maßnahmen und Methoden zusammengefasst werden können, unter der zentralen Voraussetzung, dass sie wissenschaftlich begründet sind. Mit der Grundaussage der Definition soll verhindert werden, dass in einem sich gerade zu etablieren beginnenden Bereich vorab Aus- bzw. Abgrenzungen stattfinden und nur spezielle pädagogische Konzepte als gesundheitspädagogisch bezeichnet werden dürfen. Dadurch, dass dieses Begriffsverständnis letztlich doch von einer Voraussetzung abhängig gemacht wird, soll gewährleistet werden, dass die Ansätze, die beanspruchen, gesundheitspädagogisch ambitioniert zu sein, wissenschaftliche Charakteristika aufweisen, d.h. insbesondere theoriegeleitet und überprüfbar sein müssen.

Auch bezogen auf die Forschungsfragen der Gesundheitspädagogik ist ein möglichst weites Verständnis des einschlägigen pädagogischen Aufgabenbereiches zugrundegelegt worden, da eine im Konstituierungsprozess befindliche Disziplin sich zu Beginn ihrer Etablierung nicht durch vorschnelle Festlegung auf nur bestimmte Fragestellungen oder einen Wertmonismus - der für den Großteil der bestehenden Ansätze der Gesundheitspädagogik festgestellt wurde - einschränken sollte.

Des Weiteren ist zu Anfang der Untersuchung (siehe Teil I, Kapitel 2 und 3) deutlich geworden, dass die Gesundheitspädagogik bisher sowohl intradisziplinär im Kreis der pädagogischen Teildisziplinen unberücksichtigt blieb als auch interdisziplinär vor allem von der wissenschaftlichen Aufbruchstimmung anderer Disziplinen ausgeschlossen war, die bei der Konstituierung der Gesundheitswissenschaften in Deutschland seit Ende der 80er Jahre in den interdisziplinären Fächerkanon einbezogen worden sind.

Gleichwohl ließ sich sowohl die Notwendigkeit als auch die Möglichkeit der Etablierung einer erziehungswissenschaftlichen Teildisziplin ‚Gesundheitspädagogik' belegen. Dazu wurden zunächst die Begründungen, die in der Fachdiskussion für die Einrichtung erziehungswissenschaftlicher Teildisziplinen herangezogen werden, hinsichtlich ihrer Relevanz für die Gesundheitspädagogik überprüft. Die dort formulierten Anlässe bzw. Voraussetzungen für die Ausdifferenzierung pädagogischer Teildisziplinen beziehen sich in erster Linie auf die im Laufe der Pädagogisierung (fast) aller Lebensbereiche notwendig gewordene Arbeitsteilung unter der Prämisse, dass es sich bei den materialen Gegenständen der Teilbereiche um differenzierbare, anthropologisch bedeutsame Lebensgebiete handelt (vgl. Bals 1990, Groothoff 1979, Pleiss 1986 Zabeck 1965). Die anthropologische Bedeutsamkeit einer erziehungswissenschaftlichen Teildisziplin, die die Beeinflussung gesundheitsrelevanten Verhaltens zu ihrem Forschungs- und Handlungsfeld erklärt, ist evident. Grenzt man das Erkenntnisinteresse gesundheitspädagogischer Forschung und Theoriebildung z.B. auf das in der Ottawa-Charta zur Gesundheitsförderung benannte Handlungsfeld 4 „Persönliche Kompetenzen entwickeln" (WHO 1986) ein, wird der materiale Gegenstand von Gesundheitspädagogik auch differenzierbar. Dann steht nämlich die Beeinflussung gesundheitsrelevanten Verhaltens durch die Unterstützung der Entwicklung von Persönlichkeit und sozialen Fähigkeiten mittels Information, gesundheitsbezogener Bildung sowie der Verbesserung sozialer Kompetenzen und lebenspraktischer Fertigkeiten im Vordergrund. Ziel ist dabei, die Adressaten zu befähigen, mehr Einfluss auf ihre eigene Gesundheit und ihre Lebenswelt ausüben zu können und ihnen zugleich zu ermöglichen, Veränderungen in ihrem Lebensalltag zu treffen, die ihrer Gesundheit zugute kommen (vgl. WHO Ottawa-Charta zur Gesundheitsförderung 1986).

Eine Legitimation der Gesundheitspädagogik als erziehungswissenschaftliche Teildisziplin ergibt sich zudem aus der Bedeutung des in der Bildungspraxis vorhandenen pädagogischen Praxisfeldes Gesundheitserziehung, das sich bislang durch weitgehend fehlende handlungsanleitende erziehungswissenschaftliche Theorien auszeichnet und somit fast ausschließlich auf ‚fremdwissenschaftliche' theoretische Grundlagen rekurrieren kann. Dies wird grundsätzlich auch zukünftig notwendig sein, zumindest sofern sich aus den beispielsweise gesundheitspsychologischen, -soziologischen oder medizinsoziologischen Theorien und Modellen konkrete gesundheitspädagogische Handlungsstrategien ableiten lassen. Bei einer ausschließlich fremdwissenschaftlich orientierten Weiterqualifizierung von Pädagogen zu ‚Gesundheitserziehern' - zum Beispiel durch die bestehenden Studienangebote der Aufbaustudiengänge im Rahmen von Public Health/Gesundheitswissenschaften - können jedoch spezifisch pädagogische Fragestellungen bzw. Ansätze in Forschung und Praxis nicht zum Tragen kommen. Dazu gehört z.B. die Frage nach didaktischen Möglichkeiten der Darstellung und Vermittlung gesundheitsrelevanter Inhalte. Das, was dann die Gesundheitserziehung ausmachen würde, wäre also nicht spezifisch pädagogisch, womit auch die (Weiter-) Entwicklung gesundheitspädagogischer Theorien und Forschungsansätze ausgeschlossen wäre.

Zum anderen unterstreichen die vielfältigen, an den drei ausgewählten Teildisziplinen Umweltpädagogik, Berufs- und Wirtschaftspädagogik sowie Erwachsenenbildung exemplarisch aufgezeigten Interdependenzen von Gesundheitspädagogik zu anderen Spezialpädagogiken die Notwendigkeit der Etablierung einer erziehungswissenschaftlichen Teildisziplin ‚Gesundheitspädagogik', wenn nicht jede erziehungswissenschaftliche Teildisziplin, die sich bezüglich ihrer speziellen Zielgruppe, ihres speziellen Objektes oder ihrer speziellen Institution mit ‚Gesundheitserziehung' beschäftigt, jeweils immer wieder neu mit der ‚Erfindung' derselben beginnen soll. Bestände nämlich die Möglichkeit, zumindest auf allgemeine Erkenntnisse sowie gegebenenfalls originäre Theorien und Methoden einer Gesundheitspädagogik zurückzugreifen, könnte eine Steigerung der Effektivität und Effizienz erreicht werden, wenn es um einschlägige Fragestellungen in einem von primär einer anderen erziehungswissenschaftlichen Teildisziplin ‚betreuten' Handlungsfeld geht. Aber auch umgekehrt sind durch Berücksichtigung der in speziellen Handlungsfeldern gewonnenen Erkenntnisse Synergieeffekte zu erwarten. Vor diesem Hintergrund erscheint es sinnvoll, für die Koordination von gesundheitspädagogisch relevanten Forschungsarbeiten und -erkenntnissen, die in verschiedenen Teilbereichen der Pädagogik gewonnen werden, mit der Teildisziplin ‚Gesundheitspädagogik' eine integrative Instanz zu etablieren.

Die Ausführungen zu interdisziplinären Interdependenzen am Beispiel der Gesundheitswissenschaften sowie der Medizin verdeutlichen, dass Gesundheitserziehung (einschließlich präventiver Maßnahmen), d.h. das Praxisfeld der Gesundheitspädagogik, als interdisziplinäre Aufgabe betrachtet werden kann, an deren Umsetzung verschiedene Professionen beteiligt sein sollten. Auch auf der wissenschaftlichen Ebene ergibt sich ein solch interdisziplinärer Anspruch der Gesundheitspädagogik, da wie allgemein in der Pädagogik üblich, auf die Erkenntnisse, Theorien und Methoden anderer wissenschaftlicher Disziplinen, allen anderen voran die der Psychologie, Sozialwissenschaften und Medizin, zurückgegriffen wird. Gerade die gleichberechtigte Zusammenarbeit insbesondere auf der praktischen Ebene erscheint jedoch derzeit noch mit Schwierigkeiten verbunden zu sein, die mit dem Stichwort ‚mangelnde Kooperationsfähigkeit' seitens der Vertreter verschiedener Professionen charakterisiert werden können. Auch auf wissenschaftlicher Ebene kann die Integration verschiedener disziplinärer Ansätze noch nicht als gelungen bezeichnet werden. Für die Gesundheitspädagogik gilt daher, dass zunächst das originäre wissenschaftliche Profil dieser erziehungswissenschaftlichen Teildisziplin herausgearbeitet werden sollte, und sie sich erst aus dieser Position heraus gegebenenfalls um Interdisziplinariät bemühen sollte.

Was den aktuellen Stand der Gesundheitspädagogik als Wissenschaft betrifft, kann gegenwärtig von Theorien zur bzw. der Gesundheitspädagogik noch nicht die Rede sein. Die hierzu untersuchten einschlägigen Ansätze und Konzeptionen besitzen allenfalls den Charakter von theoretischen Vorüberlegungen. Die jeweiligen Prämissen (soweit überhaupt identifizierbar), Wege und Ziele werden insgesamt zu ungenau und häufig widersprüchlich formuliert. Zum Teil müssen die referierten Ansätze (siehe Teil I, Kapitel 2.2.3) als interessengeleitete Handlungsanweisungen mit ideologischer Überfrachtung rubriziert werden. Problematisch erscheint hier insbesondere, dass das Gros dieser Ansätze und Konzeptionen für sich in Anspruch nimmt, die einzige geeignete Problemlösungsstrategie zu liefern und damit den Blick auf andere Überlegungen verschließt (‚Wertmonismus').

Die meisten neueren Ansätze zur Gesundheitspädagogik eint desweiteren die Forderung nach einer Abkehr von der traditionellen Gesundheitserziehung, weil sie von der Medizin gesteuert sei und sich an dem in dieser Disziplin vorherrschenden biomedizinischen Krankheitsmodell orientiere. Als neue bzw. alternative Orientierung wird stattdessen dann zum größten Teil auf politische Programmatiken, wie die der Ottawa-Charta zur Gesundheitsförderung (WHO 1986) oder Modelle der Entstehungsfaktoren für Gesundheit, wie das Modell der Salutogenese von Antonovsky (1987), zurückgegriffen.

Festzuhalten bleibt auch, dass hier mitunter historische Parallelen zu der von Haug (1991) und Schipperges (1977) als Protestbewegung gegenüber einem biomedizinischen Modell von Gesundheit bezeichneten Lebensreformbewegung (aus der Übergangszeit vom 19. zum 20. Jahrhundert) auszumachen sind, die von beiden Autoren als unwissenschaftlich und von Irrationalismus geprägt charakterisiert wird. In dieser Tradition stehen auch aktuelle Konzepte, in denen eine bewusste Abwendung von rational begründeten Handlungsstrategien erfolgt; durch ‚Setzungen' wird hier Intuition, Erleben und Gefühl über inhaltliche und sachliche Zusammenhänge bzw. Ableitungen gestellt.

Für viele gesundheitspädagogische Ansätze kennzeichnend ist desweiteren, dass unter Berufung auf die Programmatik der WHO zur Gesundheitsförderung betont wird, dass Gesundheitserziehung deutlich mehr als das Vermitteln von gesundheitsrelevanten Inhalten und die didaktische Beeinflussung gesundheitsrelevanten Verhaltens sei. Häufig wird diesbezüglich auf den ‚Setting-Ansatz' der Gesundheitsförderung rekurriert, in dem es z.B. bezüglich des Settings Schule um die Verbesserung der Kommunikationsstrukturen aller am Schulleben Beteiligten (einschließlich z.B. auch des Hausmeisters), um die Verbesserung der räumlichen Gegebenheiten (z.B. Schulhofbegrünung) oder um spezielle Angebote des Schulkiosks (z.B. Vollwertkost) geht. Eine solche globale Orientierung, die mit einer Abwendung von der auf konkrete Risikofaktoren oder gar Krankheiten gerichteten Perspektive verbunden ist und ‚reine Prävention' eher als nachrangig im Vergleich zu ‚ganzheitlicher' Gesundheitsförderung ansieht, ignoriert dabei allerdings einen wichtigen Aspekt. Eine Spezifizierung der Aufgaben von Gesundheitserziehung und somit auch eine Beschränkung auf die Erarbeitung von gesundheitspädagogischen Theorien geringer bzw. mittlerer Reichweite hätte im Vergleich zu den - der Programmatik der Gesundheitsförderung entlehnten - allumfassenden Zielen zumindest den Vorteil, dass der Bereich der Gesundheitserziehung in Tätigkeit und Forschung klar von dem anderer Professionen abgegrenzt werden könnte.

Mit dem obigen Einwand soll hier allerdings lediglich zur Disposition gestellt werden, ob sich alle an der Verbesserung von Gesundheit beteiligten Disziplinen im Sinne der stets geforderten Ganzheitlichkeit sowie der zu berücksichtigenden Dimensionen von Gesundheit auch mit allen diesen Dimensionen gleichermaßen auseinandersetzen sollten oder ob sich eine wissenschaftliche Arbeitsteilung im Sinne einer jeweils *disziplinabhängigen Akzentuierung* einzelner Bereiche nicht positiver auf das gemeinsame Ziel auswirken würde. Dies setzt allerdings einen funktionierenden interdisziplinären Austausch voraus.

Vor diesem Hintergrund wird in dieser Arbeit zum einen für die Verwendung des Begriffes Gesundheitserziehung als Anwendung bzw. als das praktische Handlungsfeld der Gesundheitspädagogik plädiert. Zum anderen sollte angesichts des bisher dürftigen Theoriestandes der Gesundheitspädagogik damit begonnen werden, sich engagierter auf den originären Gegenstand dieser Disziplin zu besinnen. Was nämlich unter der Prämisse, ‚Gesundheitsförderung' in einem ganzheitlichen Sinne betreiben zu wollen, an den dazu referierten Konzeptionen und Modellen spezifisch gesundheitspädagogisch sein soll, d.h. was der jeweilige Ansatz zur konzeptionellen Entwicklung der Teildisziplin Gesundheitspädagogik beiträgt, bleibt häufig offen. Tatsächlich handelt es sich in aller Regel lediglich um (fach-)didaktische Konzeptionen, häufig sind diese zudem ideologisch, zumindest aber rezeptologisch überlagert.

Aufgrund der hier angedeuteten Defizite ist die Bestimmung, Abgrenzung und Präzisierung eines gesundheitspädagogischen Objektbereichs im jeweiligen (theoretischen) Ansatz kaum möglich. Nicht zuletzt daraus ist zu erklären, warum die Gesundheitspädagogik (bisher) nicht in der Lage ist, der Praxis der Gesundheitserziehung die Impulse zu geben, die dem jeweiligen theoretischen Anspruch gerecht werden. Es fehlt - so das Fazit dazu - eine zur Umsetzung in praktisches Handeln geeignete theoretische Grundlegung der Gesundheitspädagogik.

Als Ergebnis der Analyse der Ansätze zur Gesundheitspädagogik ist außerdem noch zu konstatieren, dass keiner der genannten Autoren konkrete Überlegungen zur faktischen Implementation ihrer Handlungsansätze in die Bildungspraxis anstellt. Es genügt eben nicht, darauf hinzuweisen, dass die Gesundheitsförderung jegliche gesellschaftliche Bereiche (also auch den Bildungsbereich) durchdringen soll. Vielmehr ist zu fragen, in welchem Verhältnis die neuen Elemente einer Konzeption von Gesundheitsförderung zu den bisherigen Elementen der Gesundheitserziehung und den Strukturen des jeweiligen Bildungsbereichs stehen sollen.

1.2 Grundlagen der Konzeption, Implementation und Evaluation gesundheitspädagogischer Maßnahmen

Im zweiten Teil der Untersuchung stand die Frage nach Kriterien und Handlungsanleitungen für eine Qualitätssicherung bei der Planung, Durchführung und Kontrolle von gesundheitspädagogischen Maßnahmen im Vordergrund. Dementsprechend lagen die Schwerpunkte auf der Diskussion von speziellen Ansätzen zur Konzeption, Implementation und Evaluation gesundheitspädagogischer Maßnahmen.

Die Grundlage einer jeden Konzeption gesundheitspädagogischer Maßnahmen bildet eine Problem- und Bedarfsanalyse auf der Basis gesicherter epidemiologischer Daten. Ausgehend von den Ergebnissen der Bedarfsanalyse sollten dann die Ziele der jeweiligen Maßnahme abgeleitet werden, wobei es vor allem auch im Hinblick auf die bereits auf dieser Ebene zu berücksichtigende spätere Evaluation der Maßnahme um die Frage der Operationalisierbarkeit der Ziele und um die Orientierung an einer übergeordneten Leitidee, wie z.B. die der Gesundheitsförderung, geht. Zu fordern ist diesbezüglich, dass Ziele, die sich in gesundheitspädagogischen Maßnahmen auf die Veränderung von Einstellungen und Verhalten beziehen, erstens objektivierbar, zweitens empirisch fassbar, und drittens - zumindest bei auf den schulischen Bereich bezogenen Maßnahmen - sich auch in einem diesen Zielen angemessenen Bewertungssystem wieder finden müssen. Bezüglich der Zielformulierung für gesundheitspädagogische Maßnahmen ist die Auswahl von hoch gesteckten Globalzielen (z.b. ‚Gesundheit für alle') zu vermeiden. Vielmehr müssen die Ziele den Projektressourcen angepasst sein und gegebenenfalls auf Teilziele reduziert werden. Weiter ist deutlich geworden, dass eine Konzeption gesundheitspädagogischer Maßnahmen nach Möglichkeit sowohl verhaltens- als auch verhältnispräventive Aspekte berücksichtigen sollte, da diese Kombination erfolgversprechender erscheint, als eine jeweils einseitige Ausrichtung.

Im Rahmen der systematischen Maßnahmenplanung sind verschiedene Modelle diskutiert worden, die sich als Handlungsanleitungen für die Konzeption gesundheitspädagogischer Maßnahmen eignen. Eine Festlegung auf ein zu favorisierendes Modell erfolgt hier jedoch nicht. Vielmehr wird davon ausgegangen, dass Elemente verschiedener Modelle - wie z.B. des ‚Pantheoretischen Modells', des ‚Health-Belief-Modells' oder der ‚Protection Motivation Theory' - integriert zur Anwendung kommen sollten. Als Beispiel für ein solch integratives Modell ist das ‚sozialkognitive Prozessmodell' von Schwartzer (1992) dargestellt worden. Hier wird berücksichtigt, dass gesundheitsrelevantes Verhalten nicht lediglich durch Informationsvermittlung und auch nicht allein durch die Veränderung von Einstellungen beeinflusst werden kann, sondern ein entsprechendes Bild von der eigenen Person in das Selbstkonzept des eigenen Handels mit einbezogen werden muss. Dazu gehört dann auch die Berücksichtigung subjektiver Theorien zu Krankheit und Gesundheit.

Im Hinblick auf die konkrete didaktische Maßnahmenplanung hat sich gezeigt, dass angesichts der sehr unterschiedlichen Zielgruppen und Schwerpunktsetzungen für gesundheitspädagogische Maßnahmen eine Benennung allgemein ‚geeigneter' Methoden nicht möglich ist. Herauszustellen ist vielmehr, dass bei der Planung gesundheitspädagogischer Maßnahmen zahlreiche Interdependenzen zu anderen pädagogischen Teildisziplinen bestehen. Es gilt daher, die den konkreten Maßnahmen zugrunde liegenden Ansätze (z.B. Ansatz der Gesundheitsförderung nach der WHO-Ottawa-Charta von 1986) und die für die spezielle Maßnahme formulierten Ziele und Inhalte mit methodischen Grundsätzen und Verfahren der jeweiligen pädagogischen Teildisziplin, die sich auf bestimmte Zielgruppen oder Institutionen beziehen, zu verknüpfen. Dabei erweisen sich die im Einzelnen diskutierten speziellen didaktischen Ansätze der Gesundheitserziehung in ihrer ‚Reinform' für die Erziehungspraxis als ungeeignet. Sinnvoll erscheint allenfalls eine begründete Auswahl und Kombination von verschiedenen Komponenten der erwähnten Konzepte.

Die Bedeutung und Problematik der Implementation von - häufig zunächst als Modellprojekt durchgeführten - gesundheitspädagogischen Maßnahmen wird zumeist unterschätzt. Einschlägige Gedanken, Ideen und Visionen werden nämlich nur dann in die soziale Realität - bzw. Normalität übertragen, wenn sie in den Regel- und Entscheidungsrahmen der jeweils betroffenen Institution und Administration passen. Für den Bildungsbereich ist dabei die Frage zu klären, ob es grundlegende Konzeptionen gibt, die zu einer Implementation der Leitidee der Gesundheitsförderung wie auch der spezifischen Prävention beitragen.

Als ein solcher Ansatz kann das Vorhaben des Bundesministeriums für Bildung, Wissenschaft, Forschung und Technologie angesehen werden, welches zum Ziel hat, ein Gesamtkonzept zur Gesundheitsbildung zu entwickeln, das alle Stufen und -formen des Bildungssystems umfasst. Es repräsentiert einen wesentlichen Schritt zur Implementation moderner Konzepte der Gesundheitsförderung und im speziellen auch zur Etablierung der Gesundheitspädagogik. Was die konkrete Ausgestaltung der bereits vorliegenden ‚Bausteine' für die Schulen sowie für die allgemeine Weiterbildung betrifft, fällt ins Auge, dass in diesen zwar die derzeit aktuellen Konzepte der Gesundheitsförderung und sowohl die verhaltens- als auch die verhältnispräventive Ebene berücksichtigt werden, Hinweise auf eine Verknüpfung der einzelnen Bausteine aber bislang fehlen. Auch finden sich im Hinblick auf eine Umsetzung beispielsweise keine Hinweise auf gegebenenfalls notwendige, grundsätzliche strukturelle Änderungen sowie geeignete Implementationsansätze. Eine Realisierung der in den einzelnen Bausteinen formulierten Zieldimensionen würde aber beispielsweise deutlich weiterreichende Veränderungen als die Aufnahme einiger neuer Lernziele im Rahmen der regelmäßigen Überarbeitung von Curricula erfordern.

Aus diesem Grunde erscheint es auch sinnvoll, weiterhin konkrete gesundheitspädagogische Entwürfe zu erarbeiten, die in die bisherige Unterrichtspraxis integriert werden können, statt mit dem Verweis auf die ‚großen Entwürfe' sich von dieser Aufgabe zu befreien. Nicht zuletzt im Bereich der beruflichen Weiterbildung sind solche Ansätze zu entwickeln, die Gesundheitsförderung allgemein und die Prävention spezieller Gefährdungen für einzelne Berufsgruppen in Weiterbildungskonzepte integrieren. Dies betrifft beispielsweise die Meisterausbildung im Handwerk oder die Führungskräfteebene in Handel und Industrie.

Hinzuweisen ist in diesem Zusammenhang insbesondere aber auch auf die Notwendigkeit und Problematik der Implementation gesundheitspädagogischer Maßnahmen in den Weiterbildungsbereich, der von den Trägern der gesetzlichen Unfallversicherung verantwortet wird. Dabei ist von Interesse, dass sowohl in dem Präventionskonzept, das den per Gesetz u.a. von den Berufsgenossenschaften durchzuführenden Maßnahmen zur Verhütung berufs- und arbeitsbedingter Erkrankungen zugrundeliegt, als auch in konkreten internen und externen Ausbildungskonzepten der Berufsgenossenschaften Zielvorgaben von gesundheitspädagogischer Bedeutung erkennbar sind. Diese beziehen sich z.b. auf die Motivation zur Umsetzung von Arbeitsschutzrichtlinien oder auch auf die Förderung von anwendungsbezogenen Forschungsbeiträgen im Bereich der Prävention. Angesichts der Tatsache, dass in den analysierten Ausbildungskonzepten sowohl pädagogische Aspekte als auch Aspekte der Gesundheitsförderung unter Berücksichtigung wissenschaftlicher Erkenntnisse zur Entstehung und Modifikation gesundheitsrelevanten Verhaltens berücksichtigt sind, kann diese als ein gewichtiger Beitrag zur Implementation moderner Ansätze zur Gesundheitsförderung und Prävention gesehen werden. Mit einer gewissen Berechtigung können die angesprochenen Konzepte sogar als ein Baustein zu einer alle Bildungsangebote umfassenden Gesamtkonzeption von Gesundheitsförderung bezeichnet werden.

Abschließend ist dazu festzuhalten, dass zwar für verschiedene Bildungsbereiche verwertbare Konzepte zur Implementation von modernen Ansätzen der Verhaltensbeeinflussung vorliegen, die sich - fast einvernehmlich - an den Leitzielen der Programmatik der WHO-Ottawa-Charta zur Gesundheitsförderung (WHO 1986) orientieren, eine Verbindung zwischen den einzelnen Bereichen jedoch bisher nicht hergestellt wurde und auch grundsätzlich erforderliche, als Implementationsvoraussetzung anzusehende, strukturelle Änderungen im Bildungswesen noch nicht initiiert sind.

Die Ausführungen zur Evaluation gesundheitspädagogischer Maßnahmen haben deutlich gemacht, dass die Bestimmung von Qualitätskriterien für die Beurteilung dieser Maßnahmen noch fast gänzlich aussteht bzw. allenfalls kontrovers diskutiert wird.

Weitestgehende Einigkeit besteht jedoch darüber, dass eine wissenschaftliche Maßnahmen- bzw. Projektbegleitung Effekte nicht nur im Sinne einer summativen, sondern auch einer formativen Evaluation erheben sollte. Auf die Frage nach geeigneten Qualitätskriterien bezogen bedeutet dies, dass sowohl die Struktur-, die Prozess als auch die Ergebnisqualität von einschlägigen Maßnahmen bzw. Projekten evaluiert werden sollte. Um diesen Evaluationsansprüchen gerecht zu werden, erscheint eine Kombination und Weiterentwicklung unterschiedlicher Evaluationsmodelle erforderlich.

Der aufgewiesene Mangel an einschlägigen Prüfhypothesen bzw. Qualitätskriterien macht auf die besondere Dringlichkeit gesundheitspädagogischer Grundlagenforschung aufmerksam.

Im Hinblick auf die spezifische Situation der Modellversuchsforschung gilt es außerdem, die Involvierung des Forschers in den Programmablauf und die daraus resultierende Objektivitätsproblematik zu thematisieren. Dies gilt insbesondere dann, wenn die Durchführung eines Projektes erkennbar von Interessen geleitet erfolgt. Zu fordern ist in diesem Zusammenhang Transparenz, das heißt, dass diese Problematik systematisch - auch im Rahmen der Prozessevaluation - berücksichtigt wird und dass die unterschiedlichen Interessen offen gelegt und diskutiert werden.

2 Perspektiven

Vor dem Hintergrund der theoretischen Ausführungen in den beiden ersten Teilen dieser Untersuchung werden im Folgenden sieben Thesen formuliert, die ausgehend vom Status quo der gesundheitspädagogischen Aktivitäten zukünftige Perspektiven für die Gesundheitspädagogik als erziehungswissenschaftliche Teildisziplin eröffnen sollen.

1. Als Konsequenz der aufgezeigten mangelnden theoretischen Fundierung der in der Bildungspraxis in immensem (auch Kosten-) Umfang stattfindenden Maßnahmen zur allgemeinen Gesundheitsförderung und zur - auf den Leitideen zur Gesundheitsförderung basierenden - Prävention spezifischer Erkrankungen ist eine Institutionalisierung der Gesundheitspädagogik auf wissenschaftlicher Ebene zu fordern. Hierbei sollten insbesondere Stellenprofile berücksichtigt werden, bei denen neben einer allgemeinen Gesundheitsförderung auch Aspekte der gesundheitspädagogischen Verhaltensprävention mit Bezug auf spezifische Erkrankungen berücksichtigt werden.

2. Das Selbstverständnis einer dem Wissenschaftssystem zugehörigen Gesundheitspädagogik unterscheidet sich fundamental von z.b. dem Zugang der Politik zum Phänomen Gesundheit. Es gehört notwendig zu den Aufgaben der Gesundheitspädagogik, z.b. die handlungsanleitenden Modellen zugrunde liegenden Programmatiken zu reflektieren und - gegebenenfalls radikal - auf ihre Konstituierung und Berechtigung hin zu befragen. Dabei sind auch grundsätzliche Fragen möglich, wie z.b., ob bei einem Verzicht auf ,Gesundheitsförderung' die Gesundheit der Menschen unweigerlich in Gefahr ist. Ferner ist nach den den verschiedenen Konzepten zugrunde liegenden Normen in dem Sinne zu fragen, ob die Erziehung zu Eigenverantwortlichkeit für Gesundheit (inklusive Kompetenz dazu) eine begründbare pädagogische Norm repräsentiert und diese wiederum auf das Konzept der Gesundheitsförderung verpflichtet ist. Die Weiterentwicklung der angewandten Gesundheitspädagogik erfordert rationale Konzepte und Methoden der Umsetzung von wissenschaftlich fundierten Programmatiken.

3. Die Ergebnisse dieser Arbeit legen es nahe, die in der Ottawa-Charta zur Gesundheitsförderung (WHO 1986) benannten Zieldimensionen um folgende Zusätze zu ergänzen: ,Die Erhaltung und Pflege der Gesundheit setzen Einsicht in salutogenetische individuelle und soziale Bedingungen sowie die Motivation zu deren Realisation voraus. Zudem muss gesundheitsadäquates Verhalten durch aktives Handeln erworben, eingeübt, ge-

sichert und gepflegt werden.' Insbesondere aus diesen Ergänzungen kann die Notwendigkeit und Möglichkeit einer erziehungswissenschaftlichen Teildisziplin Gesundheitspädagogik legitimiert bzw. hergeleitet werden.

4. Bei der Konzeption und Implementation von konkreten gesundheitspädagogischen Maßnahmen sollten angesichts des derzeitigen defizitären Theorien- und Methodeninventars zunächst bescheidene Zielsetzungen formuliert werden. Die jeweils avisierten gesundheitspädagogischen Maßnahmen sollten zudem an die pädagogische Praxis anknüpfen und zumindest mittelfristig umsetzbar sein. Parallel dazu ist die Entwicklung von Konzeptionen mit einer weiterreichenden und längerfristigen Perspektive zu verfolgen, die jedoch ebenfalls konkrete Fragen, wie die der Implementation, nicht außer Acht lassen darf.

5. Die vorliegende Arbeit hat gezeigt, dass es gesundheitspädagogisch stark vernachlässigte Bildungsbereiche gibt. Dies betrifft nicht zuletzt den Bereich der beruflichen Weiterbildung, für den vorrangig Ansätze zu entwickeln sind, die Gesundheitsförderung allgemein und die Prävention spezieller Gefährdungen für einzelne Berufsgruppen in entsprechende Weiterbildungskonzepte integrieren. Hierzu ist ein gesundheitspädagogisches Gesamtkonzept zu entwickeln, das alle Bildungsbereiche und Institutionen umfasst. Gerade unter der Prämisse, dass Gesundheitspädagogik in allen Bildungsgängen im Sinne des ,lebenslangen Lernens' zu berücksichtigen ist, ist eine konsistente Vermittlung und Orientierung an übergeordneten Grundsätzen notwendig, damit die einschlägigen Maßnahmen nicht nur gesundheitspädagogische Fragmente bleiben, sondern für die Adressaten als sinnvoller Zusammenhang verstehbar sind.

6. Neben unspezifischen Ansätzen zur Gesundheitsförderung sollten konkrete Konzeptionen erarbeitet werden, die am Beispiel einzelner (auch beruflicher) gesundheitlicher Gefährdungen oder schon bestehender Erkrankungen exemplarisch zunächst auf das Erlernen einer selbstbestimmten Handlungskompetenz bezüglich der jeweiligen konkreten Gefährdung oder Erkrankung angelegt sind. Dieses Vorgehen intendiert, dass die individuelle Erfahrung des Erfolges einer sachbezogenen Verhaltensänderung auf andere gesundheitlich relevante Lebensbereiche übertragen wird und so eine umfassende Gesundheitsförderung stattfindet. Auf diese Art und Weise kann eine angewandte Gesundheitspädagogik die in der Ottawa-Charta zur Gesundheitsförderung enthaltenen abstrakten Begriffe, die dort als relevante Zieldimensionen gelten, wie ,Handlungskompetenz', ,Eigenverantwortlichkeit', ,Selbstbestimmung' oder ,Gesundheitsbewusstsein', erfahrbar und erlebbar vermitteln.

7. Prinzipiell könnten Gesundheitswissenschaften, Medizin und Gesundheitspädagogik von den jeweils anderen fremdwissenschaftlichen Theo-

rien, Methoden und Erkenntnissen profitieren. Hierzu ist allerdings eine stärkere Integration der jeweils anderen Disziplin in die Aus-, Fort- und Weiterbildung von Pädagogen, Ärzten und Gesundheitswissenschaftlern erforderlich. Eine solche interprofessionelle Kooperation kann entscheidend zur Steigerung der Wirksamkeit von gesundheitsfördernden und präventiven Maßnahmen beitragen.

Literatur

Aijzen I, Timko C (1986) Correspondence between health attitudes and behavior. Basic and Applied Social Psychology, 7, S. 259-276

Akademie für öffentliches Gesundheitswesen (Hrsg.) (1988) Gesunde Städte. Tagungsbericht, Düsseldorf

Anonymus (1993) Gesundheitsförderung als Aufgabe der Heilberufe - Stellungnahme der Bundesärztekammer. Deutsches Ärzteblatt 90, S. 3171-3173

Anonymus (1995) Anspruch auf die Führungsrolle. Bericht über die Ärztliche Präventionswoche '95. Deutsches Ärzteblatt 92, S. A2957.

Anonymus (1997) Empfehlungen zur Weiterentwicklung der Ausbildung von Lehrerinnen und Lehrern. Mitteilungen des Vorstandes, der Kommissionen und Arbeitsgemeinschaften. Erziehungswissenschaft 16, S. 82-111

Antonovsky A (1979) Health, stress and coping: New perspectives on mental and physical well-being. Jossey-Bass, San Francisco

Antonovsky A (1987) Unraveling the mystery of health. How people manage stress and stay well. Jossey-Bass, San Francisco

Arbeitsgruppe Didaktik der Gesundheitswissenschaften (Hrsg.) (1993) Allgemeine Grundlagen einer gesundheitswissenschaftlichen Didaktik für unterschiedliche Ausbildungsgänge im Gesundheits- und Sozialbereich. Dokumentation zur Fachtagung in Soest, 5.-7.Juli 1993, Bielefeld

Aries WD (1989) Vorbemerkungen zu einer selbständigen Gesundheitspädagogik. In: Friedrich W (Hrsg.) Gesundheitswissenschaften - Wie lehrt und lernt man Gesundheit? Materialien des Oberstufen-Kollegs. Forschungs- und Entwicklungsgruppe „Gesundheitswissenschaften", Eigendruck, Bielefeld, S. 47-54

Arnold R (1999) Betriebliche Weiterbildung. In: Kaiser F-J, Pätzold G (Hrsg.) Wörterbuch Berufs- und Wirtschaftspädagogik. Klinkhardt/Handwerk und Technik, Bad Heilbrunn/Hamburg

Arreger K, Frey K (1972) Anlage von Bezugssystemen für den Curriculumprozess. In: Arreger K, Isenegger U (Hrsg) Curriculumprozess: Beiträge zur Curriculumkonstruktion und -implementation. Beltz, Basel, S. 19ff.

Arreger K, Isenegger U (Hrsg) (1972) Curriculumprozess: Beiträge zur Curriculumkonstruktion und -implementation. Beltz, Basel

Ausbildungsordnung (Verordnung über die Berufsausbildung zum Friseur/Friseurin) (1997) abgedruckt in Lehrer im Berufsfeld Körperpflege, 34, Heft 3, S. 16-22 und Heft 4, S.13-20

Bachmeier C (1994) Gesundheitsorientierung bei Arbeitnehmern. Möglichkeiten der Gesundheitspsychologie/Gesundheitspädagogik zur Verhaltensänderung bei Erwachsenen. Dissertationsschrift, Universität Bremen

Badura B (1983) Sozialepidemiologie in Theorie und Praxis. In: Bundeszentrale für gesundheitliche Aufklärung (BzgA) (Hrsg.) Europäische Monographien zur Forschung in der Gesundheitserziehung, Bd. 5

Badura B (1993) Soziologische Grundlagen der Gesundheitswissenschaften. In: Hurrelmann K, Laaser U (Hrsg.) Gesundheitswissenschaften. Handbuch für Lehre, Forschung und Praxis. Beltz, Weinheim und Basel, S. 63-87

Badura B (1998) Qualität(en) in der Gesundheitsförderung unter den Vorzeichen einer zunehmenden Ökonomisierung. In: Landesvereinigung für Gesundheit e.V. (Hrsg.) Qualität(en) in der Gesundheitsförderung. Hannover, S. 7-21

Badura B, Strodtholz P (1998) Qualitätsförderung, Qualitätsforschung und Evaluation im Gesundheitswesen. In: Schwartz FW, Badura B, Leidl R, Raspe H, Siegrist J (Hrsg) Das Public-Health-Buch. Gesundheit und Gesundheitswesen. Urban & Schwarzenberg, München, Wien, Baltimore, S. 575-584

Baier WK, Haberland J, Bergmann KE (1995) „Gesundheitsziele" - Konzepte diesseits von Utopien? Gesundheits-Wesen 57, 253-257

Bals T (1990) Professionalisierung des Lehrens im Berufsfeld Gesundheit. Müller Botermann, Köln

Bandura A (1985) Social Foundations of Thought and Action. Prentice Hall, Englewood Cliffs/New Jersey

Barkholz U, Paulus P (1998) Gesundheitsfördernde Schulen. Konzept, Projektergebnisse, Möglichkeiten der Beteiligung. Conrad, Werbach-Gamburg, 1998

Bauch J (1995) Gesundheitsmanagement und Gesundheitsförderung. Kriterien zur Organisation, Durchführung und Evaluation von Präventionsmaßnahmen und Programmen zur Gesundheitsförderung. Prävention 18, S. 67- 70

Becker MH, Maimann LA, Kirscht JP, Haefner DP, Drachmann RH, Taylor DW (1982) Wahrnehmungen des Patienten und Compliance: Neuere Untersuchungen zum „Health-Belief-Modell". In: Haynes RB, Taylor DW, Sackett DL (Hrsg.) Compliance Handbuch, Oldenbourg, München, S. 94-131

Bengel J, Strittmatter R, Willmann H (1998) Was erhält den Menschen gesund? Antonovskys Modell der Salutogenese - Diskussionsstand und Stellenwert. Bundeszentrale für gesundheitliche Aufklärung (BzgA), Forschung und Praxis der Gesundheitsförderung, Bd. 6, Köln

Benner D (1994) Systematische Pädagogik - die Pädagogik und ihre wissenschaftliche Begründung. In: Roth L (Hrsg.) Pädagogik. Handbuch für Studium und Praxis. Ehrenwirth, München, S. 5-18

Bernstein DH, Borkovec TH (1982) Entspannungs-Training. Handbuch der progressiven Muskelentspannung. Pfeifer, München

Berufsbildungsgesetz (BbiG) vom 14. August 1969 (BGBl. I S.1112), zuletzt geändert durch Artikel 6 des Zweiten Gesetzes zur Änderung der Handwerksordnung und anderer handwerksrechtlicher Vorschriften vom 25. März 1998 (BGBl. I S. 596)

Berufsgenossenschaft für Gesundheitsdienst und Wohlfahrtspflege (Hrsg.) (1991) VBG 1 Allgemeine Unfallverhütungsvorschrift. Eigendruck, Hamburg

Bieneck HJ (1994) 20 Jahre Arbeitssicherheitsgesetz. Die BG, 12/94: 736 - 741

Bindzius F (1995) Produktivitätsfaktor Gesundheit - mehr Wirtschaftlichkeit durch Sicherheit und Gesundheit bei der Arbeit. Die BG 3, 134-136

Blättner B (1997) Paradigmenwechsel: Von der Gesundheitsaufklärung und –erziehung zur Gesundheitsbildung und -förderung. In: Weitkunat R, Haisch J, Kessler, M (Hrsg.) Public Health und Gesundheitspsychologie. Konzepte, Methoden, Prävention, Versorgung, Politik. Hans Huber, Bern, Göttingen, Toronto, Seattle, S. 119-125

Blättner B (1998) Gesundheit lässt sich nicht lehren. Klinkhardt, Bad Heilbrunn

Bock-Möbius I (1994) Qigong - Meditation und Bewegung. In: Knörzer W (Hrsg.) Ganzheitliche Gesundheitsbildung in Theorie und Praxis. Haug, Heidelberg, S. 171-184

Borgers D, Steinkamp G (1994) Sozialepidemiologie: Gesundheitsforschung zu Krankheit, Sozialstruktur und gesundheitsrelevanter Handlungsfähigkeit. In: Schwenkmezger P, Schmidt LR (Hrsg.) Lehrbuch der Gesundheitspsychologie. Enke, Stuttgart, S. 133-148

Bormann C (1993) Notwendigkeit von Effizienzbestimmungen im Rahmen qualitätssichernder Maßnahmen in der primären Prävention. Prävention 16, S. 13-15

Bornmann M, Mahrenholz M, Manschwetus H, Weber H, Zeidler H (1993) Informationen und Gruppenseminare für Patienten mit rheumatischen Erkrankungen. Prävention 16: 116- 120

Bräutigam W (Hrsg.) (1988) Kooperationsformen somatischer und psychosomatischer Medizin. Springer, Berlin, Heidelberg, New York

Breitwieser U, Elsigan G (1989) Modellversuch Gesundheitsbildung. In: Stark W (Hrsg.) Lebensweltbezogene Prävention und Gesundheitsförderung. Lambertus, Freiburg

Brezinka W (1980) Erziehungsbegriffe. In: Roth L (Hrsg.) Handlexikon der Erziehungswissenschaft. Bd. 1, Reinbek, S. 128-133

Brockhaus Lexikon (1982) Konzeption. Band 10, Deutscher Taschenbuch Verlag, München

Broda H (1994) Belastungsbewältigung und Verhaltensmedizin - Überlegungen zur Funktion von Symptomen. In: Zielke M, Sturm J (Hrsg.) Handbuch Stationäre Verhaltenstherapie. Beltz, Weinheim, S.61-67

Brößkamp-Stone U (1995) Gesundheit und Schule. Empfehlungen des für Bildung zuständigen Bundesministers. Prävention 18, S. 106-109

Brößkamp-Stone U, Kickbusch I, Walter U (1998) Gesundheitsförderung und Prävention. In: Schwartz FW, Badura B, Leidl R, Raspe H, Siegrist J (Hrsg) Das Public-Health-Buch. Gesundheit und Gesundheitswesen. Urban & Schwarzenberg, München, Wien, Baltimore, S.141-170

Budde U, Schwanitz HJ (1991) Kontaktdermatitiden bei Auszubildenden des Friseurhandwerks in Niedersachsen. Dermatosen 39, S. 41-48

Bundesärztekammer (Hrsg.) (1994) Gesundheitspolitisches Programm der deutschen Ärzteschaft. Beschluss vom 97. Deutschen Ärztetag 1994 in Köln

Bundesärztekammer (Hrsg.) (1997) Curriculum Gesundheitsförderung. Strategien und Techniken der ärztlichen Gesundheitsförderung - Grundkurs (24 Stunden), Texte und Materialien der Bundesärztekammer zur Fortbildung und Weiterbildung, Bd. 12, Köln

Bundesministerium für Bildung und Wissenschaft -BMBW- (Hrsg.) (1994) Gesundheit und Schule. Beitrag zu einer neuen Perspektive der Gesundheitsförderung. Bonn

Bundesministerium für Bildung, Wissenschaft, Forschung und Technologie - BMBF- (Hrsg.) (1997) Gesundheit und allgemeine Weiterbildung. Beitrag zu einer neuen Perspektive der Gesundheitsförderung. Bonn

Bundesvereinigung für Gesundheit e.V. (Hrsg.) (1997) Qualitätsmanagement in gesundheitsfördernden Einrichtungen. Leitlinien und Leitfragen. Basiskonzept der Landesvereinigungen und der Bundesvereinigung für Gesundheit e.V., Moser, Rheinbach, Bonn

Bundesvereinigung für Gesundheitserziehung (1987) Gesundheitserziehung in der Lehrerfortbildung. Bericht des Kooperationsgespräches der Bundesvereinigung für Gesundheitserziehung e.V., Asperg

Bundeszentrale für gesundheitliche Aufklärung (1991) Handlungsanleitung Evaluation. Köln

Bundeszentrale für gesundheitliche Aufklärung (Hrsg.) (1998) Prävention durch Angst? Stand der Furchtappellforschung. BzgA, Köln

Bund-Länder-Kommission für Bildungsplanung und Forschungsförderung (BLK) (1992) Informationsschrift über Modellversuche im Bildungswesen. Bonn

Coenen W, Jansen M (1996) Normung von Arbeitsschutzmanagementsystemen? Die BG, Dezember 1996, 805-808

Coenen W, Meffert K (1996) Präventionsinstrumente der gesetzlichen Unfallversicherung und ihre Wirksamkeit. Die BG, Heft 2/96, S. 158-165

Coenen W, Waldeck D, Ziegenfuß B (1995) Sicherheit und Gesundheitsschutz bei der Arbeit: Berufsgenossenschaftliches Präventionskonzept. Die BG, Heft 2/95, 1-8

Dahme H, Grunow D, Hegner F (1980) Aspekte der Implementation sozialpolitischer Anreizprogramme - Zur Überlappung von Programmentwicklung und Programmimplementation am Beispiel der staatlichen Förderprogramme für Sozialstationen. In: Mayntz R (Hrsg.) Implementation politischer Programme. Empirische Forschungsberichte. Königsstein/Taunus, S. 154-175

Dann HD, Humpert W, Krause F, Tennstädt K (1982) Analyse und Modifikation subjektiver Theorien von Lehrern. Universität Konstanz, Sonderforschungsbereich 23, Forschungsbericht 25, Eigendruck, Konstanz

De Haan G (1998) Umweltbildung im Kontext Allgemeiner Erziehungswissenschaft. In: Gärtner H (Hrsg.) Umweltpädagogik in Studium und Lehre. Krämer, Hamburg

Deutscher Bildungsrat (1970) Strukturplan für das Bildungswesen. Klett, Stuttgart, zit. in Schratz 1970

Deutscher Bildungsrat (1970) Strukturplan für das Bildungswesen. Stuttgart

Deutscher Volkshochschulverband, Arbeitskreis Gesundheitsbildung (1985) Rahmenplan Gesundheitsbildung an Volkshochschulen. Bonn, zit. in Sabo 1996a

Deutsches Institut für Normung (DIN) (1992) DIN ISO 9004 (Qualitätsmanagement und Elemente eines Qualitätssicherungssystems), Teil 2: Leitfaden für Dienstleistungen. Beuth, Berlin

Dietzel GTW, Troschke J v. (1988) Begleitforschung bei staatlich geförderten Modellprojekten - strukturelle und methodische Probleme. Kohlhammer, Stuttgart/Berlin/Köln

Dlugosch G E, Wottawa H (1994) Evaluation in der Gesundheitspsychologie. In: Schwenkmezger P, Schmidt LR (Hrsg.) Lehrbuch der Gesundheitspsychologie. Enke, Stuttgart, S.149-168

Dlugosch GE (1994) Modelle in der Gesundheitspsycholgie. In: Schwenkmezger P, Schmidt LR (Hrsg.) Lehrbuch der Gesundheitspsychologie. Enke, Stuttgart, S.101-117

Donabedian A (1968) Promoting quality through evaluating the process of patient care. In: Med Care 6, 181-202

Dürr W, Liepmann D, Merkens H, Schmidt F (Hrsg.) (1989) Wertvorstellungen in Unternehmenskulturen. Päd. Verl. Burgbücherei Schneider, Baltmannsweiler

Ehrenspeck Y (1998) Teildisziplinen ohne Allgemeine Erziehungswissenschaft? Folgen unterlassener Reflexion, Begriffskritik und Grundlagen beim Theorieimport „Alltag". Zeitschrift für Erziehungswissenschaft 1, S. 181-201

Eisenberg P (1986) Grundriss der deutschen Grammatik. Metzler, Stuttgart

Engelhard D v (1998) Gesundheit. In: Korff W (Hrsg.) Lexikon Bioethik. München 1998, S. 111-114

Europäische Gemeinschaft (1990) Schlussfolgerungen der Europäischen Konferenz über Gesundheitserziehung und Krebsprävention in Schulen, vom 9. Februar 1990

Faltermaier T (1991) Subjektive Theorien von Gesundheit: Stand der Forschung und Bedeutung für die Praxis. IN: Flick U (Hrsg.) Alltagswissen über Gesundheit und Krankheit. Roland Asanger Verlag, Heidelberg

Faltermaier T (1994) Gesundheitsbewusstsein und Gesundheitshandeln. Beltz, Weinheim

Feser H (1993) Qualitätsstandards in Prävention und Gesundheitsförderung. Prävention 16, S. 87-89

Fiedler P (1987) Problemorientierte Arbeitsgruppen in der Psychotherapie. Verhaltensmodifikation und Verhaltensmedizin 8, S. 111-133

Flick U (Hrsg.) (1991) Alltagswissen über Gesundheit und Krankheit. Roland Asanger Verlag, Heidelberg

Franzkowiak P (1996a) Gesundheit. In: Bundeszentrale für gesundheitliche Aufklärung (Hrsg.) Leitbegriffe der Gesundheitsförderung. Sabo, Schwabenheim a.d. Selz, S. 24-27

Franzkowiak P (1996b) Gesundheitswissenschaften „Public Health". In: Bundeszentrale für gesundheitliche Aufklärung (Hrsg.): Leitbegriffe der Gesundheitsförderung. Sabo, Schwabenheim a.d. Selz, S.56-58

Franzkowiak P (1996c) Prävention. In: Bundeszentrale für gesundheitliche Aufklärung (Hrsg.): Leitbegriffe der Gesundheitsförderung. Sabo, Schwabenheim a.d. Selz, S. 85-86

Franzkowiak P (1996d) Salutogenetische Perspektive. In: Bundeszentrale für gesundheitliche Aufklärung (Hrsg.): Leitbegriffe der Gesundheitsförderung. Sabo, Schwabenheim a.d. Selz, S. 96-98

Frey K (1972) Theorien des Curriculums. Weinheim und Basel

Friedrich Jahresheft VIII (Hrsg) (1990) Gesundheit. Friedrich, Hannover

Friedrich W (1989) Zum Lehren und Lernen von Gesundheit. In: Friedrich W (Hrsg.) Gesundheitswissenschaften - Wie lehrt und lernt man Gesundheit? Materialien des Oberstufen-Kollegs. Forschungs- und Entwicklungsgruppe „Gesundheitswissenschaften", Eigendruck, Bielefeld, S. 7-14

Friedrichs J (1990) Methoden empirischer Sozialforschung. 14. Aufl., Opladen

Gamm H-J (1974) Einführung in das Studium der Erziehungswissenschaft. List, München

Gärtner H (Hrsg.) (1998) Umweltpädagogik in Studium und Lehre. Krämer, Hamburg

Geiger I (1994) Integrative Projektplanung. In: Knörzer W (Hrsg.) Ganzheitliche Gesundheitsbildung in Theorie und Praxis. Haug, Heidelberg, S. 456-470

Giegerich V (1998) Forschungsförderung des Hauptverbandes der gewerblichen Berufsgenossenschaften im Präventionsbereich. Die BG, Heft 12/98, S. 752-756

Gläser K (1996) Ergebnisse und Erfahrungen der betrieblichen Gesundheitsförderung bei Innungskrankenkassen. In: Weigl C, Bremer C: Konzepte, Ergebnisse und Erfahrungen der betrieblichen Gesundheitsförderung. S. Roderer Verlag, Regensburg, 87-103

Göckenjahn G (1991) Stichwort Gesundheit. In: Deppe HU et al. (Hrsg.) Öffentliche Gesundheit - Public Health. Campus, Frankfurt a.m., S. 15-24

Göpel E (1993) Allgemeine Grundlagen einer gesundheitswissenschaftlichen Didaktik für unterschiedliche Ausbildungsgänge im Gesundheits- und Sozialbereich. In: Arbeitsgruppe Didaktik der Gesundheitswissenschaften (Hrsg.) Dokumentation zur Fachtagung in Soest, 5.-7. Juli 1993, Bielefeld, S. 1-15

Göpel E (1993) Entwicklung von Qualitätsmerkmalen für gesundheitsfördernde Schulen. Prävention 16, S. 109-112

Göpel E (1995) Gemeinsame Perspektive. Zum Verhältnis von Pflege-, Gesundheits- und Sozialwissenschaften. Mabuse 98, S. 43- 45

Gräser S (1998) Health Promoting Universities - Auf dem Weg zu einem neuen Europäischen Netzwerk. Impulse 18/98, S.13-14

Green LW, Kreuter MW, Deeds SG, Partridge KB (1980) Health education planning - a diagnostic approach. Mayfield Pubishing Company, Palo Alto

Green LW, Lewis FM (1986) Measurement and evaluation in health education and health promotion. Mayfield Publishing Company, Palo Alto

Grossmann R, Scala K (1996) Setting-Ansatz in der Gesundheitsförderung. In: Bundeszentrale für gesundheitliche Aufklärung (Hrsg.): Leitbegriffe der Gesundheitsförderung. Sabo, Schwabenheim a.d. Selz, S. 100-101

Haisch J, Kessler M, Weitkunat R (1997) Zum Verhältnis von Public Health und Gesundheitspsychologie. In: Weitkunat R, Haisch J, Kessler M (Hrsg.) Public Health und Gesundheitspsychologie. Huber, Bern, Göttingen, Toronto, Seattle, S. 15-20

Hamacher W (1996) Intentionen und Inhalte der Ausbildungsstufe II für Ingenieure. In: Bundesanstalt für Arbeitsschutz, Hauptverband der gewerblichen Berufsgenossenschaften, Fraunhofer-Institut für Arbeitswirtschaft und Organisation, Systemkonzept - Gesellschaft für Systemforschung und Konzeptentwicklung (Hrsg.) Neuordnung der Ausbildung der Fachkräfte für Arbeitssicherheit - Ausbildungskonzeption - Stuttgart, S. 59-68

Hamacher W, Wienhold L (1996) Überblick über die neue Konzeption. In: Bundesanstalt für Arbeitsschutz, Hauptverband der gewerblichen Berufsgenossenschaften, Fraunhofer-Institut für Arbeitswirtschaft und Organisation, Systemkonzept - Gesellschaft für Systemforschung und Konzeptentwicklung (Hrsg.) Neuordnung der Ausbildung der Fachkräfte für Arbeitssicherheit - Ausbildungskonzeption - Stuttgart, S. 93-108

Haug C V (1991) Gesundheitsbildung im Wandel. Die Tradition der europäischen Gesundheitsbildung und der „Health Promotion"-Ansatz in den USA in ihrer Bedeutung für die gegenwärtige Gesundheitspädagogik. Klinkhardt, Bad Heilbrunn

Hauptverband der gewerblichen Berufsgenossenschaften (HVBG) (o.J.) Aus- und Fortbildungskonzeption für Technische Aufsichtsbeamte - Aufsichtspersonen gemäß §18, SGB VII. Sankt Augustin

Haux F (1987) Interdisziplinäre Zusammenarbeit aufgezeigt am Beispiel einer stationären und ambulanten Präventions- und Rehabilitationsmaßnahme. In: Laaser U, Sassen G, Murza G, Sabo P (Hrsg.) Prävention und Gesundheitserziehung. Springer, Berlin, Heidelberg usw., S. 446-452

Hedwig R (1988) Biologen als Gesundheitserzieher an Schulen. In: Mitteilungen des Verbandes Deutscher Biologen 351, S. 1595-1598

Heid H (1995) Die Interdisziplinarität der pädagogischen Fragestellung. In: Lenzen D, Mollenhauer K (Hrsg.) Enzyklopädie Erziehungswissenschaft. Bd. 1, Klett, Stuttgart, Dresden, S. 177-190

Heindl I, Schwaner-Heitmann B, Wilke E (1995) Gesund studieren und zur Gesundheit anleiten. Gesundheitspädagogik als Schwerpunktbildung in Lehramtsstudiengängen Schleswig-Holsteins. Prävention 18, (4), 120-122

Helm L (1994) Wer gehört zum Korpus der Erziehungswissenschaft? Konzeptionelle Überlegungen und forschungspraktische Konsequenzen. In: Horn KP, Wigger L (Hrsg.) Systematiken und Klassifikationen in der Erziehungswissenschaft. Deutscher Studienverlag, Weinheim, S. 169-187

Hoebel-Mävers M, Schleicher K, Gärtner H, Schreier H (1998) BLK-Modellversuch „Umweltbildung, Umwelterziehung, Umweltberatung" am Fachbereich Erziehungswissenschaft der Universität Hamburg. In: Gärtner H (Hrsg.) Umweltpädagogik in Studium und Lehre. Krämer, Hamburg, S. 65-91

Hofmann G (1989) Evaluationsforschung. In: Endruweit G, Trommsdorf G (Hrsg.) Wörterbuch der Soziologie. Bd 1, Stuttgart, S. 171-173

Hoheisel D (1997) Verbesserung der Sicherheitsorganisation durch ein Audit. Die BG, Januar 1997, 35-37

Homfeldt HG (1989) Erziehung und Gesundheit. Aufbau, praktische Umsetzung und Hintergrund eines Studiengangs an der Pädagogischen Hochschule Flensburg. In: Friedrich W (Hrsg.) Gesundheitswissenschaften - Wie lehrt und lernt man Gesundheit? Materialien des Oberstufen-Kollegs. Forschungs- und Entwicklungsgruppe „Gesundheitswissenschaften", Eigendruck, Bielefeld, S. 135-162

Hörmann G (1987) Laienkonzepte von Gesundheit und Krankheit. In: Laaser U, Sassen G, Murza G, Sabo P (Hrsg.) Prävention und Gesundheitserziehung. Springer, Berlin, Heidelberg usw., S. 21-33

Hörmann G (1998) Gesundheitserziehung. In: Korff W (Hrsg.) Lexikon Bioethik. München 1998, S. 114-117

Hörmann G, Nestmann F (1988) Psychosoziale Intervention: Einführung. In: Hörmann G, Nestmann F (Hrsg.) Handbuch der psychosozialen Intervention. Westdeutscher Verlag, Opladen, S. 9-12

Horn K, Beier C, Kraft-Krumm D (1984) Gesundheitsverhalten und Krankheitsgewinn. Zur Logik von Widerständen gegen gesundheitliche Aufklärung. Opladen

Hornstein OP (1980) Was kann die Dermatologie von der Psychotherapie erwarten? - Ein Plädoyer. Zeitschrift für Hautkrankheiten 55, 913-928

Hornung R, Gutscher H (1994) Gesundheitspsychologie: Die sozialpsychologische Perspektive. In: Schwenkmezger P, Schmidt LR (Hrsg.) Lehrbuch der Gesundheitspsychologie. Enke, Stuttgart, S. 65-87

Hübner H (1994) Entwicklung und Implementation eines curricularen Reformprogrammes. Beitrag zu einer sozialwissenschaftlich fundierten und beratungskompetenten Sportpädagogik. Lit, Münster

Hurrelmann K (1988) Sozialisation und Gesundheit. Somatische, psychische und soziale Risikofaktoren im Lebenslauf. Juventa, Weinheim und München

Hurrelmann K (1995) Die gesundheitliche Situation von Kindern und Jugendlichen - Plädoyer für eine Kooperation von Lehrern und Ärzten. Prävention 18, S. 99-102

Hurrelmann K, Laaser (1993) Gesundheitswissenschaften als interdisziplinäre Herausforderung: Zur Entwicklung eines neuen wissenschaftlichen Arbeitsgebietes. In: Hurrelmann K, Laaser U (Hrsg.) Gesundheitswissenschaften. Handbuch für Lehre, Forschung und Praxis. Beltz, Weinheim und Basel, S. 3-25

Janßen H (1994) Quantitative und qualitative Methoden im betrieblichen Gesundheitsbericht. Z Präventivmed Gesundheitsförd 6, 56-63

Kaba-Schönstein L (1996) Gesundheitsförderung III: Ottawa-Charta zur Gesundheitsförderung. In: Bundeszentrale für gesundheitliche Aufklärung (Hrsg.): Leitbegriffe der Gesundheitsförderung. Sabo, Schwabenheim a.d. Selz, S. 45-47

Kälble K, Troschke J v. (1998) Studienführer Gesundheitswissenschaften. Deutsche Koordinierungsstelle für Gesundheitswissenschaften, Freiburg

Kamps W (1997) Gesundheitspädagogik. In: Hierdeis H, Hug T (1997) Taschenbuch der Pädagogik. Schneider, Hohengehren, Bd. 3, 5. korr. Aufl., S. 766-778

Kelly JG (1989) Die ökologischen Grundlagen präventiver Konzepte am Beispiel präventiver Beratungsarbeit. In: Stark W (Hrsg.) Lebensweltbezogene Prävention und Gesundheitsförderung. Lambertus Freiburg

Kickbusch I (1997) How up to Date is Health Promotion. In: Geiger A, Kreuter H (Hrsg.): Handlungsfeld Gesundheitsförderung. 10 Jahre nach Ottawa. Conrad, Gamburg, S. 117-127

Kienzle B, Pfender M, Schmidt-Weller R, Schneider V (1994) Gesundheitspädagogik an der Pädagogischen Hochschule Freiburg. Prävention 17 (2), S. 35-39

Knoll J (1988) Kurs- und Seminarmethoden. 2. Aufl., Hübner, München

Knörzer W (1994a) Ganzheitliche Gesundheitsbildung - eine Standortbestimmung. In: Knörzer W (Hrsg.) Ganzheitliche Gesundheitsbildung in Theorie und Praxis. Haug, Heidelberg, S. 13-28

Knörzer W (1994b) Ein systemisches Modell der Gesundheitsbildung. In: Knörzer W (Hrsg.) Ganzheitliche Gesundheitsbildung in Theorie und Praxis. Haug, Heidelberg, S. 49-71

Knörzer W (Hrsg.) (1994) Ganzheitliche Gesundheitsbildung in Theorie und Praxis. Haug, Heidelberg

Köck P, Ott H (1997) Wörterbuch für Erziehung und Unterricht. 6., aktual. Aufl., Auer, Donauwörth

Kolip P (1994) Gesundheitswissenschaftliche Studiengänge in Deutschland. Forschung Aktuell Berlin, Sonderheft Gesundheitswissenschaften 11, S. 98-100

König E (1997) Erziehungswissenschaft/Pädagogik: Begriffe. In: Hierdeis H, Hug T (1997) Taschenbuch der Pädagogik. Schneider, Hohengehren, Bd. 2, 5. korr. Aufl., S. 323-332

Kordes H (1984) Evaluation. In: Haft H, Kordes H (Hrsg) Methoden der Erziehungswissenschaft Bd. 2, Stuttgart, S. 359-366

Kramer B (1983) Lernverhalten und Lernerfolg von Erwachsenen in der beruflichen Weiterbildung im Handwerk. Carl, Köln

Kriz J, Lisch R (1988) Methoden-Lexikon für Mediziner, Psychologen, Soziologen. Psychologie Verlags Union, München-Weinheim

Kroath F (1997) Evaluation. In: Hierdeis H, Hug T (Hrsg.) Taschenbuch der Pädagogik. Schneider, Hohengehren, Bd. 2, 5. korr. Aufl., S. 652-659

Krüger HH, Rauschenbach T (1997) Einleitung. In: Krüger HH, Rauschenbach T (Hrsg.) Einführung in die Arbeitsfelder der Erziehungswissenschaft. 2. Aufl. Leske + Budrich, Opladen, S.9-14

Krüger HH, Rauschenbach T (Hrsg.) (1997) Einführung in die Arbeitsfelder der Erziehungswissenschaft. 2. Aufl. Leske + Budrich, Opladen

Krüger HH, Rauschenbach T (Hrsg.) Erziehungswissenschaft. Die Disziplin am Beginn einer neuen Epoche. Weinheim/München

Krüger W (1983) Arbeitssicherheit als berufspädagogisches Problem. Forschungsbericht 343 der Bundesanstalt für Arbeitsschutz und Unfallforschung, Dortmund (Hrsg.), Wirtschaftsverlag NW, Bremerhaven

Kultusministerkonferenz (Hrsg.) (1992) Zur Situation der Gesundheitserziehung in der Schule. Bericht der KMK vom 5./6.11.1992

Laaser U, Hurrelmann K, Wolters P (1993) Prävention, Gesundheitsförderung und Gesundheitserziehung. In: Hurrelmann K, Laaser U (Hrsg.) Gesundheitswissenschaften. Handbuch für Lehre, Forschung und Praxis. Beltz, Weinheim und Basel, S. 176-203

Lassahn R (1995) Einführung in die Pädagogik. 8. erg. Aufl., Quelle und Meyer, Heidelberg/Wiesbaden

Lehmann M (1993) Qualitätssicherung und Interessenlagen. Prävention 16, S. 21-23

Leidel J (1989) Gesundheitsförderung: Aufgabe für den öffentlichen Gesundheitsdienst. In: Badura B, Elkeles T, Grieger B, Kammerer W (Hrsg.) Zukunftsaufgabe Gesundheitsförderung. Kohlhammer, Stuttgart

Lennartz D (1996) Sicherheit und Gesundheitsschutz am Arbeitsplatz im Kontext beruflicher Handlungsfähigkeit. In: Bundesinstitut für Berufsbildung (Hrsg.) Berufliche Bildung - Kontinuität und Innovation. Dokumentation des 3. BIBB-Fachkongresses vom 16.-18. Oktober 1996 in Berlin, S. 1000-1006

Lenzen D (1996) Handlung und Reflexion. Vom pädagogischen Theoriedefizit zur Reflexiven Erziehungswissenschaft. Weinheim/Basel

Lenzen D (1997) Erziehungswissenschaft - Pädagogik. Geschichte - Konzepte - Fachrichtungen. In: Lenzen D (Hrsg.) Erziehungswissenschaft. Ein Grundkurs. Rowohlt, Reinbek bei Hamburg, S. 11-41

Leppin A, Kolip P, Hurrelmann K (1996) Gesundheitsförderung in der Schule. Prävention 19, S. 52-54

Lipsmeier A (1997) Zur wissenschaftlichen Begleitung von CAL-Modellversuchen im allgemeinen und zur Evaluation von „Olli" im besonderen. BWP 26, S. 22-27

Manstetten R, Bonse-Rohmann M (1992) Zur Problematik der Gesundheitsbildung als Teil der Berufsbildung - aufgezeigt am Beispiel gesundheitsberuflicher Ordnungsmittel. Zeitschrift für Berufs- und Wirtschaftspädagogik 88, S. 179-192

Marotzki W (1993) Wieviel Pluralismus braucht der Mensch? Eine Hochschule sucht ihre Identität. Weinheim

Marsick VJ (1987) Designing health education programs. In: Lazes PM, Kaplan LH, Gordon KA (eds.) The handbook of health education. Aspen Publishers, Rockville, S. 3-30

Maschewsky-Schneider U (1978) Anwendungsorientierte psychologische Forschung. Zum gegenwärtigen Stand der Methodendiskussion. In: Müller CW (Hrsg.) Begleitforschung in der Sozialpädagogik. Analysen und Berichte zur Evaluationsforschung in der Bundesrepublik Deutschland. Deutscher Studienverlag, Weinheim/Basel, S. 38-62

Maschewsky-Schneider U (1993) Qualitätssicherung in der Gesundheitsförderung. Prävention 16, S. 24-25

Matrazzo JD (1980) Behavioral health and behavioral medicine. Frontiers for a new health psychology. American Psychologist 35, 807-817, zit. in Schwenkmezger/Schmidt (1994)

Mayring P (1996) Einführung in die qualitative Sozialforschung. Psychologie Verlags Union, München

MC Alister AL et al. (1991) Behavior modification: principles and illustrations. In: Holland WW et al. (eds) Oxford Textbook of Public Health, 2nd ed, Oxford/New York, zit. in Seibt 1996

Mehrtens, G; Perlebach E (1977) Die Berufskrankheitenverordnung (BeKV), Ergänzbare Sammlung der Vorschriften, Merkblätter und Materialien. Handkommentar aus rechtlicher und medizinischer Sicht für Ärzte, Versicherungsträger und Sozialgerichte. Erich Schmidt Verlag, Berlin

Mikelskis H (1988) Ökologische Bildung als Neugestaltung des Verhältnisses der Menschen zur Natur im Erleben, Erkennen und Handeln. In: Von Cube, F, Storch V (Hrsg.) Umweltpädagogik: Ansätze, Analysen, Ausblicke. Schindele, Heidelberg, S. 108-132

Müller HJ (1985) Offener Unterricht in der Weiterbildung. Schmidt, Berlin

Müller-Kohlenberg H (1996) Laienkompetenzen im psychosozialen Bereich. Leske + Budrich, Opladen

Nadolny F (1995) Mittelfristige Perspektiven und Finanzierung der Gesundheitsförderung nach dem GSG. DOK 6, S. 195-203

Neven P (1982) Arbeits- und Freizeitpädagogik. Verlagsanstalt Handwerk, Düsseldorf

Nezel I (1992) Allgemeine Didaktik der Erwachsenenbildung. Haupt, Bern/Stuttgart/Wien

Niedersächsisches Kultusministerium (Hrsg) (1977) Rahmenlehrplan für den Ausbildungsberuf Friseur (Beschluss der Kultusministerkonferenz vom 24. Juni 1977), Hannover

Niedersächsisches Kultusministerium (Hrsg.) (1991) Empfehlungen zur Gesundheitserziehung in allgemein bildenden Schulen. Hannover

Niemeier V, Kupfer J, Köhnlein B, Schill WB, Gieler U (1996) Der psychosomatische Therapieansatz in der Dermatologie. Zeitschrift für Hautkrankheiten 12, 902-907

Noack RH, Noack G (1995) Das Sonderprogramm Epidemiologie/ Gesundheitswissenschaften des DAAD. DOK & MAT Bd. 29, Bonn

Paffrath FH (1997) Umwelterziehung/Ökopädagogik. In: Hierdeis H, Hug T (1997) Taschenbuch der Pädagogik. Schneider, Hohengehren, Bd. 4, 5. korr. Aufl., S.1464-1473

Palentien C, Hurrelmann K (1997) Gesundheitsförderung: Gesundheitserziehung, Gesundheitsberatung, Gesundheitsdienste. In: Krüger HH, Rauschenbach T (Hrsg.) Einführung in die Arbeitsfelder der Erziehungswissenschaft. 2. Aufl. Leske + Budrich, Opladen, S. 189-202

Parreren CR van der (1972) Lernprozess und Lernerfolg. Eine Darstellung der Lernpsychologie auf experimenteller Basis. 2 Aufl. o.O.

Paulini H (1994) Überlegungen zur Evaluation des Ausbildungsberufs „Kaufmann/Kauffrau im Einzelhandel". In: Bundesinstitut für Berufsbildung (Hrsg.): Transparenz in Europa und Evaluation beruflicher Ausbildungsgänge. Nürnberg, S. 167-186

Peter G, Pröll U (1990) Präventiver Arbeitsschutz als betriebliche Normalität. Elemente eines Konzeptes sozialwissenschaftlicher Analyse und arbeitspolitischer Gestaltung des Arbeitsschutzes. In: Pröll U, Peter G (Hrsg.): Prävention als betriebliches Alltagshandeln. Wirtschaftsverlag NW, Bremerhaven, S. 11-21

Petermann F (1980) Einstellungsmessung/Einstellungsforschung. Göttingen, Toronto, Zürich

Petri B, Voelzke T, Wagner A (1998) Gesetzliche Unfallversicherung Sozialgesetzbuch VII. Basiskommentar zum Sozialgesetzbuch. Bund-Verlag, Köln

Pleiss U (1986) Berufs- und Wirtschaftspädagogik als wissenschaftliche Disziplin. Eine wissenschaftstheoretische und wissenschaftshistorische Modellstudie. In: Lassahn R, Offenbach B (Hrsg.) Arbeits-, Berufs- und Wirtschaftspädagogik im Übergang. Testschrift zum 60. Geburtstag von G.P. Bunk. Frankfurt a.M/Bern/New York, 1986, S. 79-130

Prell S (1991) Evaluation und Selbstevaluation. In: Roth L (Hrsg) Pädagogik - Handbuch für Studium und Praxis. Ehrenwirth, München, S. 869-879

Pröll U, Peter G (Hrsg.) (1990) Prävention als betriebliches Alltagshandeln. Wirtschaftsverlag NW, Bremerhaven

Pschyrembel (1994) Klinisches Wörterbuch. 257. Aufl., de Gruyter, Berlin, New York

Rahmenlehrplan für den Ausbildungsberuf Friseur/Friseurin (1997), abgedruckt in Lehrer im Berufsfeld Körperpflege, 34, Heft 3, 6-16

Raspe H (1998) Public Health und klinische Medizin. In: Schwartz FW, Badura B, Leidl R, Raspe H, Siegrist J (Hrsg) Das Public-Health-Buch. Gesundheit und Gesundheitswesen. Urban & Schwarzenberg, München, Wien, Baltimore, S.414-420

Reiß S (1998) Umfang der Versicherung, Unfälle und Berufskrankheiten sowie Leistungsaufwendungen bei den gewerblichen Berufsgenossenschaften im Jahre 1997. Die BG 8/98, S. 477-490

Riemann K (1993) Begleitforschung als Beitrag zur Qualitätssicherung in der Gesundheitsförderung. Prävention 16, S. 28- 29

Riemann K (1996) Evaluation. In: Bundeszentrale für gesundheitliche Aufklärung (Hrsg.): Leitbegriffe der Gesundheitsförderung. Sabo, Schwabenheim a.d. Selz, S. 19-20

Riemann K (1996) Qualitätssicherung. In: Bundeszentrale für gesundheitliche Aufklärung (Hrsg.): Leitbegriffe der Gesundheitsförderung. Sabo, Schwabenheim a.d. Selz, S. 93-94

Rienhoff O (1998) Qualitätsmanagement. In: Schwartz FW, Badura B, Leidl R, Raspe H, Siegrist J (Hrsg) Das Public-Health-Buch. Gesundheit und Gesundheitswesen. Urban & Schwarzenberg, München, Wien, Baltimore, S.585-598

Ritter A, Zink KJ (Hrsg.) (1992) Gruppenorientierte Ansätze zur Förderung der Arbeitssicherheit. Erich Schmidt, Berlin

Ritter-Röhr D (1975) Der Arzt, sein Patient und die Gesellschaft. Suhrkamp, Frankfurt a.M.

Rogers RW (1975) A protection motivation theory of fear appeals and attitude change. Journal of Psychology 91, S. 93-114

Röhrig P (1989) Kooperation von Ärzten mit Selbsthilfegruppen. Brendan-Schmittmann-Stiftung des NAV-Verbandes der niedergelassenen Ärzte Deutschlands (Hrsg.), Hansa-Druck Schaaf, Köln

Röhrig P, Raffauf P (1994) Zusammenarbeit zwischen Hausärzten und Selbsthilfegruppen in der Gesundheitsförderung. Prävention 17, S. 11-14

Ronis DL (1992) Conditional health threats: Health beliefs, decisions, and behaviors among adults. Health Psychology 11, 127-134

Rosenbrock R (1995) Public Health als soziale Innovation. Gesundh.-Wes. 57, S. 140-144

Rothenfluh E (1989) Gesundheitserziehung in den Schulen. Ziele und Inhalte für Kindergarten, Volksschule, Gymnasium und Berufsschule. Aarau/Schweiz

Rothschuh KE (1983) Naturheilbewegung, Reformbewegung, Alternativbewegung. Hippokrates, Stuttgart

Runggaldier K (1998) Die Berufsausbildung zum Rettungsassistenten. Evaluationsstudie zur Ausbildungsqualität eines neuen Berufsbildes. Peter Lang, Frankfurt a.M/Berlin, Bern/New York/Paris/Wien

Rychetnik L, Nutbeam D, Hawe P (1997) Lessons from a review of publications in three health promotion journals from 1989 to 1994. Health Education Research 12, pp 491-504

Sabo P (1996a) Gesundheitsbildung. In: Bundeszentrale für gesundheitliche Aufklärung (Hrsg.): Leitbegriffe der Gesundheitsförderung. Sabo, Schwabenheim a.d. Selz, S. 36-37

Sabo P (1996b) Gesundheitserziehung. In: Bundeszentrale für gesundheitliche Aufklärung (Hrsg.): Leitbegriffe der Gesundheitsförderung. Sabo, Schwabenheim a.d. Selz, S. 38-39

Sailer J (1994) Problembereiche beruflicher Umweltpädagogik. DEUGRO, Esslingen

Schaefer G (1989) Was heißt „positiv" in der Gesundheitserziehung? In: Friedrich W (Hrsg.) Gesundheitswissenschaften - Wie lehrt und lernt man Gesundheit? Materialien des Oberstufen-Kollegs. Forschungs- und Entwicklungsgruppe „Gesundheitswissenschaften", Eigendruck, Bielefeld, S. 55-88

Schäfer RD (1985) Normen, Standards, Qualitätssicherung. In: BÄK und Bundesärztekammer (Hrsg.) Qualitätssicherung ärztlicher Berufsausübung. Deutscher Ärzteverlag, Köln

Schindowski H (1998) Weiterbildung. In: Pfahl J-P, Uhe E (Hrsg.) Betrifft: Berufsbildung. Begriffe von A-Z für Praxis und Theorie in Betrieb und Schule. Kallmeyer, Seelze, S.163

Schipperges H (1977) Geschichte und Gliederung der Gesundheitserziehung. In: Blohmke M (Hrsg.) Handbuch der Sozialmedizin. Bd. 3, Stuttgart, S. 550-567

Schipperges H (1990) Das Bild der Gesundheit im Spiegel der Geschichte. In: Gropengießer V, Schneider I: Gesundheit. Friedrich Jahresheft VIII. Seelze, S. 14-25

Schipperges H (1993) Verwurzelung und Entfaltung des präventiven Denkens und Handelns. In: Allhoff P, Flatten G, Laaser U (Hrsg.) Krankheitsverhütung und Früherkennung. Handbuch der Prävention. Springer, Berlin, Heidelberg, New York usw., S. 3-18

Schmacke N (1995) Kritischer hinsehen. Qualitätssicherung in der Gesundheitsförderung. Mabuse2/95, S. 42-44

Schmidt U, Schwanitz HJ (1996) Erfolge in der Prävention von Hautschäden im Friseurhandwerk - aktuelle Zahlen aus Niedersachsen. In: Bundesanstalt für Arbeitsmedizin (Hrsg.) Gesundheitsgefährdung im Friseurhandwerk. Schriftenreihe der Bundesanstalt für Arbeitsmedizin, Tagungsbericht 8, Wirtschaftsverlag NW, Bremerhaven, 43-49

Schmidt U, Schwanitz HJ (1997) Dermatosen bei Auszubildenden des Friseurhandwerks in Niedersachsen. Ein Vergleich zwischen 1989 und 1994. Dermatosen in Beruf und Umwelt 45, S. 121-125

Schmidt, R (1998) Qualitätssicherung in der Gesundheitsförderung - Ergebnisse einer Literaturrecherche. In: Landesvereinigung für Gesundheit Niedersachsen e.V. (Hrsg.) Qualität(en) in der Gesundheitsförderung. Ausgangspunkte, Ansätze und Perspektiven. Druck: TKK, Hannover

Schmiel M (1977) Berufspädagogik, Band III, Berufliche Weiterbildung. Spee, Trier

Schmiel M, Sommer KH (1992) Lehrbuch Berufs- und Wirtschaftspädagogik. 2. Überarb., aktual. und erw. Aufl., Ehrenwirth, München

Schneider V (1990) Motiviert für Gesundheit? Inhalte und Methoden einer schulischen Gesundheitsförderung. In: Gropengiesser I, Schneider V (Hrsg.) Gesundheit. Friedrich Jahresheft VII, Klett, S. 30-33

Schneider V, Schiller U (1995) Gesundheitskonzepte bei Arbeitnehmern. Prävention 18, 81- 84

Schneider V, Schmidt-Weller R, Kleinfelder E (1987) Das Konzept der Gesundheitserziehung an der Pädagogischen Hochschule Freiburg. In: Laaser U, Sassen G, Murza G, Sabo P (Hrsg.) Prävention und Gesundheitserziehung. Springer, Berlin, Heidelberg usw., S. 52-57

Schneider V, Schmidt-Weller R, Kleinfelder E (1989) Gesundheitspädagogik an der PH Freiburg. In: Friedrich W (Hrsg.) Gesundheitswissenschaften - Wie lehrt und lernt man Gesundheit? Materialien des Oberstufen-Kollegs. Forschungs- und Entwicklungsgruppe „Gesundheitswissenschaften", Eigendruck, Bielefeld, S. 89-111

Schöbel K, Wulfhorst B, Schwanitz HJ (1995) Sekundäre Individualprävention in Friseurbetrieben. Präv.-Rehab. 7, S. 169-175

Schönberger A, Valentin H, Mehrtens G (1993) Arbeitsunfall und Berufskrankheit. Rechtliche und medizinische Grundlagen für den Gutachter, Sozialversicherung, Berater und Gerichte. 5. Aufl. Erich Schmidt-Verlag, Berlin

Schratz M (1997) Weiterbildung/Erwachsenenbildung. In: Hierdeis H, Hug T (1997) Taschenbuch der Pädagogik. Schneider, Hohengehren, Bd. 4, 5. korr. Aufl., S.11526-1539

Schröer A (1993) Qualitätssicherung von Gesundheitszirkeln. Prävention 16, S. 113-115

Schulz E (1998) Begleitforschung. In: Pfahl J-P, Uhe E (Hrsg.) Betrifft: Berufsbildung. Begriffe von A-Z für Praxis und Theorie in Betrieb und Schule. Kallmeyer, Seelze, S. 26

Schurig V (1990) Humanökologie - Entstehung und Funktion einer neuen Teildisziplin im System der Öko-Wissenschaften. In: Hoebel-Mävers M, Gärtner H (Hrsg.) Umweltforschung und Umweltbildung im Ballungsraum. Der Einfluss von Natur und Gesellschaft auf ein integratives Verständnis von Umwelt. Überlegungen und Perspektiven anlässlich des europäischen ‚Jahres der Umwelt'. Lang, Frankfurt a.M., S. 75-83

Schwalfenberg G (1989) Gesundheit und Krankheit als Problem der Erwachsenenbildung? In: Friedrich W (Hrsg.) Gesundheitswissenschaften - Wie lehrt und lernt man Gesundheit? Materialien des Oberstufen-Kollegs. Forschungs- und Entwicklungsgruppe „Gesundheitswissenschaften", Eigendruck, Bielefeld, S. 27-40

Schwanitz HJ (1984) Vom Ausgestoßenen zum Gesichtsversehrten - Ein Beispiel sozialer Diskriminierung aus der Geschichte der Medizin. Hautarzt 35, 45-59

Schwanitz HJ (1990) Der Kranke und seine Gesundheit. MMG 15, S. 109-114

Schwanitz HJ (1991) Der Kranke und seine Gesundheit. Exemplarische Anmerkungen aus dermatologischer Sicht. Extracta Dermatologica 15, S. 10-16

Schwanitz HJ (1992) Diagnostik und Therapie von Handekzemen. Dt med Wschr 117, S. 343-348

Schwanitz HJ (1996a) Vernetztes multifaktorielles Präventionskonzept. In: Schwanitz HJ, Uter W, Wulfhorst B (Hrsg.) Neue Wege zur Prävention - Paradigma Friseurekzem. Rasch, Osnabrück, S. 52-56

Schwanitz HJ (1996b) Paradigma einer integrativen pädagogisch-medizinischen Gesundheitsförderung. In: Schwanitz HJ, Uter W, Wulfhorst B (Hrsg.) Neue Wege zur Prävention - Paradigma Friseurekzem. Rasch, Osnabrück, S. 226-228

Schwanitz HJ (1999) Bericht über das BGW-Projekt „Stationäre Präventionsmaßnahme für hautkranke Versicherte". Die BG, Heft 2/1999, S. 105-109

Schwartz FW (1998) Public-Health: Zugang zu Gesundheit und Krankheit der Bevölkerung, Analysen für effektive und effiziente Lösungsansätze. In: Schwartz FW, Badura B, Leidl R, Raspe H, Siegrist J (Hrsg.) Das Public-Health-Buch. Gesundheit und Gesundheitswesen. Urban & Schwarzenberg, München, Wien, Baltimore, S. 2-5

Schwartz FW, Siegrist J, v Troschke J (1998) Wer ist gesund? Wer ist krank? Wie gesund bzw. krank sind Bevölkerungen?. In: Schwartz FW, Badura B, Leidl R, Raspe H, Siegrist J (Hrsg) Das Public-Health-Buch. Gesundheit und

Gesundheitswesen. Urban & Schwarzenberg, München, Wien, Baltimore, S. 8-31

Schwartz FW, Walter U et al. (1998) Prävention. In: Schwartz FW, Badura B, Leidl R, Raspe H, Siegrist J (Hrsg) Das Public-Health-Buch. Gesundheit und Gesundheitswesen. Urban & Schwarzenberg, München, Wien, Baltimore, S.151-170

Schwartz JL (1987) Review and Evaluation of Smoking Cessation Methods: The United States and Canada 1978 - 1985. NIH Publication Nr. 87-2940 Washington DC

Schwartz TZ (1993) Evaluation und Qualitätssicherung im Gesundheitswesen. In: Hurrelmann K, Laaser U (Hrsg.) Gesundheitswissenschaften - Handbuch für Lehre, Forschung und Praxis. Beltz, Weinheim/Basel, S. 399-420

Schwartz W, Badura B (1992) Public Health Ansätze zu Aufbaustudien in Deutschland - Erfahrungen aus dem Ausland. Reihe Materialien und Berichte 36, hg. von der Robert Bosch Stiftung, Gerlingen

Schwartz W, Busse R (1998) Denken in Zusammenhängen: Gesundheitssystemforschung. In: Schwartz FW, Badura B, Leidl R, Raspe H, Siegrist J (Hrsg) Das Public-Health-Buch. Gesundheit und Gesundheitswesen. Urban & Schwarzenberg, München, Wien, Baltimore, S. 385-411

Schwarzer R (1990) Gesundheitspsychologie. Ein Lehrbuch. Hogrefe, Göttingen

Schwarzer R (1992) Psychologie des Gesundheitsverhaltens. Hogrefe, Göttingen/Toronto/Zürich

Schwenkmezger P (1994) Gesundheitspsychologie: Die persönlichkeitspsychologische Perspektive. In: Schwenkmezger P, Schmidt LR (Hrsg.) Lehrbuch der Gesundheitspsychologie. Enke, Stuttgart, S. 46-64

Schwenkmezger P, Schmidt LR (1994) Gesundheitspsychologie: Alter Wein in neuen Schläuchen? In: Schwenkmezger P, Schmidt LR (Hrsg.) Lehrbuch der Gesundheitspsychologie. Enke, Stuttgart, S. 1-8

Seibt AC (1996) Pantheoretisches Modell - Eine Anleitung für die Entwicklung und Durchführung von Gesundheitsprogrammen. In: Bundeszentrale für gesundheitliche Aufklärung (Hrsg.): Leitbegriffe der Gesundheitsförderung. Sabo, Schwabenheim a.d. Selz, S. 79-81

Selby Joe V (1994) Case-Control Evaluations of Treatment and Program Efficacy. Epidemiologic Reviews 16, S. 90-101

Siegrist J (1998) Machen wir uns selbst krank? In: Schwartz FW, Badura B, Leidl R, Raspe H, Siegrist J (Hrsg.) Das Public-Health-Buch. Gesundheit und Gesundheitswesen. Urban & Schwarzenberg, München, Wien, Baltimore, S.110-123

Siller E, Schliephacke J (1994) Arbeitssicherheitsgesetz (ASIG). 11. überarb. Aufl., BG für Feinmechanik und Elektrotechnik, Köln

Skynner R, Clees J (1994) Life and how to survive it. Mandarin, London

Sloane P (1984) Methodik des Erwachsenenunterrichts im Handwerk. Carl, Köln

Sommer A (1994) Gesundheitspädagogik - Skizzierung eines Konzeptes auf pädagogisch-anthropologischer Grundlage. In: Knörzer W (Hrsg.) Ganzheitliche Gesundheitsbildung in Theorie und Praxis. Haug, Heidelberg, S. 31-48

Spörkel H (1994) Integration in der Verhaltensmedizin. In: Zielke M, Sturm J (Hrsg.) Handbuch Stationäre Verhaltenstherapie. Beltz, Weinheim, S. 265-273

Stachelscheid K, Schmidt W (1996) Körperpflege und Umwelt. Umweltschutz und Umweltverträglichkeit im Unterricht der beruflichen Schulen des Berufsfeldes Körperpflege. LIT, Münster

Staeck L (1990) Gesundheitserziehung heute: Überwindung traditioneller Konzepte. In: Gropengiesser I, Schneider V (Hrsg.) Gesundheit. Friedrich Jahresheft VII, Klett, Seelze, S. 25-29

Stauss B (Hrsg.) (1995) Qualitätsmanagement und Zertifizierung: Von DIN ISO 9000 zum Total Quality Management. Gabler, Wiesbaden

Stehen R (1994) Gemeindenahe Gesundheitsförderung. Eine Einführung. In: Knörzer W (Hrsg.) Ganzheitliche Gesundheitsbildung in Theorie und Praxis. Haug, Heidelberg, S. 101-119

Stichweh R (1984) Zur Entstehung des modernen Systems wissenschaftlicher Disziplinen. Physik in Deutschland 1740-1890. Frankfurt a.M.

Storch R (1994) Ernährung und Gesundheit. In: Knörzer W (Hrsg.) Ganzheitliche Gesundheitsbildung in Theorie und Praxis. Haug, Heidelberg, S. 203-255

Strothotte G (1996) Neuordnung der Ausbildung der Fachkräfte für Arbeitssicherheit. Die BG, Juli 1996, 482-486

Stünzner W v. (1993) Formative Evaluation als Ansatz der Qualitätssicherung. Prävention 16, 26-27

Thiele W (1987) Gesundheitserziehung in der Schule aus der Sicht des Gesundheitsministeriums. In: Laaser U, Sassen G, Murza G, Sabo P (Hrsg.) Prävention und Gesundheitserziehung. Springer, Berlin, Heidelberg usw., S. 492-499

Tietgens H (1979) Erwachsenenbildung. In: Groothoff H-H (1979) Die Handlungs- und Forschungsfelder der Pädagogik. Differentielle Pädagogik Teil 2, Atheäum, Königstein, S. 197-255

TRGS (1992) Technische Regeln für Gefahrstoffe 530 - Friseurhandwerk. Bundesarbeitsblatt 9: 41-45

Trojan A (1996) Vermitteln und Vernetzen. In: Bundeszentrale für gesundheitliche Aufklärung (Hrsg.): Leitbegriffe der Gesundheitsförderung. Sabo, Schwabenheim a.d. Selz, S. 119-120

Troschke J v (1995) Plädoyer für die eindeutige Abgrenzung von Gegenstandsbereichen der Gesundheitsförderung und Prävention. Prävention 16, S. 83-86

Troschke J v (1993) Qualitätssicherung in der Prävention und Gesundheitsförderung. Prävention 16, S. 4- 8

Troschke J v (1995) Gibt es einen Paradigmenwechsel in der Prävention? Prävention 18, S. 3-6

Uhle R, Hoffmann D (Hrsg.) Pluralitätsverarbeitung in der Pädagogik. Unübersichtlichkeit als Wissenschaftsprinzip? Weinheim

UNESCO-Kommissionen der Bundesrepublik Deutschland, Österreichs und der Schweiz (Hrsg.) (1979) Zwischenstaatliche Konferenz über Umwelterziehung. Schlussbericht und Arbeitsdokumente der von der UNESCO in Zusammenarbeit mit dem Umweltprogramm der Vereinten Nationen (UNEP) vom 14. Bis 26. Oktober 1977 in Tiflis (UdSSR) veranstalteten Konferenz. Saur, München, New York, London, Paris, zit. in Sailer (1994, a.o.a.O.)

Uter W, Gefeller O, Schwanitz HJ (1996) Epidemiologie. In: Schwanitz HJ, Uter W, Wulfhorst B (Hrsg.) Neue Wege zur Prävention - Paradigma Friseurekzem. Rasch, Osnabrück, S.81-91

Van der Walle HB, Brunsveld VM (1994) Dermatitis in hairdressers (I). The experience of the past 4 years. Contact Dermatitis 30, 217-221

Van Spijk P (1991) Definition und Beschreibung der Gesundheit. Ein medizinhistorischer Überblick. Gesellschaft für Gesundheitspolitik, Muri/BE, Schweiz

Venth A (Hrsg.) (1987) Gesundheit und Krankheit als Bildungsproblem. Theorie und Praxis der Erwachsenenbildung. Klinkhardt, Bad Heilbrunn/Obb.

Vogel P (1998) Stichwort: Allgemeine Pädagogik. Zeitschrift für Erziehungswissenschaft 1, S. 157-180

Vogt I (1993) Psychologische Grundlagen der Gesundheitswissenschaften. In: Hurrelmann K, Laaser U (Hrsg.) Gesundheitswissenschaften. Handbuch für Lehre, Forschung und Praxis. Beltz, Weinheim und Basel, S. 46-62

Vuori H (1980) The Medical Model and the Objectives of Health Education. In: International Journal of Health Education. 23, S. 11-17

Waldeck D (1995) Arbeitsschutzmanagementsystem und Unternehmermodell. Die BG, November 1995, 641-646

Waller H (1995) Gesundheitswissenschaft. Eine Einführung in Grundlagen und Praxis. Kohlhammer, Stuttgart, Berlin, Köln

Weißgerber A (1981) Arbeitssicherheit und Arbeitsunfallverhütung in der vorberuflichen Bildung. Forschungsbericht 273 der Bundesanstalt für Arbeitsschutz und Unfallforschung, Dortmund (Hrsg.), Wirtschaftsverlag NW, Bremerhaven

Wenzel E (1990) Gesundheit - einige Überlegungen zu einem sozialökologischen Verständnis. In: Friedrich Jahresheft VIII: Gesundheit. S. 20-24

Wilm S, Jork K (1987) Mangelnde Kooperationsfähigkeit der Ärzte in der Gesundheitserziehung - ein Resultat ihrer Ausbildung? In: Laaser U, Sassen G, Murza G, Sabo P (Hrsg.) Prävention und Gesundheitserziehung. Springer, Berlin, Heidelberg usw., S. 453-460

Windsor RA, Baranowski T, Clark N, Cutter G (1984) Evaluation of health promotion and education programs. Myfield Publisching Company, Mountain View

Wissenschaftlicher Rat der Dudenredaktion (Hrsg.) (1974) Konzeption. Duden Band 5: Das Fremdwörterbuch. 3., völig neu bearbeitete und erw. Auflage, Dudenverlag, Mannheim/Wien/Zürich

Wissenschaftlicher Rat der Dudenredaktion (Hrsg.) (1984) Duden Band 4: Grammatik der deutschen Gegenwartssprache. 4., völig neu bearbeitete und erw. Auflage, Dudenverlag, Mannheim/Wien/Zürich

World Health Organisation (WHO) (1985) Einzelziele für ‚Gesundheit 2000'. Nachdruck der Deutschen Zentrale für Volksgesundheitspflege e.V., Frankfurt a.M.

World Health Organisation (WHO) Constitution. Genf 1948

World Health Organisation (WHO) Ottawa-Charta for Health Promotion. Genf 1986

World Health Organisation (WHO) Regionalbüro für Europa (1993) Regional-programm über Gesundheitserziehung und Lebensweisen. In: Franzkowiak P, Sabo P (Hrsg.) Dokumente der Gesundheitsförderung, Mainz, S. 65-78

World Health Organisation (WHO) Regionalbüro für Europa (1997) Health Promoting Universities Project: Criteria and Stratgies for a new WHO European Network. Kopenhagen

World Health Organisation WHO (1998) Glossar Gesundheitsförderung. Genf, deutsche Fassung: Conrad, Gamburg

Wulfhorst B (1996) Gesundheitsförderung und -pädagogik. In: Schwanitz HJ, Uter W, Wulfhorst B (Hrsg.) Neue Wege zur Prävention - Paradigma Friseurekzem. Rasch, Osnabrück, S. 58-67

Zabeck J (1965) Zur Stellung der Berufs- und Wirtschaftspädagogik in der Erziehungswissenschaft. DDBFS 11, S. 801-827

Zabeck J, Zimmermann M, Müller W (1995) Forschungsansatz und Forschungsfragen. In: Zabeck J (Hrsg.) Anspruch und Wirklichkeit der Berufsakademie Baden-Württemberg. Deutscher Studienverlag, Weinheim, S. 29-36

Zielke M (1994) Entwicklung der stationären Verhaltenstherapie. In: Zielke M, Sturm J (Hrsg.) Handbuch Stationäre Verhaltenstherapie. Beltz, Weinheim, S. 7-27

Zielke M (1994) Zielsetzungen und Funktionen der Gruppentherapie in der stationären Behandlung. In: Zielke M, Sturm J (Hrsg.) Handbuch Stationäre Verhaltenstherapie. Beltz, Weinheim, S. 333-344

Zimmer G (1997) Wissenschaftliche Begleitung von Modellversuchen: Auf der Suche nach der Theorie innovativer Handlungen. BWP 26, S. 27-33

Zwingmann B (1989) Vom Arbeitsschutz zur Gesundheitsförderung im Betrieb. In: Badura B, Elkeles T, Grieger B, Kammerer W: Zukunftsaufgabe Gesundheitsförderung, Kohlhammer, Stuttgart, 93 -101